JN218272

［第六版］

最新 人工心肺

理論と実際

Progress in
Cardio-Pulmonary
Bypass

碓氷章彦 *Akihiko Usui*／六鹿雅登 *Masato Mutsuga* ─────── 編

名古屋大学出版会

まえがき

　この度，『最新人工心肺──理論と実際』第6版を刊行することとなりました。初版を発刊して以降，改訂を重ねつつ33年にわたり読みつがれてきましたが，この第6版でもまた，最新のトピックを加えより充実した人工心肺装置・操作の手引書となっています。

　心臓手術は胸骨正中切開による開心術が主体でしたが，低侵襲心臓手術（MICS）の普及による小開胸手術が増加しています。また，ロボット支援手術も今後は増加が予想されます。それに伴い，人工心肺操作には多様化が求められます。第6版では，MICS，ロボット支援手術のための人工心肺操作に加え，増加が予想される成人先天性心疾患手術，肺動脈内膜切除術に対する人工心肺操作を追加しました。また，補助循環技術においても多くの進歩が認められます。ECMO操作に加え，新しくImpellaに関する章を追加しました。手術および補助循環技術の多様化に伴い，習熟しなくてはならない人工心肺操作は多様化，複雑化しています。本書が人工心肺を安全かつ確実に操作するための手引書として，臨床工学技士の皆さんに活用頂けることを希望しています。

　人工心肺操作は心臓外科手術には欠かせない業務ですが，医師の業務から臨床工学技士の業務へと大きく変遷しました。現在では，ほとんどの心臓外科医が人工心肺を操作できないのが現状です。心臓外科手術を安全に施行するためには，手術技術に加え円滑な人工心肺技術が不可欠です。心臓外科医と臨床工学技士はワンチームとして心臓手術を遂行しなくてはなりません。そのためには，心臓外科医の人工心肺技術への理解が重要となります。心臓血管外科専門医機構では，専門医取得の要件に人工心肺操作を含めています。『最新人工心肺』が，心臓外科医にとっても，人工心肺技術を理解するための一助になればと願っています。

　なお，本書の成り立ちについて触れておくと，原点は1991年に阿部稔雄先生（名古屋大学胸部外科初代教授）が刊行した『人工心肺──理論と実際』です。同書は，人工心肺操作が人命に直結するため，人工心肺を安全かつ確実に操作するための手引書として，当時新しく誕生した医療職である臨床工学技士を特に対象として刊行されました。1999年に『最新人工心肺──理論と実際』初版を刊行し，2003年第2版からは上田裕一先生（名古屋大学胸部外科3代教授）が編者に加わり，2017年第5版からは碓氷（名古屋大学心臓外科初代教授）が編者を任されています。今回は六鹿（名古屋大学心臓外科2代教授）が編者に加わり，第6版とします。各章には新しい知見を追加致しました。また最終章の「人工心肺をめぐる諸問題とその対策」も刷新致しましたので，最新の知見をご活用頂ければと願っています。

　2024年7月

碓氷章彦
六鹿雅登

目　次

まえがき　i

第1章　人工心肺開発の歴史 ···································· 1

　1　欧米——研究開発から臨床に至るまで　1
　2　本邦——研究開発から臨床に至るまで　3
　3　開心術のための低体温法の歴史　4
　4　人工肺のディスポーザブル化　5
　5　血液ポンプの研究開発　7

第2章　血液ポンプ ·· 10

　1　人工心肺装置の血液ポンプ　10
　2　ローラーポンプ　12
　3　遠心ポンプ　13
　4　軸流ポンプ　17
　5　斜流ポンプ　17
　6　拍動流ポンプ　18

第3章　人工肺 ·· 21

　1　フィルム型人工肺　21
　2　気泡型人工肺　22
　3　膜型人工肺　23
　4　人工肺の臨床使用における留意点　26

第4章　人工心肺回路ならびに生体との接続 ················· 32

　1　人工心肺回路　32
　2　人工心肺装置で使用される安全装置　38
　3　生体との接続　42

第5章　標準的開心術 ·· 56

　1　タイムアウト　56
　2　胸骨正中切開　56
　3　心膜切開，心膜吊り上げ　56
　4　送脱血路確保とカニュレーション　57
　5　人工心肺操作の開始　61
　6　ベンティング　61
　7　心筋保護液注入ラインの確立　62

目　次　iii

 8　心停止　63
 9　空気抜きと大動脈遮断解除　64
 10　人工心肺の離脱　65

第6章　人工心肺とモニター　67

 1　人工心肺側モニター　67
 2　生体側モニター　69

第7章　人工心肺の適正灌流量・血液希釈　75

 1　生体の酸素需要と灌流量　75
 2　灌流量と臓器循環　77
 3　血液希釈／低体温と灌流量　78

第8章　低体温体外循環法　82

 1　表面冷却を用いた単純低体温法　82
 2　体外循環と低体温法　83
 3　低体温と酸素代謝　84
 4　低体温と酸塩基平衡　85
 5　低体温に伴う生体の変化　86
 6　超低体温循環停止法の安全限界　87
 7　逆行性脳灌流法　88
 8　選択的脳灌流法　89

第9章　人工心肺の病態生理　92

 1　血行動態の変動　92
 2　血液の変動　94
 3　凝固線溶の変動　96
 4　酸塩基平衡の変動　99
 5　電解質の変動　100
 6　内分泌の変動　102
 7　免疫系の変動　105

第10章　心筋保護法とその注入回路　115

 1　心筋保護法とは　115
 2　低温化学的心筋保護法　116
 3　各種心筋保護液　117
 4　心筋保護法の実際　118
 5　心筋保護液注入システムと注入回路　124
 6　新生児・乳児期開心術時の心筋保護　128
 7　心臓移植時の心筋保護　130

第11章　人工心肺操作の実際　133

1　準備　133
2　充填液　137
3　適正灌流量と灌流条件　137
4　人工心肺開始　138
5　冷却灌流　139
6　完全体外循環　140
7　完全体外循環中の循環管理　140
8　人工心肺時の注意点　142
9　復温灌流　143
10　大動脈遮断解除　143
11　人工心肺離脱　144
12　人工心肺停止後の処置　145
13　体外循環の記録　145

第12章　人工心肺操作の安全管理とトラブルシューティング　148

1　人工心肺準備・操作の安全管理　148
2　トラブルシューティング　150
3　心筋保護のトラブルシューティング　162

第13章　新生児・乳幼児の人工心肺操作　165

1　新生児・乳幼児の特徴　165
2　乳幼児体外循環の必要条件　168
3　乳幼児体外循環の方式　169
4　乳幼児体外循環の実際　170
5　超低体温循環停止　172
6　無輸血体外循環　173
7　体外循環における血液濾過　175
8　低圧持続吸引方式の体外循環　178

第14章　胸部大動脈手術の体外循環　181

1　大動脈の解剖　181
2　体外循環を必要とする胸部大動脈疾患　182
3　上行大動脈置換術　182
4　弓部大動脈置換術　186
5　下行大動脈置換術　190
6　胸腹部大動脈手術　193

第15章　特殊な体外循環　197

1　MICS の体外循環　197
2　低侵襲冠動脈バイパス手術　199
3　TAVR　202

4　MitraClip　204

　　5　ハイブリッド手術　204

　　6　ロボット支援下心臓手術時の人工心肺　206

　　7　ヘパリン起因性血小板減少症症例の人工心肺　209

　　8　ヘパリンを減量した体外循環　211

　　9　成人先天性心疾患手術の体外循環　212

　　10　肺動脈内膜摘除術の体外循環　214

第16章　循環補助法（1）：IABP　219

　　1　種類と特徴　219

　　2　適応・装着・離脱　223

　　3　合併症・課題　225

第17章　循環補助法（2）：ECMO と PCPS　228

　　1　ECMO の種類と特徴　228

　　2　VA-ECMO　229

　　3　呼吸不全に対する ECMO：VV-ECMO　232

第18章　循環補助法（3）：Impella　239

　　1　種類と特徴　239

　　2　適応・装着・離脱　241

　　3　合併症・課題　245

第19章　補助人工心臓　247

　　1　定義　247

　　2　分類と特徴　248

　　3　適応・装着・管理・離脱　251

　　4　問題点と展望　254

　　5　小児における VAD 治療　256

第20章　人工心肺をめぐる諸問題とその対策　260

　　1　人工心肺に際しての輸血量の節減　260

　　2　人工心肺における炎症反応と生体適合性　263

　　3　抗凝固療法と血液凝固障害　268

　　4　フィブリノゲン　268

　　5　体外循環と脳　269

　　6　右心不全と NO 吸入療法　270

　　7　人工心肺に関連した医療事故　271

付録1　開心術に用いられる主な注射薬　275

付録2　開心術に用いられる主な輸血，成分輸血　285

付録3　臨床工学技士国家試験問題　第27回〜第36回　286

付録4　臨床工学技士が取得できる資格　293
付録5　手術関連略語一覧　295
付録6　心臓大血管の解剖　297
索　引　299

第1章

人工心肺開発の歴史

ポイント

　欧米，並びに本邦における人工心肺の試作から，臨床応用に至る歴史，開心術のための低体温法の歴史，人工肺のディスポーザブル化，そして膜型肺の開発とディスポーザブル化，血液ポンプの開発から，遠心ポンプに至る経過など，人工心肺並びにそれを用いた開心術の発達の歴史につき概説する。

1　欧米──研究開発から臨床に至るまで

　若き外科医 Gibbon は，その外科研究員時代（1931 年 Harvard 大学）に，肺動脈が血栓でつまる急性肺動脈塞栓により重症な状態におちいった 53 歳の女性患者の傍らにいた。上司の指示に従って，状態の悪化してゆく患者の治療にあたりつつ，もしこの患者の静脈血を，ある装置に流して，酸素を与えて二酸化炭素を取り除き，患者の動脈へ戻し，その間に，肺動脈の血栓を除去することができるならば，この患者の生命を救うことができるかもしれないという発想をもった。この患者は Gibbon たちの努力にもかかわらず，不幸な結果となったが，この時の Gibbon の考えは，彼の一生を変えることになった。彼は，この考えを上司の外科医たちに説明したが，誰も関心を示す者はなかった。

　Gibbon は 1934 年から Massachusetts General Hospital で独自に人工心肺の研究を始めた。彼の妻の他に協力者もなく，研究費も乏しく，彼らは多くの苦難に耐えて研究を進めた。1937 年には 30〜39 分間の肺動脈完全遮断実験を行った猫 3 頭を，体外循環を停めた後，2 時間以上生存させることができるようになった[1]。1939 年には，図 1-1 に示す人工心肺装置を用いて，39 頭に 10〜25 分間の肺動脈遮断実験を行い，39 頭中 13 頭が，24 時間以上生存し，4 頭が 1 カ月〜1 年以上長期生存した[2]。この実験が全身の呼吸と循環を代行することを目的とした世界最初の体外循環実験の成功例であった。

　研究の後半から Gibbon の研究に IBM 社が協力し，金網の平板を並列に並べたスクリーン型人工肺を完成し，これを用いて，20 年間という永い努力の結果，1953 年 5 月 6 日，18 歳の女性の心

キーワード　Gibbon，スクリーン型人工肺

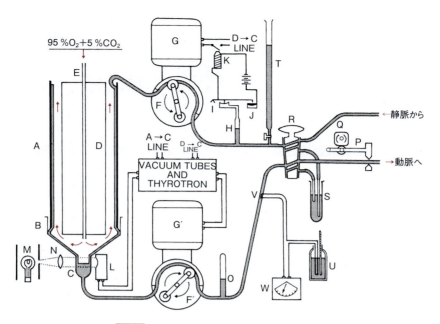

図1-1 Gibbonの人工心肺装置回路図（1939）

右側頸静脈から上大静脈へ挿入されたカニューレから静脈血が脱血され，ローラーポンプFにより人工肺へ送血される。Aで示される部位は，高速で回転する円筒で，血液は遠心力により円筒の内面に薄く拡がり，重力により流れ落ちる。その間に，Eから送気され，矢記号の方向へ拡がるCO_2を混ぜたO_2ガスにより酸素化され，二酸化炭素ガスが排除される。酸素化された血液は容器Cに集められ，ローラーポンプF′により，右総頸動脈から大動脈側へと送血される。

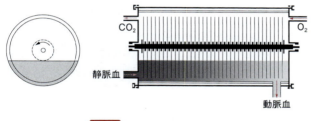

図1-2 Kay-Cross型人工肺

房中隔欠損症の手術に成功した。同年7月，さらに2例の開心術を，人工心肺装置を用いて実施したが，不幸にも2例とも死亡した[3]。以後，Gibbonは人工心肺装置を使用する手術を中止した。

しかし，Mayo ClinicのJones, Kirklinら[4]は，このGibbonの人工心肺装置を改良し，Mayo-Gibbon型人工心肺装置を完成した。1955年3月から5月までの間に8症例の心臓手術を施行し，4例の手術に成功した。その後，この装置は良好な臨床成績をあげ，人工心肺による開心術の有用性を示した。

同じ頃，Minnesota大学のLillehei, DeWallら[5]も人工心肺装置開発の研究に従事し，彼らは気泡型肺を作製し，1955年夏に臨床例に応用した。血液に酸素の小泡を注入する部分，血液と酸素の小泡を混合する管，除泡槽，そして貯血槽から成り立っていた。

ヨーロッパでは，スウェーデンのBjörk[6]，Crafoordら[7]が，同時代に人工心肺の開発に努力していた。彼らは板状の円板を回転させ，その表面に血液の薄い膜を作り，血液の酸素化と二酸化炭素の除去を図る装置を開発し，臨床に応用した。

キーワード 気泡型人工肺

1956年，Kay, Cross[8]は，Crafoordら[7]の人工肺を改良した回転円板型人工肺を作製した。この装置は，酸素化効率が優れ，大流量の静脈血の酸素化が可能で，Kay-Cross型人工肺（図1-2）として，一時期，全世界に広く使用された。

2　本邦——研究開発から臨床に至るまで

　第二次世界大戦が終わり，本邦でも欧米の医学情報を入手できるようになった。1951年6月15日，榊原兄弟により，8歳女児の動脈管閉鎖術が，本邦で初めて成功した。Grossによる1938年の世界最初の動脈管閉鎖術に遅れること13年であった。

　1952年の第52回日本外科学会総会の宿題報告「血管外科」において，名古屋大学の戸田は人工心肺の試作ならびに動物実験を，本邦で初めて報告した[9]。Gibbonの最初の実験報告（1937年）に遅れること15年であった。この発表を契機として，本邦の諸施設で，人工心肺の研究が始められた。

　戸田[10]が実験に用いた人工心肺回路図を，図1-3に示す。血液ポンプは，塩化ビニールで作られた60 mLの拍出嚢を，水を満たしたガラス容器内に収め，拍出嚢の両端に弁をおき，ガラス容器内の水を蛇腹と連結させ，蛇腹の伸縮によりガラス容器内の拍出嚢を圧縮・拡張するタイプの血液ポンプであった。人工肺としては，図1-3に示すような，多列円柱表面血液流下方式の人工肺を作製した。先端が円錐状の長さ40 cm，径1.6 cmの30本の金属柱からなり，上部の裂隙を通って静脈血が血液フィルムを形成して流れ落ちるようにした。

　1956年4月，曲直部ら[11]は，図1-4に示すDeWall-Lillehei型の気泡型人工肺とSigmamotor pumpとの組み合わせの人工心肺装置を用いて，Fallot四徴症の1例に対し常温血流遮断下で，直視下心臓内手術に成功した。これが本邦における人工心肺による完全体外循環下の直視下心臓内手

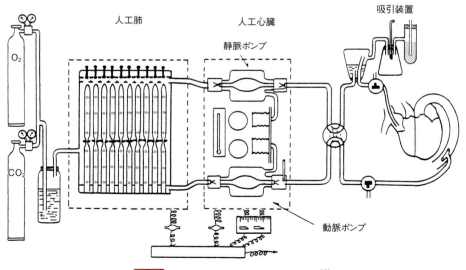

図1-3　名古屋大学2型の人工心肺回路[10]

キーワード　回転円板型人工肺，名古屋大学2型の人工心肺回路

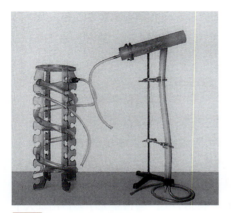

図1-4 大阪大学，曲直部らによる本邦第1例の完全体外循環下の直視下心臓内手術成功例に用いられた人工肺
（日本医科器械資料保存協会提供）

術成功第一例であった。その数日後，榊原仟ら[12]も，イルリガートル型容器の上方から静脈血を流入し，貯留した静脈血内に酸素を吹送するイルリガートル気泡型人工肺とローラーポンプを用いて，僧帽弁閉鎖不全に対する直視下手術に成功した。Gibbonの人工心肺を用いた完全体外循環による手術成功例に遅れること3年であった。

3　開心術のための低体温法の歴史

(1)　全身表面冷却法と体外循環による冷却法

Bigelowら[13]は，冬眠動物が数分の血流遮断に耐えることにヒントを得，心臓手術に対する低体温の応用を研究し，1951年，13頭の猿を低体温にし，心臓の血流を約20分間遮断し，12頭を生存させた[14]。

LewisとTauffic[15]は，1952年9月，Gibbonによる人工心肺による開心術の成功より9カ月前に，全身表面冷却法による中等度低体温法を用いて，上下大静脈を遮断して心房中隔欠損症の直視下閉鎖術に成功した。これが世界における開心術成功第1例である。その後，Swanら[16]が，肺動脈狭窄症や心房中隔欠損症の手術に応用し，良い手術成績を発表し，その方法が簡便で，かつ安全なため，全世界で全身低体温法による開心術がおこなわれるようになった。しかし，その場合の大動脈遮断時間は10分間程度の短いものであった。

本邦では，榊原ら[17]が，1954年10月，全身低体温法を用いて，血流遮断下に肺動脈弁狭窄症の直視下手術に成功した。これが，本邦での開心術成功第1例である。

渡辺ら[18]は，全身低体温法における麻酔法の重要性を検討し，エーテル深麻酔下では不整脈などの発生の少ないことを指摘した。また，福慶ら[19]は，エーテル深麻酔下の全身表面冷却法と，上下大静脈の血流遮断前のネオスチグミンの大動脈基部からの注入，そして胸腔内加温法という方法により開心術をおこない，優れた臨床成績を示した。

さらに長い安全な循環停止のためには，より低い低温が必要であったが，25～30℃以下の低温では心室細動の発生の頻度が高まった。そこで，Sealyら[20]や，Drew, Andersonら[21]は，体外循環を併用することにより，患者の体温を15℃まで低下させ，ここで上下大静脈を遮断し，体外循環を停止し，無血視野で開心術をおこなう方法を報告し，60分間までの循環停止が可能であると報告した。現在でも新生児・乳児の開心術，大動脈弓部の手術に用いられる体外循環を用いた低温による循環停止法の初期の報告である。

(2)　選択的脳灌流冷却法

全身の血流を遮断する場合，もっとも短時間の血流遮断で傷害をうけるのは脳であるので，浅野[22]は，選択的脳灌流冷却法を考案し，1955年1月心房中隔欠損閉鎖術に応用し，以後，優れた

キーワード　低体温法，全身表面冷却法，選択的脳灌流冷却法

第1章　人工心肺開発の歴史　　5

臨床成績をえた。

　これらは，曲直部らによる 1956 年 4 月の人工心肺を用いた体外循環による開心術成功例前の，まさに日本における「開心術の夜明け」ともいうべき時期の，先人たちによる輝かしい努力の足跡である。また，人工心肺による開心術が可能になった初期においては，人工心肺による開心術の手術成績は必ずしも良好でなく，血流遮断時間の短い開心術では，全身低体温法や選択的脳灌流冷却法を用いることが多かった。

4　人工肺のディスポーザブル化

(1)　気泡型肺のディスポーザブル化

　気泡型肺の基本構造は，血液酸素混合部，除泡部および貯血部からなっている。Rygg ら[23]，Gott ら[24] はビニールシートを用いて小型のディスポーザブル気泡型肺を作製した。これらのディスポーザブル気泡型肺は酸素化効率が優れ，使用が容易であり，各医療企業がこの種の型の多くの製品を市販するようになった。それのみならず，人工心肺回路の諸部分もディスポーザブル化されてきた。

　さらに，このディスポーザブル気泡型肺の小容量化を図ると共に，熱交換器を内蔵し，hard shell 型としてディスポーザブル化することにより，次々と新しいディスポーザブル気泡型肺が各企業により考案作製された。

　これらのディスポーザブル気泡型肺は，血液と酸素ガスが直接的に接触することによる血液の変性，損傷などの問題が存在しつつも，日常の開心術では臨床使用に大きな支障がなく，その使用が非常に容易なため，一時期，広く全世界で使用された。

　しかし，次に述べる膜型肺のディスポーザブル化と共に，最近はほとんど使用されなくなった。

　フィルム型肺は，気泡型肺と比較して構造が複雑であり，ディスポーザブル化が容易でなく，人工肺研究開発の初期には大きな役割を果たしたが，現在では世界的に全く使用されなくなった。

(2)　膜型肺のディスポーザブル化

　Kolff，Balzer[25] は，1955 年，薄いポリエチレンチューブのコイルを用いた膜型肺を考案した。静脈血を 75 mL/分で酸素化することができたが，そのための膜型肺の表面積は 1.4 m^2，人工肺の血液容量は 270〜500 mL を要した。Clowes，Neville ら[26] は，さらにいろいろな材質の膜を用い，ガス交換膜の積層の方法，ガスと血液層の流れなどに工夫を加えた膜型人工肺を試作し，1958 年に，テフロン膜を用いた膜型人工肺を臨床手術に応用した。しかし，当時の膜型人工肺は血液容量が大きいこと，膜のガス透過能が低いこと，ガス交換が不均一であること，膜が破損することがあること，操作が容易でないことなどの理由のため，広く使用されるには至らなかった。その後，セロファン膜，ポリエチレン膜，エチルセルロース膜，テフロン膜に続いて，シリコーン膜が膜型人工肺の膜として使用されるようになった。

　1970 年，シリコーン膜を用いた積層型膜型肺 Lande-Edwards 肺[27] が開発され，ディスポーザ

キーワード　気泡型人工肺，膜型人工肺

ブル型で，取扱い操作も容易であることから，気泡型肺より酸素化効率では劣るものの，血液とガスが直接接触せず，血液の損傷，変性が少ないという長所のため，補助循環，小児開心術，そして成人開心術にも臨床使用されるようになった。

1971年には，シリコーン膜を用いたコイル型膜型肺であるKolobow肺[28]が，ディスポーザブルの膜型肺として作製され，初めは補助循環のための人工肺として，後には開心術のための体外循環の人工肺として臨床使用された。

多数の細孔を有する多孔質膜の膜型人工肺への応用については，1964年頃から研究されてきたが，孔径を現在のもののように小さくすることができず，血液や血漿の漏出の問題があり，多孔質膜をシリコンポリマーフィルムやテフロンで被うような試みがなされてきた。

1974年頃から，膜の細孔径をより小さくする試みがなされ，1981年，ポリプロピレン膜を用い，0.1～0.2 μm の細孔を有する膜型肺TMO肺による4000例の開心術の報告がCleaveland Clinicから発表された[29]。酸素化効率，CO_2 除去効率も良好であり，ディスポーザブルで操作は容易であり，そしてその価格も気泡型肺よりごくわずか高価であるのみであった。

この頃から，膜型肺と気泡型肺の比較検討が，実験的，臨床的に多くなされた。多くの研究報告は，膜型肺が，その血液に対する損傷，血漿蛋白の変性などの点で優れているとした。一方，多孔質膜による膜型肺は，細孔を通して血液とガスが直接に接触するので，本当の意味での膜型肺ではないのではないかという見解もあったが，事実はこの細孔に分子レベルの薄い蛋白の膜が形成され，この細孔の膜を通してガス交換がなされ，自然肺に近いガス交換がなされていることがわかった。このようにして，多孔質膜型肺の全盛期を迎えた。現在使用されている膜型肺の大部分の膜は孔径0.03～0.07 μm の細孔を有するポリプロピレン膜である。

このガス交換能に優れた多孔質膜の出現と共に，これらの膜を中空糸状（hollow-fiber type）に加工する技術の開発が，新しい，より小容量のディスポーザブル膜型肺の開発を促進した。

初期のディスポーザブル膜型肺は，Lande-Edwards肺[27]，TMO肺[29]，Shiley肺などのように積層型（plate type）か，Kolobow肺[28]のようにコイル型（coil type）であったが，最近のほとんどすべてのディスポーザブル膜型肺は中空糸型（hollow-fiber type）である（図1-5）。

この中空糸型で初めて製品化されたディスポーザブル膜型肺は，本邦のテルモ社によるCapiox肺であり[30]，1981年Cleaveland Clinicでも治験され[31]，全世界で使用されるようになった。初期には，中空糸内部を血液が灌流する内部灌流型が主体であったが，血液が中空糸内部を流れる時，層流となりやすく，灌流の抵抗も大きくなることから，中空糸型の外部灌流型が多くなってきた。外部灌流型では，中空糸内部を酸素が流れ，中空糸外部を血液が流れることになる。血液が乱流となり，ガス交換能がよく，灌流抵抗も少なく，より充填量の少ない小型の膜型肺が製品化された。現在，市販されている膜型肺の大部分は外部灌流型である。しかも最近は，膜型肺の膜の血液接触面を表面処理し（第20章），生体の凝血系，免疫系により影響の少ない人工肺が市販されるようになった。

キーワード　多孔質膜型人工肺

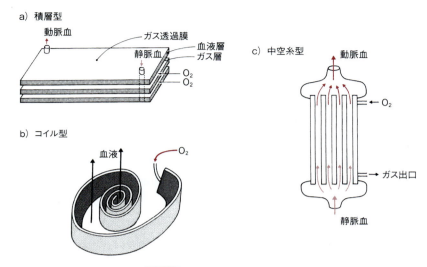

図1-5 膜型人工肺の基本構造

5 血液ポンプの研究開発

(1) ローラーポンプ

　人工心肺開発の初期の段階から今日まで，最も多用されてきた血液ポンプは，1934年にMichael DeBakeyの考案したtwo roller pump[32]であった。すでに1939年のGibbon[2]の人工心肺装置（図1-1）に使用されている。

　このようにローラーポンプが，人工心肺装置の研究開発の初期の段階から現在まで使用されてきたのには，下記に示すような諸利点があるからと考えられる。

① 血液が直接，血流ポンプと接触しない。
② 弁機構を必要としない。
③ 構造が単純である。
④ 滅菌操作が容易である。
⑤ チューブ内の血液容量を測定すれば，それにポンプ回転数を乗じて血流量を計算できる。

(2) 遠心ポンプ

　船舶のスクリューのような血流ポンプ開発は，初期の段階から検討された。しかし3つの問題があった。第1には羽根車の回転により血球破壊のあること，第2に流量の制御と測定が容易でないこと，第3に血液とポンプ駆動部門の接点を無菌的に，かつ血液との接触を無くすることの困難性にあった。

　Kletschka, Rafferty[33]は，コーンの回転により渦流を生ぜしめることと，磁気結合を利用することにより，モーター部分と直接に接触せずにコーンを回転させる方法を考案し，これらの諸問題を解

キーワード ローラーポンプ，遠心ポンプ

決し，ローラーポンプより血液損傷の少ない遠心ポンプを開発した。流量は電磁流量計で測定した。

この遠心ポンプは，現在は，多くの種類が開発・市販されるようになり，胸部大動脈瘤手術の左心バイパス，ならびに長時間の補助循環，そして体外循環による開心術に広く利用されている[34]。さらに，補助人工心臓としても，使用されるようになった（第19章）。

(3)　人工心肺の循環補助，呼吸補助に対する応用

人工心肺による体外循環は，開心術に対する使用から，さらに循環補助，呼吸補助に対しても応用されるようになった。

例えば，急性心筋梗塞による急性心不全の治療に際して，強心剤，大動脈内バルーンパンピングなどでも循環状態が改善しない場合，PCPS（percutaneous cardio-pulmonary support）と略称される遠心ポンプとヘパリン表面処理した膜型人工肺・回路を組み合わせ，大腿動脈と静脈へのカニュレーションで緊急体外循環が可能な装置もある。

あるいは，新生児の重篤な呼吸不全であるIRDS（infant respiratory distress syndrome），胎便吸引症候群，横隔膜ヘルニアなどで，人工呼吸器などによる呼吸管理で病状が改善されない場合，人工心肺による体外循環を応用して，呼吸補助がなされる（第17章 新生児ECMO）。

これらは，ここまで記述してきた人工肺，血液ポンプ，そして回路表面のヘパリンコーティング，装置の小型化などの人工心肺装置の進歩がもたらした，新しい呼吸・循環の治療方法である。

1953年のGibbonによる人工心肺を使った体外循環による開心術の成功から70余年，私はつぶさにこの間の進歩を経験した。多くの人々のたゆまぬ努力に心から敬意を表すると共に，人間の英知にも畏敬の念を強くする。

セルフチェック

■遠心ポンプ開発の困難性はどこにあったか？
■膜型人工肺の開発の困難性はどこにあったか？
■世界最初の開心術は，なぜ，低体温法が先であったと思うか？
■低体温法と人工心肺による体外循環併用の利点は？

文　献

1 ）Gibbon JH Jr : Artificial maintenance of circulation during experimental occlusion of pulmonary artery. Arch Surg **34** : 1105, 1937.

2 ）Gibbon JH Jr : The maintenance of life during experimental occlusion of pulmonary artery followed by survival. Surg Gynec Obstet **69** : 602, 1939.

3 ）Gibbon JH Jr : Application of a mechanical heart and lung apparatus to cardiac surgery. Minn Med **37** : 171, 1954.

4 ）Jones JE, Donald DE, Swan HJC, et al : Apparatus of the Gibbon type for mechanical bypass of the heart and lungs : Preliminary report. Proc Mayo Clin **30** : 105, 1955.

5 ）Lillehei CW, DeWall RA, Read RC, et al : Direct vision intracardiac surgery in man using a simple, disposable artificial oxygenator. Dis Chest **29** : 1, 1956.

キーワード　PCPS

6）Björk VO：Brain perfusion in dogs with artificially oxygenated blood. Acta Chir Scand **96**（Suppl 137）：1, 1948.

7）Crafoord C, Norberg B, Senning A：Clinical studies in extracorporeal circulation with a heart-lung machine. Acta Chir Scand **112**：220, 1957.

8）Kay EB, Cross FS：Direct vision repair of intracardiac defects utilizing a rotating disc reservoir oxygenator. Surg Gynec Obstet **104**：701, 1957.

9）戸田博：血管外科．第52回日本外科学会総会宿題報告（1952）．日外会誌 **53**：631，1952.

10）戸田博，福慶逸郎，弥政洋太郎ほか：人工心肺の研究．胸部外科 **5**：631，1952.

11）曲直部寿夫，藤本淳，星田嘉朗ほか：人工心肺による直視下心臓内手術（本邦に於ける最初の成功例）．臨床外科 **11**：443，1956.

12）榊原仟：心臓手術の手技の改良に関する研究．第56回日本外科学会総会演説（1956）．日外会誌 **57**：832，1956.

13）Bigelow WG, Lindsay WK, Greenwood WF：Hypothermia：its possible role in cardiac surgery：An investigation of factors governing survival in dogs at low temperature. Ann Surg **132**：849, 1950.

14）Bigelow WG, McBirnie JE：Further experience with hypothermia for intracardiac surgery in monkeys and groundhogs. Ann Surg **137**：361, 1953.

15）Lewis FJ, Tauffic M：Closure of atrial septal defects with the aid of hypothermia：Experimental accomplishments and the report of one successful case. Surgery **33**：52, 1953.

16）Swan H, Virtue RW, Blount SG Jr, et al：Hypothermia in surgery：Analysis of 100 clinical cases. Ann Surg **142**：382, 1954.

17）榊原仟，織畑秀夫，中山耕作ほか：冬眠麻酔下心血流遮断による心臓内直視下手術の成功例．日本医事新報 **1598**：5104，1954.

18）渡辺晃：超低体温麻酔に関する実験的研究．日外会誌 **58**：1675，1958.

19）福慶逸郎，弥政洋太郎，加藤茂雄ほか：低体温法における胸腔内加温について．胸部外科 **12**：492，1959.

20）Sealy WC, Brown IW Jr, Young WG Jr, et al：Hypothermia, low-flow extracorporeal circulation and controlled cardiac arrest for open heart surgery. Surg Gynec Obstet **104**：441, 1957.

21）Drew CE, Anderson IM：Profound hypothermia in cardiac surgery：Report of 3 cases. Lancet **1**：748, 1959.

22）浅野献一：直視下心臓内手術の研究，特に選択的脳灌流冷却法．A．動物実験編　B．臨床応用編．日外会誌 **56**：1131，1955.

23）Rygg IH, Kyvsgaard E：A disposable polyethylene oxygenator system applied in a heart-lung machine. Acta Chir Scand **112**：433, 1956.

24）Gott VL, DeWall RA, Paneth M, et al：A self-contained disposable oxygenator of plastic sheet for intracardiac surgery. Thorax **12**：1, 1957.

25）Kolff WJ, Balzer R：The artificial coil lung. Trans Am Soc Artif Int Organs **1**：39, 1955.

26）Clowes GHR Jr, Neville WE：Membrane oxygenator. Extracorporeal circulation（Allen JG ed），p81, Thomas, Springfield Ill, 1958.

27）Lande AJ, Edwards L, Bloch JH, et al：Prolonged cardio-pulmonary support with a practical membrane oxygenator. Trans Am Soc Artif Int Organs **16**：352, 1970.

28）Kolobow T, Spragg RG, Pierce JE, et al：Extended term（to 16 days）partial extracorporeal blood gas exchange with the spiral membrane lung in unanesthetized lambs. Trans Am Soc Artif Int Organs **17**：350, 1971.

29）Cosgrove DM, Loop FD：Clinical use of Travenol TMO membrane oxygenator. Techniques in extracorporeal circulation（Inosecu MI ed），p85, Butterworths, London, 1981.

30）Tsuji T, Suma K, Tanashita K, et al：Development and clinical evaluation of hollow fiber membrane oxygenator. Trans Am Soc Artif Int Organs **27**：280, 1981.

31）Valdes F, Harasaki H, Meserko J, et al：Ex vivo evaluation of a new capillary membrane oxygenators. Trans Am Soc Artif Int Organs **27**：270, 1981.

32）DeBakey ME：A simple continuous-flow blood transfusion instrument. New Orleans Med Surg J **87**：386, 1934.

33）Kletschka HD, Rafferty EH：Artificial heart III：Developement of efficient atraumatic blood pump. A review of the literature concerning in vitro testing of blood pumps for hemolysis. Minn Med **58**：756, 1975.

34）Dixon CM, Magovern GJ：Evaluation of the Biopump for long term cardiac support without heparinization. J Extra Corp Tech **14**：331, 1982.

（阿部稔雄）

第2章

血液ポンプ

> **ポイント**
>
> 18世紀の初め，フランスのLe Galloisは，心臓の代わりに，動脈血液の注入により，身体のいかなる部分でも無限に生かすことができると述べ，これが，体外循環の思想の根源であると言われている[1]。この動脈注入の役割をするのが，血液ポンプである。人工心肺に使用される血液ポンプであるローラーポンプおよび遠心ポンプに焦点を当てて解説する。

1　人工心肺装置の血液ポンプ（図2-1，表2-1）

　Gallettiら[2]によると，人工心肺血液ポンプとして必要な特性は，下記のごとくである。

　①高圧力（約500 mmHg）に抗して，7 L/分までの血流量を維持できる。②小さい流速で血液を駆動することができ，血液損傷の少ない構造である。③気泡係留・凝血形成などを防止するため，血液停滞・乱流をつくらない構造である。④血流量の較正（測定値と実測値との補正）が容易かつ確実で，再現性を有する。⑤1回拍出量・拍動数またはこれに相当する条件が，可変かつ調節可能である。⑥血液量は拍動数またはこれに相当する条件に比例して増減し，回路の抵抗などによって影響されない。⑦正常動作時には機械的に，停電時には手動駆動・制御を行うことができる。⑧分解・清掃・滅菌などを容易に行うことができ，血液接触部はディスポーザブルである。

　20世紀の初めより数多くの血液ポンプが考案されたが，運動型（kinetic type）・容積型（positive displacement type）に大別される。運動型は大流量送血が可能である反面，流出側圧力変動に影響され，流量維持が不安定でかつ乱流形成などによる血液成分の破壊が著しい。このため，容積型が主に用いられてきたが，血液成分の破壊が少ない運動型である遠心ポンプが開発され，人工心肺に広く用いられるようになった。容積型に

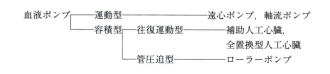

表2-1　血液ポンプの分類

キーワード　運動型，容積型

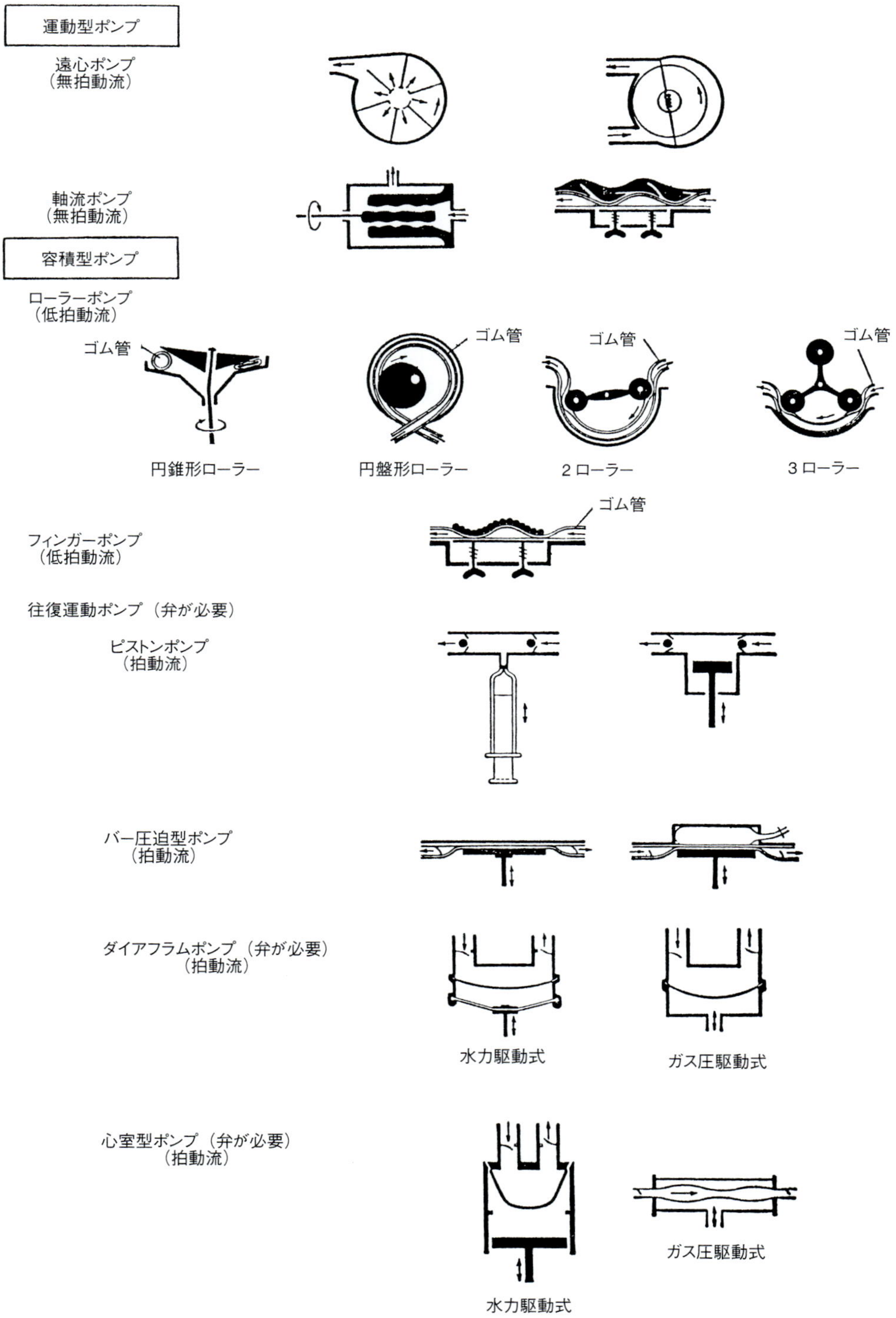

運動型ポンプ

遠心ポンプ
（無拍動流）

軸流ポンプ
（無拍動流）

容積型ポンプ

ローラーポンプ
（低拍動流）

ゴム管　　　　　　ゴム管　　　　ゴム管　　　　　　ゴム管

円錐形ローラー　　円盤形ローラー　　2ローラー　　　　　3ローラー

フィンガーポンプ
（低拍動流）

ゴム管

往復運動ポンプ（弁が必要）

ピストンポンプ
（拍動流）

バー圧迫型ポンプ
（拍動流）

ダイアフラムポンプ（弁が必要）
（拍動流）

水力駆動式　　　　ガス圧駆動式

心室型ポンプ（弁が必要）
（拍動流）

ガス圧駆動式

水力駆動式

図2-1　各種の血液ポンプ

は，往復運動型（reciprocating type）と管圧迫型（tube type）がある。往復運動型とは，流入・流出側に弁を有する血液嚢を外側から圧迫・拡張し，拍動性に血液を送るポンプであり，人工心臓に用いられる。管圧迫型は，血液を入れたチューブを直接に機械的に圧迫し拍出するポンプで回路内に弁を有しない。送血流はごく低振幅の拍動流であるがほぼ定常流と言ってよい。

2　ローラーポンプ

　1855年に特許取得された[3] ローラーポンプ（roller pump）（図2-2）は管圧迫型・容積型ポンプである。これが広く人工心肺に使用されてきた理由は，①ポンプ構造が単純で，機械的な故障を発生する部分が少なく，修理も簡単である。②血液に接触する部分は体外回路の一部を構成するポンプ用管だけで，その着脱は容易で，滅菌もポンプ用管だけを行えばよく，ディスポーザブル化できる。③回路内に弁機構を有しないため，それによる血液損傷が少なく，単純な構造のため価格が廉価である。④定量ポンプとしての性質がある（ローラー1回転によって駆出される血液量はポンプ外枠の内径とポンプ用管の内径の2因子によって規定され，ポンプ駆出分時流量は，ローラー分時回転数に定数を乗ずることにより容易に計測される）。ローラーポンプはほとんど無拍動性であり，長時間の体外循環となると，末梢循環不全・血管外への体液貯留など悪影響が現れる。歴史的には，1934年にDeBakey[4] が輸血用ポンプとして用い，1937年にGibbon[5] が回転垂直円筒の内面に血液を流す人工肺とローラーポンプからなる人工心肺を使用して，最初の体外循環による動物実験の報告を行って以来，この形式のローラーポンプは，DeBakey型と呼ばれた（なお，本邦では，DeBakeyの発表より早く，1933年に田代の発表がある[6]）。

　ローラーの数は1つから3つまで種々考案されているが，DeBakey型の2つ（two roller type）が一般的である。ローラーポンプは，ローラーがタイゴンなどでできたチューブ（弾性管）をしごいて送血するポンプで，モーターによって駆動する。チューブは各種サイズで構成し，それぞれ成人用・小児用として選択する。モーターとしてパルスモーター，ステッピングモーターまたはサーボモーターが使用される。ローラーポンプにチューブを組み込む際には，圧閉度，すなわちローラーがチューブを圧迫閉鎖する程度を，適切に調整する必要があり，不適切な時は血液損傷，つまり過度の圧迫による溶血や，逆流によるキャビテーション[*1] によって溶血や空気塞栓を引き起こす。

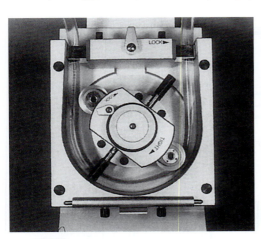

図2-2　ローラーポンプ（泉工医科工業社）

　*1　キャビテーションとは，ポンプ内に気泡が発生する現象を指す。沸騰が熱的な作用による発泡現象であるのに対して，キャビテーションは静圧低下による発泡現象である。流れにおいては流速が増加する

キーワード　定量ポンプ，圧閉度，溶血，キャビテーション

と圧力が低下し（ベルヌーイの定理），液体の圧力が飽和蒸気圧以下に低下すると発泡する。

　ローラーポンプの拍出量・チューブ摩耗・血液損傷を制御する上で，ローラーの圧閉（オクルージョン）が重要である。落差1mまで水を満たし，液面が少しずつ下降する程度から最小の圧閉により下降停止しない程度に圧閉を調節する方法が簡単である。変法として，ポンプの後方に圧をかけ，時間とともに圧を減少させるよう調節する方法もある[7]。

3　遠心ポンプ

　遠心ポンプ（centrifugal pump）とは，ポンプケーシング内で回転子を回転することで，血液を回転させ，その遠心力で血液を駆出させるポンプである。血液を回転させるのに羽根車（インペラー）を使用するimpeller type（羽根車型）と，円錐状コーン（cone：円錐状のコップ様のもの）を利用するcone type（コーン型）に2大別できる。

　Impeller typeは，文字通りの数枚の羽根（vane）付き回転子であるインペラーを回転させて渦流を造る形式のもので，メドトロニック社，ジェイ・エム・エス社，リヴァノヴァ社（旧ソーリン社），テルモ社により製作市販されている（図2-3）。Impeller typeに属すると考えるが，羽根ではなく，円板の中央から放射線状に造られた溝があり，円板の回転により，それらの溝を通って血液が遠心力で駆出される形式のものが，テルモ

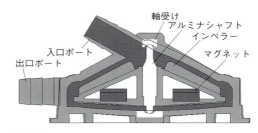

図2-3　インペラーの回転による遠心ポンプ（メドトロニック社）

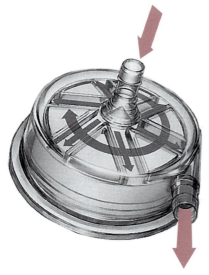

図2-4　回転板の溝を通っての遠心力を利用した遠心ポンプ（テルモ社）

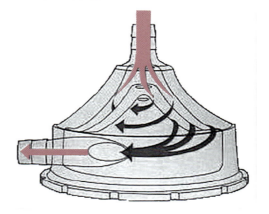

図2-5　コーンを応用した遠心ポンプ（メドトロニック社）

キーワード　インペラー型，コーン型

表2-2 遠心ポンプ・駆動

ポンプヘッド名称	バイオポンプ		アフィニティポンプ	レボリューション	ミクスフロー7	ミクスフロー3
	BP-80	BP-50	JP2A11R2	050-300-000	JK-MFP10C	JK-MFP06C
ポンプヘッド 外観						
製造元	メドトロニック			リヴァノヴァ(旧ソーリン)イタリア	ジェイ・エム・エス	
販売元	メドトロニック			リヴァノヴァ(旧ソーリン)	ジェイ・エム・エス	
形状	コーン型		直線インペラー型	曲線インペラー型	曲線インペラー型	
外径（mm）	100		86	77.5	58	
インペラー径（mm）	80		65	63	40	
充填量（mL）	80	48	40	57	20	18
最大流量（L/分）	10	1.5	10	8	7	3
ポートサイズ（インチ）	3/8	1/4	3/8		3/8	1/4
重量（g）	290	220	124	95	42	40
回転軸形式	密閉型		開放型	開放型	開放型	
材質	ポリカーボネイト	アクリル樹脂	ポリカーボネイト	ポリカーボネイト, ABS樹脂	ポリカーボネイト, PEEK, ステンレス	
原理	円錐コーンの回転		羽根の回転	羽根の回転	羽根の回転	
ヘパリンコート	○		×	×		

駆動装置名称	バイオコンソール 560	SCP システム	ミクスフローコンソール
駆動装置 外観			
製造元	メドトロニック	リヴァノヴァ(旧ソーリン)ドイツ	
販売元	メドトロニック	リヴァノヴァ(旧ソーリン)	JMS
寸法（W×H×D）mm	コントロールユニット 220×350×110 コンソールユニット 230×320×430	コントロールユニット 180×270×75 コンソールユニット 180×365×423	コントロールユニット 180×270×75 ドッキングステーション 180×365×423
重量（バッテリー含む）	21kg	26.5kg	26.5kg
バッテリーの部位	内部	内部	内部
バッテリーの作動時間	30分(流量:4L/分 揚程圧:400mmHgのとき)	90分(100W出力時)	90分(4700rpm-5L/分)
定格電圧（V）	AC100	AC100	AC100
定格電流（A）	3.25以下	3.4以下	3.4以下
定格周波数（Hz）	50/60	50/60	50/60
駆動方式	外部モーターによるマグネット駆動	外部モーターによるマグネット駆動	外部モーターによるマグネット駆動
拍動流	不可	SⅢ, S5との組み合わせにより可	不可
最高回転数（rpm）	4500	3500	6000
流量計のタイプ	電磁式	超音波伝搬時間差式	超音波伝搬時間差式
流量表示（L/分）	0.00～9.99	0～9.9	0～10
流量計の精度	±5%	±10% 又は 0.1LPM の大きい方	±10% 又は 0.1LPM の大きい方
流量使用範囲（L/分）	0～10(3/8) 0～5(1/4) 4000rpm/分(ジャイロ)	−10～+10	−10～+10
透明液の流量計測	○	○	○
ディスポーザブルセル及びゼリーの必要性	必要	不要	
圧力センサー	○	○	
バブルディテクター	○	○	
レベルセンサー	○	○	
温度モニター	×	○ （SCPC標準装備）	
流量コントロールモード	○	○	
オートクランプ・オプション	○	○	○
オートプライミング	×	×	
ハンドクランク	ポールにマウント LED 回転数表示	ポールにマウント LED 回転数表示	ポールにマウント LED 回転数表示
その他特徴		SⅢ, S5に設置が可能で, マウント式での使用が可能	

装置 比較表（2023年10月現在）

メラ遠心ポンプ		キャビオックス	Sarnsセントリフューガルポンプ	ロータフローポンプ	バイオフロート遠心ポンプ
TPC	NSH-R	CX-SP45	CV-164275	RF-32(F)	
泉工医科工業		テルモ	テルモカーディオバスキュラーシステムズ	マッケ・ゲティンゲ（ヨストラ）	ニプロ
泉工医科工業		テルモ	テルモ	マッケ, コスモテック	ニプロ
直線インペラー型	直線インペラー型	直線インペラー型	直線インペラー型	曲線インペラー型	直線インペラー型
73	73	90	80	85	45
58	58	78	64	50	35
22	22	45	48	32	16
7以上	7以上	8	9.9	9.9	9
3/8	3/8	3/8	3/8	3/8	3/8
106±1	106±1	255	80	23	約33
開放型	開放型	閉鎖型	閉鎖型	開放型	開放型
ポリカーボネート,ステンレス鋼,ポリエチレン,シリコーンゴム,ポリウレタン	ポリカーボネート,ステンレス鋼,ポリエチレン,シリコーンゴム,ポリウレタン	ポリカーボネイト	ポリカーボネイト, アクリル樹脂	ポリカーボネート	ポリカーボネート
流路の回転（直線流路）	流路の回転（直線流路）	流路の回転（直線流路）	羽根の回転	流路の回転（曲線流路）	流路の回転（直線流路）
メラ高分子コーティングSEC	○	Xコーティング	Xコーティング	×	○

HCS-CFP		キャビオクス SP-101	Sarnsセントリフューガルシステム	ロータフローコンソール	バイオフロートコンソール
泉工医科工業		テルモ	テルモカーディオバスキュラーシステムズ	マッケ・ゲティンゲ（ヨストラ）	ニプロ
泉工医科工業		テルモ	テルモ	マッケ, コスモテック	ニプロ
255×357×316		160×320×320	229×259×505	180×240×380	210×326×350
8.1kg		14kg	19.1kg	15kg	約8kg
内部		内部	外部	内部	内部
1時間以上		60分（2500rpm-4L/分）	105分（2500rpm-5L/分）	90分	約60分（完全充電）
AC100		AC100	AC100	AC100	AC100
2.5		1.6	1.5	2.2	1
50/60		50/60	50/60	50/60	50/60
外部モーターによるマグネット駆動		外部モーターによるマグネット駆動 バイオ用インターフェイスあり	外部モーターによるマグネット駆動	外部モーターによるマグネット駆動	専用遠心ポンプのマグネットとモータユニット側のマグネットにより回転させる
可		不可	可	可	不可
5000		3000	3600	5000	7000
超音波伝搬時間差式		超音波流量計	超音波伝搬時間差式	超音波流量計	超音波流量計
-9.9～9.9		0～9.9	0～9.9	0～9.9	0.00～10.00
1.0L/分以下±10%以内		±10% 1.0L/分以下は±0.1L/分	±10% 1.0L/分以下は±0.1L/分	1.0L/分以下	±10%
0.0～7.0（3/8使用）0.0～4.0（1/4使用）		0～9.9	0～9.9	0～9.9	0～7
○		×	○	○	○
ゼリーは必要		必要	不要	ポンプヘッド組込型	不要
○		×	×	×	×
○		×	×	×	×
×		×	×	○（オプション）	×
○		×	×	×	×
○		×	×	○	×
○		×	×	○	×
○		○	×	×	○
ポールにマウント 回転数表示あり		ポールにマウント	ポールにマウント	ポールにマウント	コンソールと独立 LED回転数表示
流量計バブルセンサーは一体式					

社，ヨストラ社，泉工医科工業社，ニプロ社で製作市販されている（図2-4）。

Cone type としては，円錐状のコーンを回転させ，そのコーンの表面の回転と血液との粘性を利用して渦流を造る形式のものがメドトロニック社で製作市販されている（図2-5）。

どの方法を用いた遠心ポンプも，遠心ポンプの回転する部分とモーターの回転とは，遠心ポンプの回転部分に内蔵されたマグネットが，間接的にモーターに直結されたマグネットと磁気結合（マグネットカップリング）することで，回転動力を伝達している。この方法の開発により，遠心ポンプヘッドとモーターを分離することができ，ポンプヘッドの滅菌が容易となり，臨床応用が可能になった。

遠心ポンプの開発の初期の段階では，羽根車を回転させる方法が検討されたが，血球の破壊が強く，臨床応用に至らなかった。その後，溶血を少なくする改良がなされ，Golding ら[8] により臨床使用された。現在は，構造の改良により広く臨床的に使用されている。

コーンの回転による渦流を利用したものは，Kletschka と Rafferty[9, 10] によって開発されたもので，羽根車を持たないので，溶血が少ないということで，臨床的に広く利用された。しかし，その後に幾つかの impeller type の遠心ポンプが工夫開発され市販されるようになってみると，コーンの回転によるものは渦流を造るのに大きな回転数が必須であるが，impeller type の遠心ポンプでは，より少ない回転数で拍出が可能であり，かつ低回転数でも運転できる長所があり，また低容量のポンプの製作が可能である。最近の impeller type の遠心ポンプでは，cone type と同等もしくはそれ以下の溶血のものがほとんどである（表2-2）。

遠心ポンプ内の血液接触面をヘパリン加工したものが市販されるようになり，血液諸性状に及ぼす影響がより少なくなっている。さらに遠心ポンプのみならず，人工肺，血液回路なども，ヘパリン加工して，かつ一体化した経皮的補助循環システムとして，緊急時に使用容易なセットとしても，市販されている。なお，泉工医科工業社製のメラ遠心ポンプ TPC では，高分子コーティング SEC という独自のコーティング技術が導入されている。

遠心ポンプの利点としては，①溶血など血液損傷が少ない，②血液の破壊が少なく，また脱血に過度の陰圧を生じないため，マイクロバブルの発生が少ない，③構造上，空気を送りにくい形状である，④送血流量は，後負荷の影響を受け，前方抵抗の上昇に伴って流量が減少するので，予期せぬ回路の狭窄閉鎖による回路の破壊を防止できる，⑤機械自体がコンパクトで，移動が容易である，⑥長時間の使用に耐えられる，⑦流量，回転数の自動制御（autocontrol system）を備えている，などがあげられる。血行動態的には，ローラーポンプと比較して，有意な差はみられない。

短所は，①送血抵抗（後負荷／患者の血管抵抗）の変化で流量が変化する，②流量計が不可欠である，③吸引用ポンプとして使用できない，④定常流で，拍動流ではない，⑤血液のヘマトクリットや温度による粘性の変化によってポンプの特性が異なってくる，⑥ローラーポンプや拍動流ポンプと異なり，遠心ポンプを含めた回路内にチューブの圧閉部分や弁が存在しないために，ポンプ停止時や低流量運転時には，送血側からの逆流が生じる，⑦送血管挿入部のタバコ縫合の緊縛が甘い場合には，急激に大量の逆流が生じた際に，空気を吸い込む可能性がある，などである。その他，注

キーワード　マグネットカップリング，ヘパリン加工，後負荷依存

意事項としてポンプヘッドの異常熱に注意を要する。熱の発生は，内部に何らかの摩擦が生じたためであり，ヘッドを交換する。またヘッドのハウジング破壊予防のため，衝撃を避け，アルコールで濡らさないように注意する。

遠心ポンプはシステム自体が簡便で，操作性がよいので，術中術後の短期間の補助循環装置として用いたり，ICU や CCU における急性心不全に対して，経皮的なカニュレーション法により，循環を維持することが可能である（VA-ECMO）。

磁気浮上型で，回転軸，ベアリングがなく，血栓形成や溶血のリスクが低く，耐久性に優れている CentriMag は，欧米で体外設置型遠心ポンプとして使用されている。本邦では，これに準じて，一部の遠心ポンプ（Rotaflow など）が，体外設置型遠心ポンプとして，左心・右心・両心補助に使用されてきた。2021 年 3 月に国立循環器病研究センターがニプロ社と共同開発した動圧浮上・非接触回転型遠心ポンプ「バイオフロート」を組み込んだ「バイオフロート補助人工心臓セット HC」が薬機承認され，今後の用途拡大が期待される。

4 軸流ポンプ

軸流ポンプ（axial pump）は，羽根が羽根車に固定されており，羽根に作用する揚力によって羽根は下方向には動かず，その反作用として血液の方に上向きの力がかかる。この力を駆動力として血液を駆出する原理を有し，遠心ポンプと同様に連続流ポンプに相当する。羽根を通過した血液は強く旋回しているので，ディフューザと呼ばれる静止翼列を通過させることによって，流れを出口の方向に変える[11]。このような構造により，軸流ポンプでは出入口が一直線上に存在することになる。軸流ポンプは遠心ポンプよりも直径を小さくできる利点がある一方で，トルクが小さいため，遠心ポンプに比し，必要とする回転数は非常に高くなり，後負荷の影響を受け易い。このため，軸流ポンプは高い圧力を必要とする人工心肺に使用されることはないが，体内植込型補助人工心臓などに臨床使用されるに至っている。

連続流ポンプは同じ回転数で運転していても，末梢抵抗の状態によって運転条件（流量と圧力）が変化する。ポンプの性能を示す時には，ある一定回転数のもとでの流量と圧力の関係，すなわち特性曲線を使用する。遠心ポンプは，流量が変化しても発生圧力があまり変化しないのに比べ，軸流ポンプは流量に対する圧力の変化幅が大きく，末梢抵抗の変化に対する流量の変化幅は遠心ポンプの方が軸流ポンプより大きくなる。

5 斜流ポンプ

斜流ポンプ（diagonal pump）は，羽根車から吐き出される流れが主軸の中心線を軸とする円錐面内にあるポンプであり，遠心ポンプと軸流ポンプの特性を併せ持っている。体外循環用斜流ポンプとしては，MEDOS 社の DeltaStream[12] がある（図 2-6）。従来の遠心ポンプとは異なり駆動モー

キーワード 磁気浮上型，軸流型，斜流型

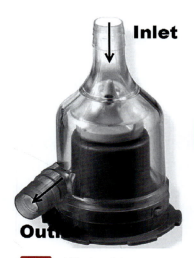

図2-6　斜流ポンプ（MEDOS社）

ターがポンプに組み込まれており，小型化を実現し，ドライブラインだけの接続で，より患者に近いところでの駆動が可能となっている．拍動流駆出が可能な駆動設定を有し，心室補助としても臨床使用されている．

6 拍動流ポンプ

体外循環で用いられるポンプは，無拍動流のローラーポンプや遠心ポンプがほとんどで，長年の臨床経験により，非生理的循環ではあるが，十分満足のいく成績を得てきた．しかし，拍動の欠如は毛細血管の虚脱・血管内皮の損傷・サイトカインの産生・細胞浮腫・アポトーシスを来すとされており，人工心肺時の拍動流は，微小循環を改善し，術後重要臓器機能の回復に寄与する．人工心肺の影響が過大となる乳児・新生児，長時間体外循環症例，重症の他臓器疾患（肝・腎機能低下・頭頸部血管病変）合併症例など，ハイリスク手術では，体外循環中の臓器保護の必要性が高く，体外循環の拍動流化も臓器保護対策の1つとして考えられている[13]．拍動流ポンプ（pulsatile pump）とは，①血液ポンプ自体が周期的に一定容積の血液を駆出できる構造を有するものと，②ローラーポンプや遠心ポンプなどの無拍動流ポンプシステムの回転数を制御して拍動流を形成するものに大別される．その他，ローラーポンプ回路の動脈送血部に連結させて駆動するpulsatile balloon pump（PBP）やpulsatile assist device（PAD）を組み込むことで拍動流を形成するものも考案されたが[14]，現在臨床では①と②の二者が一般的に使用されている．②はローラーポンプコンソールや遠心ポンプ駆動装置内のマイクロコンピューターに駆動制御プログラムを組み込むことにより，ローラーの回転角速度あるいは遠心ポンプの回転数を変化させることで拍動流を生じる．IABPと同様に，心電図同期が可能である．ポンプの種類によりその拍動性も異なり，ローラーポンプでは，ヨストラHL-20とスタッカートSIIIは，他に比べ有意に高い血行力学的エネルギーを産生できる[13]．しかし，ポンプシステムで得た拍動流を人体に反映させるためには，圧力損失を減らすために太い送血カニューレ，圧力損失の少ない人工肺，回路チューブの選択が必要となる[13,15,16]．なお単純に，ポンプにIABPを組み合わせることでも拍動流を得ることができる[17]．

拍動流体外循環を用いることにより微小循環が良好に保たれ[18,19]，腎血流量が増加する[20]．生体は血液循環に対し一定のvascular tone（血管系の緊張度）を維持するためにbaroreceptor（圧レセプタ）に対し一定の刺激を与え続けることが必要で，拍動はこの刺激として重要な働きを持つと考えられる[21,22]．しかし，拍動流も無拍動流も脳血流量・脳代謝に差がないという研究報告もあり，さらに近年では連続流ポンプを用いた植込み型補助人工心臓が多く臨床使用され，無拍動流循環でも臓器機能が十分に維持されるという臨床報告があり，この問題の結論が出るには至っていない[23,24]．

キーワード　拍動型，回転数制御，IABP，心電図同期

> ### セルフチェック
>
> ■遠心ポンプをメインポンプとして回路に組み込んだ時，人工心肺離脱時に注意する点は？
> ■体外循環にローラーポンプや遠心ポンプを使用すると無拍動流となるが，拍動流を得たい場合はどうすべきか？

文　献

1）渥美和彦：I-A-1．人工心肺の歴史．人工臓器，p57，東京大学出版会，1970.

2）Galletti PM：VIII. Theory of blood pumps. Heart-lung bypass；principles and techniques of extracorporeal circulation, p121, Grune & Stratton, New York, 1962.

3）Tayama E：Blood pumps. Cardiopulmonary bypass, principles and practice, p37, Lippincott & Williams & Wilkins, Baltimore, 2000.

4）DeBakey ME：A simple continuous-flow blood transfusion instrument. New Orleans Med Surg J **87**：386, 1934.

5）Gibbon JH Jr：Artificial maintenance of circulation during experimental occlusion of pulmonary artery. Arch Surg **34**：1105, 1937.

6）田代勝州：余ノ考案シタル純粋輸血器及ビ同器ニヨル輸血 100 回（65 例）ニ就テ．日外会誌 **34**：1065, 1933.

7）Rath T, Sutton R, Ploessl J：A comparison of static occlusion setting methods：Fluid drop rate and pressure drop. J Extra Corpor Technol **28**：21, 1996.

8）Golding DG：Initial clinical experience with a new temporary left ventricular assist device. Ann Thorac Surg **29**：66, 1980.

9）Rafferty EH, Kletschka HD：Artificial heart：Application of nonpulsatile force-vortex principle. Minn Med **51**：11, 1968.

10）Kletschka HD, Rafferty EH：Artificial heart III：Development of efficient atraumatic blood pump. A review of the literature concerning in vitro testing of blood pumps for hemolysis. Minn Med **58**：756, 1975.

11）築谷朋典：遠心型ポンプと軸流型ポンプ．人工臓器 **43**：61, 2014.

12）Gobel C, Arvand A, Eilers R, et al：Development of the MEDOS/HIA DeltaStream extracorporeal rotary blood pump. Artif Organs **25**：358, 2001.

13）Ündar A, Wang S, Palanzo DA, et al：Impact of pulsatile flow on vital organ recovery during cardiopulmonary bypass in neonates and infants. Artif Organs **40**：14, 2016.

14）榊原欣作，川村光生，小林繁夫ほか：あたらしく開発した無弁方式の拍動流血液ポンプ．人工臓器 **3**：402, 1974.

15）Chow G, Roberts IG, Harris D, et al：Stockert roller pump generated pulsatile flow：Cerebral metabolic changes in adult cardiopulmonary bypass. Perfusion **12**：113, 1997.

16）Nishida H, Uesugi H, Nishinaka T, et al：Clinical evaluation of pulsatile flow mode of Terumo Capiox centrifugal pump. Artif Organs **21**：816, 1997.

17）Onorati F, Presta P, Fuiano G, et al：A randomized trial of pulsatile perfusion using an intra-aortic balloon pump versus nonpulsatile perfusion on short-term changes in kidney function during cardiopulmonary bypass during myocardial reperfusion. Am J Kidney Dis **50**：229, 2007.

18）Wilkins H, Regelson W, Hoffmeister FS：The physiologic importance of pulsatile blood flow. New Engl J Med **267**：443, 1962.

19）Trinkle JK, Helton NE, Bryant LR, et al：Pulsatile cardiopulmonary bypass：Clinical evaluation. Surgery **68**：1074, 1970.

キーワード

20) German JC, Chalmers GS, Mukherjee ND : Comparison of nonpulsatile and pulsatile extracorporeal circulation on renal tissue perfusion. Chest **61** : 65, 1972.

21) Ead HW, Green JH, Neil E : A comparison of the effects of pulsatile and non-pulsatile blood flow through the carotid sinus on the reflexogenic activity of the sinus baroreceptor in the cat. J Physiol (Lond) **118** : 509, 1952.

22) Ninomiya I, Irisawa H : Aortic nervous activities in response to pulsatile and nonpulsatile pressure. Am J Physiol **213** : 1504, 1967.

23) Chow G, Roberts IG, Edwards AD, et al : The relation between pump flow rate and pulsatility on cerebral hemodynamics during pediatric cardiopulmonary bypass. J Thorac Cardiovasc Surg **114** : 568, 1997.

24) Radovancevic B, Vrtovec B, de Kort E, et al : End-organ function in patients on long-term circulatory support with continuous- or pulsatile-flow assist devices. J Heart Lung Transplant **26** : 815, 2007.

（高味良行）

第3章

人 工 肺

> **ポイント**
>
> 現在，人工肺は多孔質膜・複合膜・非対称膜のいずれかを用いた外部灌流型の中空糸膜型人工肺に集約されている。また，動脈フィルター一体型が主流である。近年，補助循環（ECMO）用に特化した人工肺も各メーカーから発売されている。現在では使われることのないフィルム型人工肺・気泡型人工肺の構造について概説したのち，膜型人工肺の構造の詳細と，臨床使用における留意点について述べる。

1 フィルム型人工肺

　フィルム型人工肺は，薄い血液膜を作りその血液膜面でガス交換を行うもので，人工肺開発の初期から用いられた。フィルム型人工肺は血液フィルムを形成する支持装置が動かないもの（スクリーン型）と，動きつつ血液フィルムを作るもの（回転円板型）とに大別される。

　Gibbon[1]は1934年にスクリーン型人工肺を用いた猫の肺動脈遮断実験に成功した。その後1953年に世界最初の人工心肺を用いた直視下心房中隔欠損閉鎖術が行われたが，その際にもGibbonらが作成したスクリーン型人工肺が用いられた[2]。

　1948年，Björk[3]は静脈血が流下する円筒内で円板を回転させ，その表面に血液フィルムを作り，ガス交換を行う回転円板型人工肺を開心術のために開発した（図3-1）。その特徴は，血液の混和を良くするために円板4枚ごとに小さな隔壁を設けたことである。1956年にKay・Crossら[4]が製作した回転円板型人工肺はいくつかの医療機器メーカーが商品化し，一時期世界の多くの施設で開心術に使用された（図3-2[5]）。

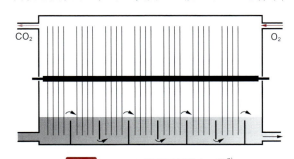

図3-1　Björkの回転円板型人工肺[3]

キーワード

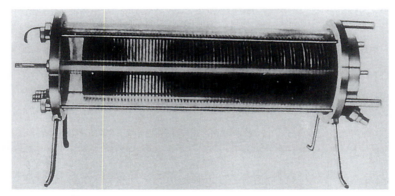

図3-2　回転円板型人工肺[5]（日本医科器械資料保存協会提供）

2　気泡型人工肺

　酸素ガスの気泡を血液中に流して静脈血を酸素化する試みは，1882年のSchröderの報告にみられる．しかしながら，人工肺製作に当たっては余分な気泡の除去が大きな課題であった．1950年にClarkら[6]はシリコーンポリマーで被われた表面に血液を接触させると気泡が破裂することを見出し，気泡型人工肺の開発に画期的な進展をもたらした．

　図3-3にHufnagelら[7]がプラスチックにより製作した（ハードシェル型人工肺）気泡型人工肺を示す．酸素ガス気泡は静脈貯血槽下部のガス放出部から噴出される．この酸素ガスの小泡が静脈血

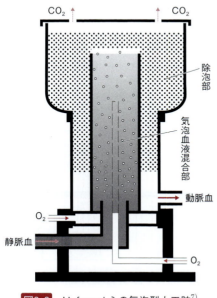

図3-3　Hufnagelらの気泡型人工肺[7]

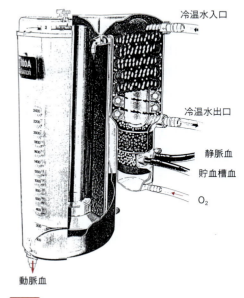

図3-4　ディスポーザブル気泡型人工肺（Shiley社）

キーワード

と混合することにより，静脈血の酸素化と二酸化炭素の除去が行われる。酸素化された血液は除泡槽で除泡され，貯血槽から動脈血として送血される。その後多くのハードシェル型のディスポーザブル気泡型人工肺（図3-4）が市販され，全世界で多数の開心術に使用された。しかしながら，主に除泡過程において血球や凝固蛋白の破壊を生じ易いという欠点があったため，その後開発された膜型人工肺に取って代わられることとなる。

3 膜型人工肺

フィルム型人工肺および気泡型人工肺では，ガス相と血液とが直に接することでガス交換が行われるのに対し，膜型人工肺では生体肺と同様に血液はガス透過可能な薄い膜によりガス相とは隔絶されており，この膜を通してガス交換がなされる。現在，本邦で臨床例に使用される人工肺のすべてが膜型人工肺である。

(1) ガス交換膜

膜型人工肺の開発は，1944年にKolffら[8]が人工腎臓に使用されていたセルロース膜を介して血液の酸素化が可能であることを見いだしたことに始まる。以後，セロファン膜・ポリエチレン膜・セルロース膜・テフロン膜などの薄膜を用いて膜型人工肺が製作され，一部の臨床にも使用されたが，広く用いられるには至らなかった[9]。

1970年にシリコーン膜を用いた積層型人工肺（Lande-Edwards肺）[10]が，1971年にはシリコーン膜を用いたコイル型膜型人工肺（Kolobow肺）[11]が開発され臨床に使用された。その後，多孔質膜の開発とその膜を中空糸状に加工する技術の進歩が，より小容量の膜型人工肺の開発を促し，膜型人工肺が開心術に広く使用されるようになった。各種ガス交換膜の構造と特徴を図3-5・表3-1に示す。

① 均質膜

均質膜はシリコーンゴム（ポリジメチルシロキサンなど）を用いたシリコーン膜に代表される。ガスは膜に溶解し，拡散されて膜の反対側に移動したのち血液相に放出される。シリコーン膜の膜厚

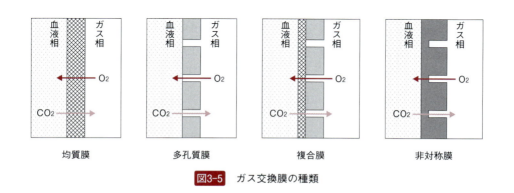

図3-5 ガス交換膜の種類

キーワード 膜型人工肺，均質膜

表3-1　ガス交換膜の特徴

	特徴	主な素材	長所	短所
均質膜	気体分子は膜内に溶解することにより移動	シリコーン	血漿漏出を生じない 生体反応が少ない	機械的強度が低い ガス透過性がやや低い
多孔質膜	気体分子は膜の細孔を通過することにより移動	ポリプロピレン	ガス透過性が高い 機械的強度が高い	長時間使用で血漿漏出を生じる
複合膜	均質膜・多孔質膜の欠点を補う	ポリプロピレン＋シリコーン	長時間使用でも血漿漏出が少ない	製造工程が複雑でコストが高い
非対称膜	多孔質膜の欠点を補う	ポリメチルペンテン	長時間使用でも血漿漏出が少ない	製造工程が複雑でコストが高い

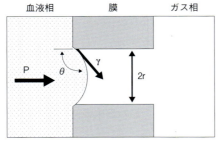

図3-6　血液表面張力と多孔質膜細孔との関係（文献13を改変）

P：血液の圧力，r：細孔半径，γ：表面張力，θ：接触角。
$P\pi r^2 + 2\pi r \gamma \cos\theta < 0$ のとき血漿は細孔から浸出しない。

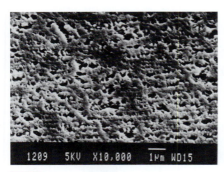

図3-7　多孔質膜の電子顕微鏡写真（テルモ社提供）

は100 μm程度で，二酸化炭素の透過性に優れ（酸素の約5倍），化学的にも安定した物質で生体反応はほとんどない。血液の凝固・沈着が少なく，多孔質膜に比して血漿漏出を生じにくいなど人工肺として用いるのに適した素材ではあるが，薄膜にすると脆弱であるという問題点があった。このためメッシュ補強を行うなどして実用化を可能にしたが，現在国内で市販されている人工肺では既に使用されていない。

② 多孔質膜

多孔質膜は膜そのものに多数の細孔が存在する膜で，気体分子がその細孔を通過して拡散する。一方，血液はその表面張力により細孔を通過しない（図3-6）[12, 13]。多孔質膜はシリコーン膜に比べガス透過性と機械的強度の面で優れている。その材料として初期にはポリテトラフルオロエチレン（PTFE）が用いられたが，現在ではポリプロピレンが用いられている。ポリプロピレン自身はシリコーンと比べ物質としての気体透過係数は小さく，高いガス透過性は膜が細孔をもつことによる。その細孔の直径は100～150 nmである。多孔質膜の電子顕微鏡写真を図3-7に示す。

長時間使用すると血漿中の蛋白が膜に吸着することにより，その疎水性が失われる。細孔における血液の表面張力が失われることにより血漿漏出（plasma leakage）を生じ，結果的にガス交換能の低下を来す[14]。

③ 複合膜・非対称膜

長時間使用に伴って血漿成分が漏出するという多孔質膜の欠点を補うために考案されたのが，複

キーワード　多孔質膜，ポリプロピレン，血漿漏出，複合膜，非対称膜

合膜および非対称膜である。複合膜では多孔質膜の片側にシリコーン膜を配置することにより，血漿漏出を抑制している。一方，非対称膜はポリメチルペンテンの同一素材を用いて緻密層と多孔質層を形成した構造である。多孔質層の片側に薄い緻密層（スキン層）を設けることにより血漿漏出が抑制される。非対称膜の電子顕微鏡写真を図3-8に示す。

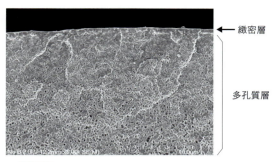

図3-8　非対称膜の電子顕微鏡写真（テルモ社提供）

多孔質膜は物質移動係数が高くより酸素化に優れるため，膜面積を減らすことが可能となる。その結果，充填量を減らすことができるため人工心肺用に用いられる。一方，長期間の使用が想定される補助循環（ECMO）用には血漿漏出を生じにくい複合膜・非対称膜が使用される。

(2) 膜型人工肺の構造（図1-5）

膜型人工肺の性能は，ガス交換膜の性能のみによって決定されるわけではなく，その構造にも大きく左右される。理想的な膜型人工肺の製作には，血液膜が薄く均一であること，血流分布が均一であること，血液に乱流を生じさせることにより酸素の低い血漿中拡散性を補いうること，などが求められる。

① コイル型

Kolffが最初に開発した様式で，ガス交換膜を長く扁平な帯状の袋とし，これをコイル状に巻いたものである。このガス交換膜の内部にガスを流す形のものの代表に，シリコーン膜を用いたKolobow肺がある。製作が比較的容易でガス交換能も良好であるが，圧力損失が大きく，気泡の除去が困難であるという欠点があった。

② 積層型

ガス交換膜をシート状にし，これを支持板と交互に積み重ねていく形のものである。ガス交換面積の増大が容易で品質の均一性も得やすく，Lande-Edwards肺などが臨床に用いられた。しかしながら，血流の均一性・水蒸気損失の抑制・強度に課題を残していた[12]。

③ 中空糸型

中空糸型は，人工透析用のダイアライザーや血漿交換用のカラムに用いられるものと同じ形式であり，現在国内で市販されている膜型人工肺のすべてがこの形式を採用している。この形式の特徴は，中空糸その物が支持組織となることにより内圧に対する耐圧性に優れ，単位体積あたりの膜面積が大きく，血流分布も均一となることである。他の支持構造が不要となるため小型化が可能になり，充填量も少なくなった。当初はシリコーン膜による中空糸化が図られたが高価な上，血液流量に制限があり，さらに二酸化炭素の除去が不十分であったため臨床使用されたものは少なかった。その後，多孔質膜の中空糸化が実現されたことによって中空糸型は膜型人工肺の主流となった。

ⅰ）**内部灌流型**：中空糸膜の内部を血液が流れ，その外側をガスが流れる形式であり，中空糸型

キーワード　シリコーン，ポリメチルペンテン，中空糸型

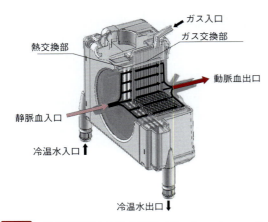

図3-9 外部灌流型人工肺の構造（ジェイ・エム・エス社 オキシア AC）

膜型人工肺に最初に導入された形式である。ポリプロピレン膜を用いた中空糸による最初の内部灌流型人工肺は世界に先駆けて国内で開発された[15, 16]。

ⅱ）**外部灌流型**：血液とガスの流れが内部灌流型と反対で，中空糸膜の内部をガスが流れ，その外側を血液が流れる形式である。血液が中空糸の外側を流れるため圧力損失が小さく，血液の乱流が得られ易いうえに，境界層が薄くなることにより単位容積あたりのガス交換性能を上げることができる。このため小型化が可能になる。現在，国内で市販される人工肺はすべて外部灌流型である。図3-9に外部灌流型人工肺の構造を示す。

4　人工肺の臨床使用における留意点

（1）吹送ガス

中空糸の内側を流れるガスを吹送ガスもしくはスウィープガス（sweep gas）と呼ぶ。ガス交換量はこのガスの濃度と流量に依存する。血液相内の酸素量は，主に吹送ガスの酸素濃度を高めることによって上昇する。一方，酸素に比して拡散能の高い二酸化酸素は，吹送ガス流量を増やすことによってその除去量が増加する。

各メーカーの添付文書には，体外循環開始時にガス流量：血液流量＝1：1，酸素濃度は80〜100％に調整することが推奨されていることが多い。しかし，実際には人工心肺においてこの条件でガスを吹送するとPaO_2は高くなりすぎ，$PaCO_2$は低くなりすぎる。そのため，成人症例の場合ガス流量は1.5〜2.0 L/分，酸素濃度は50〜60％で人工心肺を開始する施設が多いようである。一方で，患者の状態が非常に悪い体外循環式心肺蘇生法（ECPR）に際するVA-ECMOにおいては，ガス流量：血液流量＝1：1，酸素濃度は100％での体外循環開始が一般的である。

（2）ウェットラング

どのガス交換膜においても膜を通じてのガス交換が行われるが，同時に血液相からガス相への水蒸気の移動が生じる。これを水蒸気損失（vapor loss）と呼ぶ。この水蒸気は中空糸の末端において，温度差によって膜に結露を生じる。これにより中空糸内の吹送ガス流量が減少し，ガス交換効率が低下する。この状態がウェットラング（wet lung）である。

ウェットラングを解消するために，一時的に吹送ガス流量を増やす方法（ガスフラッシュ）が知られている。人工肺の製品ごとに許容される最大ガス流量が異なることと，ガス交換能改善に要するガス流量が異なること[17]に注意が必要である。また，患者加温装置の温風や冷温水層の排気温

キーワード　外部灌流型，吹送ガス（スウィープガス），ウェットラング

風を人工肺の排気口（中空糸末端）に送気し，温度差を軽減することで結露を予防する方法も用いられている[18, 19]。

(3) 酸素移動量・二酸化炭素移動量

人工肺のガス交換性能は酸素移動量および二酸化炭素移動量を用いて評価される。単位流量あたりの酸素移動量および二酸化炭素移動量は次式で算出され，国内においては各々 45 mL/分/L 以上，38 mL/分/L 以上（ガス流量：血液流量＝1:1）であることが求められている[20]。

$$単位流量あたりの酸素移動量(mL/分/L) = \left(\frac{SaO_2 - SvO_2}{100} \times 1.34 \times Hb + 0.00314 \times (PaO_2 - PvO_2) \right) \times \frac{Qb}{100} \times \frac{1}{Qb2}$$

SaO_2	：	動脈側血液酸素飽和度（%）
SvO_2	：	静脈側血液酸素飽和度（%）
PaO_2	：	動脈側血液酸素分圧（mmHg）
PvO_2	：	静脈側血液酸素分圧（mmHg）
Hb	：	ヘモグロビン濃度（g/dL）
Qb	：	血液流量（mL/分）
1.34	：	ヘモグロビン酸素容量（mL/g）
0.00314	：	酸素溶解度 at 37℃（v%/mmHg）
$Qb2$	：	単位血液流量（L）

$$単位流量あたりの二酸化炭素移動量(mL/分/L) = (CvCO_2 - CaCO_2) \times \frac{Qb}{100} \times \frac{1}{Qb2}$$

$CvCO_2$	：	静脈側血液二酸化炭素ガス含量（mL/dL）
$CaCO_2$	：	動脈側血液二酸化炭素ガス含量（mL/dL）
Qb	：	血液流量（mL/分）
$Qb2$	：	単位血液流量（L）

血液流量の増加に伴い，酸素移動の総量（mL/分）は増加する（図 3-10）[21]。一方で，血液流量が増加すると単位流量あたりの酸素移動量（mL/分/L）は減少する。これは血液流量が増加すると血液が人工肺を通過する時間が短くなり，ガス交換膜に接触する機会が減少するためである。膜面積を増大させることにより，血液流量増加に伴う酸素移動量の減少を抑制することができる[13]。

(4) 圧力損失

人工肺の入口部と出口部とで回路内圧を測定すると，出口部の圧の方が低くなる。この差を圧力損失（pressure drop）と呼ぶ。圧力損失は人工肺内の血流抵抗を表すが，製品によってはあえて圧力損失を大きくすることにより微小気泡の除去を企図しているものもある。血液流量が増加する

キーワード 圧力損失

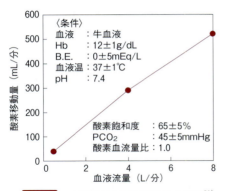

図3-10 血液流量と酸素移動量の関係[21]

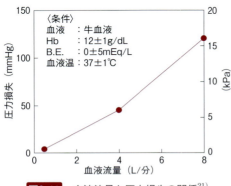

図3-11 血液流量と圧力損失の関係[21]

と，圧力損失も増加する（図3-11）[21]。圧力損失は一般的には溶血との関連性があるとされるが，相関を認めなかったという報告もある[22]。現在の人工肺は，4 L/分の血液流量で概ね 100 mmHg 以下の圧力損失となるよう設計されている。

体外循環中の圧力損失の上昇は人工肺内の血栓形成を疑わせる，非常に重要な徴候であり，一般的には圧力損失が通常の2倍を超える場合，もしくは入口部圧が 400 mmHg を超える場合には異常な上昇と認識されるべきである[23]。しかしながら，製品によって圧力損失に大きな差があるため，その製品ごとの正常値を認識しておく必要がある。

(5) 膜面積

人工肺の膜面積が大きくなることにより，中空糸の外を通過する血流が増え，総酸素化能と最大血液流量が増加する。一方で，充填量（プライミングボリューム，priming volume）は増加する。これにより血液の希釈が生じるため，患者の体格を考慮して適切な膜面積の人工肺を選択することが望ましい。

(6) コーティング

第20章の2節(3)「生体適合性回路コーティング」を参照。

現在国内で市販されている人工肺の概要を，各メーカーの説明書をもとに，表3-2にまとめた。最近では動脈フィルター一体型が主流になっている。また，日本人の体格にあった膜面積（最大血液流量）の設定と，それに伴う充填量の軽減が図られている。

セルフチェック
■膜型人工肺のガス交換膜に用いられる高分子材料は？
■多孔質膜の長所と短所は？
■ウェットラングとは？

キーワード 膜面積，充填量（プライミングボリューム）

第3章 人工肺 29

表3-2 国内で市販されている人工肺一覧（2023年10月現在）

A. 小児・乳児用

製品名	メーカー名	膜面積 (m^2)	最大血流量 $(L/分)$	充填量 (mL)	膜種類	膜素材	コーティング	備考
CAPIOX FX05 （BABY-FX）	テルモ	0.5	1.5	43	多孔質膜	ポリプロピレン	X コーティング[※1]	人工心肺用，動脈フィルター一体型
LX2MW （小児向けLX人工肺）	テルモ	1.4	4	135	非対称膜	ポリメチルペンテン	X コーティング[※1]	補助循環用
dideco KIDS （D100）	リヴァノヴァ	0.22	0.7	31	多孔質膜	ポリプロピレン	ホスホリルコリンコーティング	人工心肺用
dideco KIDS （D101）	リヴァノヴァ	0.61	2.5	87	多孔質膜	ポリプロピレン	ホスホリルコリンコーティング	人工心肺用
オキシア （IC neo）	ジェイ・エム・エス	0.21	1.0	23	多孔質膜	ポリプロピレン	Legacoat[※2]	人工心肺用
オキシア （IC 06）	ジェイ・エム・エス	0.39	2.0	37	多孔質膜	ポリプロピレン	Legacoat[※2]	人工心肺用
BIOCUBE （C2000P）	ニプロ	0.4	2.0	75	非対称膜	ポリメチルペンテン	ヘパリンコーティング	補助循環用
QUADROX-i Neonatal	ゲティンゲ	0.38	1.5	38	多孔質膜	ポリプロピレン	ソフトラインコーティング[※3]	人工心肺用
		0.38	1.5	40	多孔質膜	ポリプロピレン	ソフトラインコーティング[※3]	人工心肺用，動脈フィルター一体型
QUADROX-i Pediatric	ゲティンゲ	0.8	2.8	81	多孔質膜	ポリプロピレン	ソフトラインコーティング[※3]	人工心肺用
		0.8	2.8	99	多孔質膜	ポリプロピレン	ソフトラインコーティング[※3]	人工心肺用，動脈フィルター一体型
メラ HP エクセラン TPC （HPO-06H-C-C）	泉工医科工業	0.6	1.6	57	複合膜	ポリプロピレン＋シリコーン	コーティングなし	補助循環用

B. 成人用

製品名	メーカー名	膜面積 (m^2)	最大血流量 $(L/分)$	充填量 (mL)	膜種類	膜素材	コーティング	備考
CAPIOX FX （FX15）	テルモ	1.5	5	144	多孔質膜	ポリプロピレン	X コーティング[※1]	人工心肺用，動脈フィルター一体型
CAPIOX FX （FX25）	テルモ	2.5	7	260	多孔質膜	ポリプロピレン	X コーティング[※1]	人工心肺用，動脈フィルター一体型
LX2LW （成人向けLX人工肺）	テルモ	2.5	7	260	非対称膜	ポリメチルペンテン	X コーティング[※1]	補助循環用
メラ NHP エクセラン （HPO-23H）	泉工医科工業	2.3	7	225	多孔質膜	ポリプロピレン	コーティングなし	人工心肺用
メラ NHP エクセラン プライム（HPO-23H-C）	泉工医科工業	2.3	7	225	複合膜	ポリプロピレン＋シリコーン	コーティングなし	補助循環用
メラ NHP エクセラン TPC （HPO-23H-CP）	泉工医科工業	2.3	7	225	複合膜	ポリプロピレン＋シリコーン	SEC コーティング[※4]	補助循環用
メラ NHP エクセラン NSH-R（HPO-23WH-C）	泉工医科工業	2.3	7	225	複合膜	ポリプロピレン＋シリコーン	ヘパリンコーティング	補助循環用
メラ FHP エクセラン （HPO-21FHP-P）	泉工医科工業	2.1	7	290	多孔質膜	ポリプロピレン	SEC コーティング[※4]	人工心肺用，動脈フィルター一体型
インスパイア 6	リヴァノヴァ	1.4	6	184	多孔質膜	ポリプロピレン	ホスホリルコリンコーティング	人工心肺用
インスパイア 6F	リヴァノヴァ	1.4	6	284	多孔質膜	ポリプロピレン	ホスホリルコリンコーティング	人工心肺用，動脈フィルター一体型
インスパイア 7F	リヴァノヴァ	1.78	7	366	多孔質膜	ポリプロピレン	ホスホリルコリンコーティング	人工心肺用，動脈フィルター一体型
インスパイア 8	リヴァノヴァ	1.75	8	219	多孔質膜	ポリプロピレン	ホスホリルコリンコーティング	人工心肺用
インスパイア 8F	リヴァノヴァ	1.75	8	351	多孔質膜	ポリプロピレン	ホスホリルコリンコーティング	人工心肺用，動脈フィルター一体型
Fusion	日本メドトロニック	2.5	7	260	多孔質膜	ポリプロピレン	バランスコーティング[※5]	人工心肺用，動脈フィルター一体型
QUADROX i-SmallAdult	ゲティンゲ	1.3	5	175	多孔質膜	ポリプロピレン	ソフトラインコーティング[※3]	人工心肺用
		1.3	5	295	多孔質膜	ポリプロピレン	ソフトラインコーティング[※3]	人工心肺用，動脈フィルター一体型

製品名	メーカー名	膜面積(m²)	最大血流量(L/分)	充填量(mL)	膜種類	膜素材	コーティング	備考
QUADROX i-Adult	ゲティンゲ	1.8	7	215	多孔質膜	ポリプロピレン	ソフトラインコーティング[※3]	人工心肺用
		1.8	7	335	多孔質膜	ポリプロピレン	ソフトラインコーティング[※3]	人工心肺用, 動脈フィルター一体型
HLS-SET Advanced LT	ゲティンゲ	1.8	7	600[※6]	非対称膜	ポリメチルペンテン	バイオラインコーティング[※7]	補助循環用
オキシア AC	ジェイ・エム・エス	1.7	7	195	多孔質膜	ポリプロピレン	Legacoat[※2]	人工心肺用
オキシア ACF	ジェイ・エム・エス	1.7	7	245	多孔質膜	ポリプロピレン	Legacoat[※2]	人工心肺用, 動脈フィルター一体型
BIOCUBE (C4000P)	ニプロ	0.8	4	145	非対称膜	ポリメチルペンテン	ヘパリンコーティング	補助循環用
BIOCUBE (C6000P)	ニプロ	1.3	7	250	非対称膜	ポリメチルペンテン	ヘパリンコーティング	補助循環用
NEW MENOX 4	ニプロ	0.8	4	145	非対称膜	ポリメチルペンテン	ヘパリンコーティング	人工心肺用
NEW MENOX 6	ニプロ	1.3	7	250	非対称膜	ポリメチルペンテン	ヘパリンコーティング	人工心肺用

※1：X コーティング（PMEA）＝ Poly（2-methoxyethylacrylate）
※2：Legacoat（MPC）＝ 2-Methacryloyloxyethyl Phosphoryl Choline
※3：ソフトラインコーティング＝主成分：グリセロール＋ポリエチレングリコール＋リシノール（GPR）
※4：メラ高分子コーティング SEC ＝ポリエチレングリコール＋シリコーン＋アルキル基
※5：バランスコーティング＝親水性ポリマーコーティング
※6：人工肺・遠心ポンプ・回路含
※7：バイオラインコーティング＝遺伝子組換えヒト血清アルブミン使用共有結合ヘパリンコーティング

文 献

1）Gibbon JH Jr：Artificial maintenance of the circulation during experimental occlusion of the pulmonary artery. Arch Surg **34**：1105, 1937.
2）Gibbon JH Jr：Application of a mechanical heart and lung apparatus to cardiac surgery. Minn Med **37**：171, 1954.
3）Björk VO：An artificial heart or cardiopulmonary machine. Performance in animals. Lancet **1**：491, 1948.
4）Kay EB, Cross FS：Direct vision repair of intracardiac defects utilizing a rotating disc reservoir oxygenator. Surg Gynec Obstet **104**：701, 1957.
5）弥政洋太郎，橋本義雄，福慶逸郎ほか：名大 VI 型人工心肺装置とその使用成績について．Medical Apparatus Culture, 1287, 1963.
6）Clark LC, Gollan F, Gupta VB：The oxygenation of blood by gas dispersion. Science **111**：85, 1950.
7）Hufnagel CA, McAlindon JD, Vardar A, et al：A simplified extracorporeal pumping system. Trans Am Soc Artif Int Organs **4**：60, 1958.
8）Kolff WJ, Berk HT：Artificial kidney dializer with great area. Acta Med Scand **117**：121, 1944.
9）Clowes GHR Jr, Neville WE：Membrane oxygenator. Extracorporeal circulation（Allen JG ed），p81, Thomas, Springfield Ill, 1958.
10）Lande AJ, Edwards L, Bloch JH, et al：Prolonged cardio-pulmonary support with a practical membrane oxygenator. Trans Am Soc Artif Int Organs **16**：352, 1970.
11）Kolobow T, Spragg RG, Pierce JE, et al：Extended term（to 16 days）partial extracorporeal blood gas exchange with the spiral membrane lung in unanesthetized lambs. Trans Am Soc Artif Int Organs **17**：350, 1971.
12）野川淳彦：人工肺膜と人工肺．膜（MEMBRANE）**21**：290，1996.
13）押山広明：人工心肺の部材について知ろう―血液ポンプと人工肺．クリニカルエンジニアリング **32**：413，2021.
14）Eash HJ, Jones HM, Hattler BG, et al：Evaluation of plasma resistant hollow fiber membranes for artificial lungs. ASAIO J **50**：491, 2004.
15）森皎一郎，深沢弘道，長谷川博ほか：ホローファイバー型人工肺の開発．人工臓器 **8**：602，1979.
16）Tsuji T, Suma K, Tanashita K, et al：Development and clinical evaluation of hollow fiber membrane oxygenator. Trans Am Soc Artif Int Organs **27**：280, 1981.
17）東條圭一，藤井正実，木下春奈ほか：人工肺ガスフラッシュに関する検討．体外循環技術 **41**：1，2014.
18）安野誠，戸田久美子，前田恒ほか：PCPS の新たな結露対策について．体外循環技術 **37**：436，2010.

19) 溝口貴之, 荒倉真凪, 小田款文ほか：冷温水槽の排気温風を用いたウエットラング対策の有用性. 体外循環技術 **43**：95, 2016.
20) 厚生労働省 医薬・生活衛生局長：人工肺承認基準の改正について. 薬生発 0831 第 26 号, 2023.
21) キャピオックス FX 添付文書　2021 年 12 月改訂.
22) Venema LH, Sharma AS, Simons AP, et al：Contemporary oxygenator design relative to hemolysis. J Extra Corpor Technol **46**：212, 2014.
23) 日本心臓血管外科学会 人工肺内圧上昇 WG, 日本体外循環技術医学会：人工心肺を用いた心臓血管外科手術中の人工肺内圧上昇に関する報告書. 2016.

（齋藤俊英, 大坪克浩）

第4章

人工心肺回路ならびに生体との接続

> **ポイント**
>
> 　人工心肺回路は，かつては静脈血・心腔内血吸引血それぞれの貯血槽（リザーバー），人工肺，熱交換器，血液フィルターなど個別部材で構成されていた。現在はこれらの機能を集約したリザーバー・人工肺によって回路の準備・操作は簡略化され，さらに予めチューブ接続された回路の供給とともに標準化の方向に進んでいる。
>
> 　本章では種々の回路構成と，使用される構成材料，主なセンサー類，限外濾過・血液浄化方法を紹介するほか，人工心肺と生体の接続において基本となる，血液の抗凝固，送脱血カニューレと人工心肺回路の力学，心腔内ベントの目的，血液回収について説明する。

1　人工心肺回路

(1)　回路構成

　ハードシェル静脈貯血槽（心腔内血液回収を兼ねる）が30年以上にわたって使用されてきた。図4-1a, b に示す回路構成が主流である。大気に開放された貯血槽に貯まる血液面の上下レベルを監視した操作となることより，オープンタイプと呼ばれてきた。図4-1a は送血ポンプにローラーポンプ，図4-1b は遠心ポンプを使用した回路である。

　他の回路構成としては，図4-1c のように，ソフトシェルタイプの静脈貯血槽を使用したいわゆる閉鎖回路（closed circuit）もある。ソフトシェル静脈貯血槽までが最大落差となる。心腔内の血液回収を行うための心腔内血吸引貯血槽（cardiotomy reservoir）は別に設ける必要がある。一般的にクローズドタイプと呼ばれているが，先のオープンタイプと同様に心腔内血吸引貯血槽の液面レベルによる循環血液量の調整を行うことに変わりはない。貯血槽がつながっている回路を遮断すれば，循環血液量を変化させず，脱血量調整も行うことなく流量調整が可能である。

(2)　ポンプチューブおよび回路接続チューブ

　ポンプチューブは，かつてはラテックスやシリコーンゴムが使用されていたが，現在はポンプチューブを含め回路の接続すべてが，ポリ塩化ビニル（PVC：poly vinyl chloride）チューブで構成

キーワード　貯血槽，ポンプチューブ，PVCチューブ

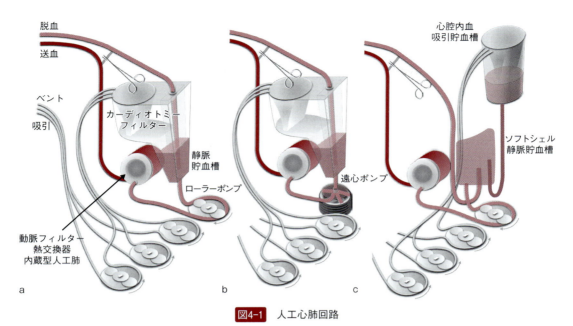

図4-1 人工心肺回路

薄い赤色は静脈血，濃い赤色は酸素化血を示す。a：送血ポンプにローラーポンプを使用したオープンタイプ，b：送血ポンプに遠心ポンプを使用したオープンタイプ，c：閉鎖回路。

される。2000年頃よりPVCの材料にも変化があった。PVCは単独では硬い物性であるため，軟性材料とするための可塑剤としてフタル酸-2-ジエチルヘキシル（DEHP：di(2-ethylhexyl) phthalate）が使用されてきたが，内分泌撹乱作用の可能性，精巣毒性や生殖毒性が指摘され，トリメリット酸-2-トリスエチルヘキシル（TOTM：tris(2-ethylhexyl) trimellitate）を可塑剤に用いた製品が使用されるようになった。

チューブサイズは内径（断面直径）で呼ばれ，4.8 mm（3/16インチ），6.4 mm（1/4インチ），9.5 mm（3/8インチ），12.7 mm（1/2インチ），国内生産製のチューブはmmサイズで6.5 mm，10.0 mm，12.5 mm等も使用されている。これらチューブを流れる血液はその性状によって物理的特性[*1]が変化する。

> [*1] 管内の流れが層流か乱流かは，レイノルズ数と名づけられた無次元数 Re の大きさによって判別される。Re は，管の内径を D，平均流速を u，流体の密度，粘度をそれぞれ ρ, η とすれば，$Re = Du\rho/\eta$ で与えられる。Re は無次元数であるから，統一した単位系を使用する。まっすぐな円管内流動に対しては，$Re < 2100$ ならば層流，$Re > 4000$ ならば乱流となることが明らかにされている。血液損傷を起こさないための条件としては Re が1000以下である。臨床においては2000以下で使用されている。表4-1に臨床で使用されるチューブ径毎に流量を変えた場合のレイノルズ数を算出した（血液の密度は 1.08 g/cm^3，粘度は 0.05 g/cm·sとした）。人工心肺時の血液粘度は変化しやすく，希釈・濃縮や血液温によって Re が変わることに注意が必要である。

キーワード　可塑剤，DEHP，TOTM，レイノルズ数

表4-1 チューブサイズによる流量とレイノルズ数

	1L/分	2L/分	3L/分	4L/分	5L/分	6L/分
4.8 mm（3/16）	1161	2322	3483	4644	5806	6967
6.4 mm（1/4）	871	1742	2613	3483	4354	5224
9.5 mm（3/8）	587	1173	1760	2347	2933	3520
12.7 mm（1/2）	439	878	1317	1755	2194	2633

Re：レイノルズ数　層流（＜2100），乱流（＞4000）を判別する無次元数
$Re = Du\rho/\eta$：内径×流速×密度／粘度 $[m]\cdot[m/s]\cdot[kg/m^3]/[kg/(m\cdot s)] = [1]$
（血液の密度は 1.08 g/cm³，粘度は 0.05 g/cm・s として算出）

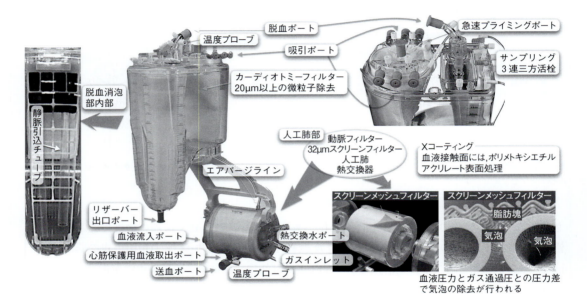

図4-2 フィルター内蔵型人工肺付ハードシェル静脈貯血槽とその構造（テルモ社 CX-FX25RE）

（3）貯血槽（リザーバー）

① **心腔内血吸引貯血槽**（カーディオトミーリザーバー，cardiotomy reservoir）

心腔内および心嚢内の血液は血栓，凝血塊，組織片を含み，空気も混入するため，これらを除去する必要がある。これらに対しフィルター機能（20〜40 μm のフィルター）と，気泡に対しては除泡（スポンジ表面にシリコーンなどを塗布して破泡する）機能を備えたものが，心腔内血吸引貯血槽である。

② **静脈貯血槽**（venous reservoir）

図4-1c に示したように，ソフトシェルリザーバーを使用した回路は上記心腔内血吸引貯血槽とともに使用される。現在最も多く採用されている図4-1a, b に示した回路構成ではハードシェルタイプの静脈貯血槽が使用され，心腔内血吸引貯血槽を兼ねている（図4-2）。

キーワード　フィルター内蔵型人工肺，ハードシェル静脈貯血槽

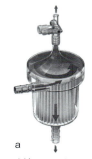
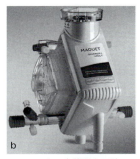
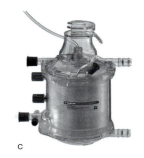

a：血液フィルター　　　　b：フィルター内蔵型人工肺　　　c：フィルター機能包含人工肺
　CX-AF125X（テルモ社）　　QUADROX-i ADULT（マッケ社）　Affinity Fusion（Medtronic 社）

図4-3　動脈フィルター

(4) 動脈フィルター（図4-3）

　人工心肺から送られる血液中に微小気泡，凝血塊，材料破片等が混入すれば塞栓症の原因となり得る。これらを予防するためにエアトラップ（気泡捕捉）フィルターや20〜40 μm のフィルターを送血回路に設けることが推奨される。フィルター機能に加え気泡の自動除去機能膜が付加されたものや，白血球除去機能を有するものもあったが，最近は人工肺にフィルター及び気泡除去機能が内蔵されたものが主流となり，フィルター単独部材で使用される機会は減少した。

　遠心ポンプ使用下では，動脈フィルター上部のパージポートは気泡除去機能として静脈貯血槽のカーディオトミーポートもしくは脱血ラインに接続し，開放した状態で使用する場合もある。体外循環が停止した状態においてパージポートから血液が流入しないようにするため，動脈フィルターは貯血槽の液面レベルより下部に設置することが望ましい。またパージラインに逆止弁を取り付けて空気の逆流を防ぐ。

　かつて気泡型人工肺を使用していたころは動脈フィルター使用により微小塞栓子を減少させるという報告が多数あり，40 μm のフィルターを使用することで神経学的な障害が減少することを示唆する報告もある[1]。現在は膜型人工肺が主流となり洗練された静脈貯血槽が使用される中で，微小塞栓子は大きく減少しているが，気泡型人工肺を使用していた時期においても動脈フィルター装着による微小塞栓子の軽減が神経学的に有益であるとの明白なエビデンスはない。また認知機能の低下の原因について on-pump と off-pump CABG を比較した結果，人工心肺が認知機能に及ぼす影響は不明であるとしている[2]。一方ではガス状微小塞栓（gaseous micro-emboli：GME）による細胞障害は毛細血管内では塞栓を発生させ，複数が集合すれば大きな気泡に発達する可能性もあり，血管閉塞は持続する。GME を問題視する意見もあるが，数十 μm の微小な物はフィルターを通過してしまうので，製品の性能を考慮して材料の選択を行うことも必要である。

(5) 熱交換器

　人工心肺中の血液温を調節する装置であり，人工肺に内蔵されるものがほとんどである。熱交換器の材質はステンレス，アルミ，ポリウレタンやポリエチレンが使用される。多管構造の外側を血

キーワード　動脈フィルター，熱交換器

① 冷却時

低体温にするような場合に極端な冷却は心室細動を誘発するため，左心ベントカテーテルが挿入され，左室の減圧が可能となるまでは送血温を下げすぎない方が良い（経験的なものであるが，28℃程度であれば心室細動になることは少ない）。

冷却にあたり血液に特異的な物性を理解する必要がある。赤血球は20℃で最も凝集し難くなるが，15℃以下では赤血球凝集が起きる[3]。また血液粘度は血液温度に依存し，37℃から20℃へ変化した場合50%程度粘度が上昇する。この時に血液の流れる管の圧力損失は1.5倍となる。また血液粘度はヘマトクリット値（Ht）に依存し，Ht 30%以上では指数関数的に上昇するので，血管抵抗を上げないためにも低体温中はあまりHtを上げない方が良いと考えられる。実験的には36℃，Ht 30%と20℃，Ht 20%の粘度はほぼ同じとなる。

血液の流体としての物性変化は主に温度とHtが関与し，これらの物性変化によって体血管抵抗や体外循環回路の回路圧が変化することを知るべきである。

② 復温時

血液に溶解した分子が気化しない（蒸気圧を下げない）ためには，流入血液温度と温水温度の差を10℃以内にすることが望ましい。一方42℃以上の温水は細胞成分と蛋白質変性を起こす可能性がある。

(6) 人工心肺中の限外濾過および血液浄化

1970年代末頃より腎機能低下症例に対する開心術に，水分バランスの是正方法として透析用の膜を使用した限外濾過（UF：ultrafiltration。本邦ではECUM：extracorporeal ultrafiltration methodと呼称されている）が採用され[4,5]，1980年代より心腔内冷却（トピカルクーリング）液や心筋保護液による過剰な血液希釈を防止する手段として人工心肺用のヘモフィルター（血液濃縮器）が上市された[6,7]。そして1990年代前半より，UFは単なる除水ではなく，炎症反応惹起物質の除去機能として意味を持つことが注目され始めた[6〜17]（詳細は13章参照）。用語の整理を注に示す[*2]。

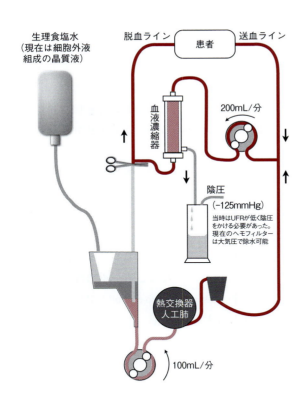

図4-4 MUFの回路構成と方法（UFR：ultrafiltration ratio）

キーワード 血液粘度，冷却，赤血球凝集

a：血液の充填方法

b：循環中の血液浄化方法

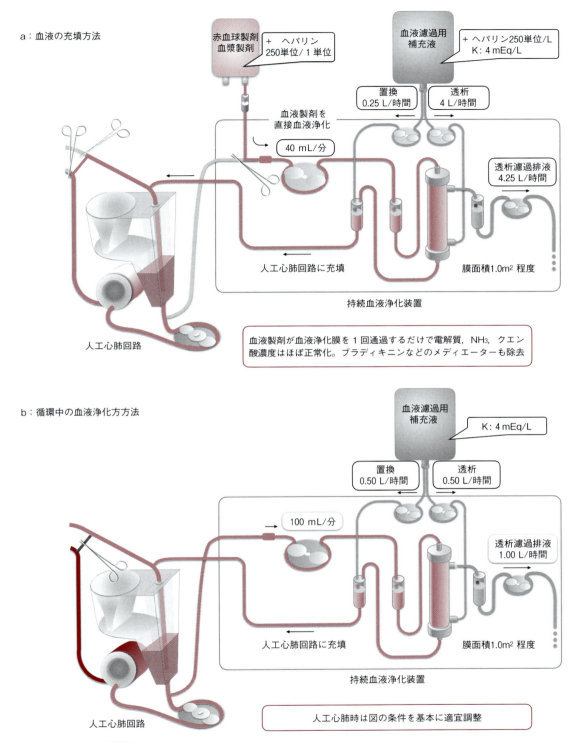

図4-5 血液浄化装置を利用した血液充填方法（a）と循環中の血液浄化方法（b）

*2・限外濾過（UF：ultrafiltration）：本邦では ECUM（extracorporeal ultrafiltration method）という略語が使用されるが，UF と同義。UF のことを CUF（conventional ultrafiltration）と表現するものもある。
・血液濾過（HF：hemofiltration）：限外濾過膜で濾過された濾過液と細胞外液組成のリンゲル液で置換する方法で，血液浄化方法としての呼称である。DUF（dilutional ultrafiltration）は HF と同義。
・MUF（modified ultrafiltration）：体外循環終了後，血液回路内の残留血液を患者血液と共に限外濾過膜に引き込んで除水を行い濃縮しながら容量負荷とならないように返血する方法（図4-4）であり，UF の変法という意味。

　人工心肺時に行われる限外濾過やその変法は，専用の装置によって行われるわけではなく，ヘモフィルター前後の圧力，TMP（transmembrane pressure：膜間圧力）の監視，気泡監視などのモニター機能がない中で操作されている。水分除去による急激な Ht の上昇は粘性抵抗を極端に増加させる要因であるが，ヘモフィルター入口圧，返血圧をモニターしていない施設がほとんどである。また人工心肺終了後の残留血を処理する場合に人工肺への吹送ガスが流れたままの状態では回路内血液の二酸化炭素ガス分圧が低下し，アルカローシスが促進される結果，赤血球の凝集が引き起こされるので，このような血液もまた回路圧上昇の原因となり得る。体外循環技士はこれらの現象を知った上で血液濃縮器回路の圧力に注意を払うことが必要である。乳幼児の体外循環では血液充填が必要となるが，図4-5に関連施設で行われている血液充填の方法，循環中の血液浄化方法を紹介する。

2　人工心肺装置で使用される安全装置

(1)　レベルセンサー（図4-6）

　リザーバーの壁面に取り付け，水平方向に液体が満たされているかを判断する。血液，心筋保護液レベルを監視するために使用されている。工学的には電気式，光学センサー等があるが，人工心肺装置としては超音波センサーが多く使用される。超音波の伝搬速度は液体に対し，空気中では4.4倍速い。センサーは音波を送受信し，反射時間が遅ければ液面が低下したと判断する。人工心肺装置のコンソールにはセンサーの反応に同期してアラームの鳴動，ポンプ流量を調整する機能が備わり，これを使用することが勧告されている。

(2)　気泡センサー（図4-6）

　レベルセンサーと同様，発信された超音波の反射速度を感知して気泡の有無を判定する。チューブを挟み込むセンサーが使用される。気泡を含んだ流れの場合，超音波の音響特性は照射する音波の周波数により変化し，気泡の量と大きさにより音速は低下する。超音波の音響特性の変化を捉え血流中に気体が混入しているかを感知する。

(3)　流量計

　送血ポンプに遠心ポンプを採用する場合は流量計が必要となるが，ローラーポンプ送血の場合でも送血回路上から心筋保護液，限外濾過回路の血流が分岐される事などにより，体への正確な送血量を把握する事が要求される。分離送血の流量を知ること，脱血量を確認する事にも利用されてい

キーワード　限外濾過，MUF，血液浄化，安全装置，レベルセンサー，気泡センサー

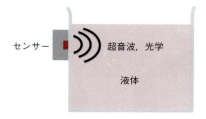
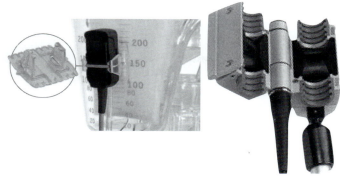

超音波を送受信することで液体か空気かを判断する。

超音波式センサーは、リザーバー壁面に取り付けられた超音波トランスデューサから発信された超音波が、液体と空気の違いを検出することで、液体と空気の有無を判断する。超音波の伝搬速度は液体：約1,500 m/秒，空気中：約340 m/秒

光学式センサーは、リザーバー壁面に取り付けられた光源と受光部から、液体と空気の境界面を通過する光を検出することで、液体と空気の有無を判断する。光源として、LEDやレーザー光源が用いられる。受光部には、CMOSカメラやフォトダイオードが用いられる。

レベルセンサー（左）・気泡センサー（右）
人工心肺装置 S5 オプション（リヴァノヴァ社）

図4-6　レベルセンサー・気泡センサー

る。

　人工心肺回路上で血流量を測定する方法としては電磁流量計，超音波流量計が利用される。流れを妨げる事なく，滞留部も無いので，流量計としてはこの2種類が使用されてきた。

① **電磁流量計**

　電極を要するため，専用のディスポーザブル電極コネクターが必要となる。図4-7のように流れに対して垂直方向に磁界を発生させると電極間に起電力が生じる（電磁誘導）。これを利用して血流量を算出する。測定に当たっては予め流量のゼロ点校正が必要になる。液体の温度，圧力，密度，粘度の影響をほとんど受けず，導電率が 500 μS/m 以上であれば比較的精度の高い流量測定が可能である。

② **超音波流量計**

　ドップラー方式，伝搬時間差（トランジットタイム）方式が使用される。

ⅰ）**ドップラー方式**：一般的に気泡や微粒子が含まれる流体を測定する目的で使用されることが多い。末梢血流障害の診断や，血流の変化をモニタリングするために使用されている。人工心肺のチューブ内を測定する装置は現在販売されていない。

ⅱ）**伝搬時間差方式**（図4-8）：液状流体の流れ方向に対して角度を付け，超音波を順・逆方向，それぞれから超音波の発信検出を行う（原理については図中説明を参照）。人工心肺装置や，多くの遠心ポンプのコンソールに採用されている。

　超音波流量計はチューブに直接クランプオンで使用でき，ゼロ点校正の必要が無いので利便性が良い。但し流れの十分発達した場所で測定する必要がある。チューブ材料の違いで値が変化するの

キーワード　電磁流量計，超音波流量計，トランジットタイム

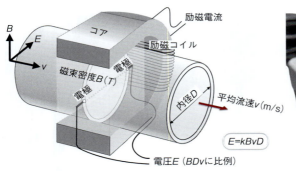
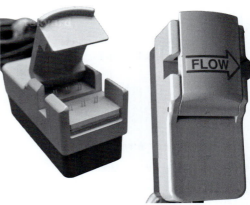

被測定物が通過する測定管が，磁束密度Bの磁界中に置かれた場合．管内を平均流速vで導電性流体が流れた状態で，流れと磁界のそれぞれに直角の方向に電極を置くと，電極間には起電力が発生する（電磁誘導）。
管の断面積を乗じて通過する体積を求めることで流量を算出する。

E：起電力(V)，k：比例定数，B：磁束密度(T)，v：管内を通過する流体の平均流速(m/s)，D：配管内径(m)

図4-7　電磁流量計の測定原理

電磁流量計プローブ
TX50 Bio-Probe Flow Transducer（Medtronic社）

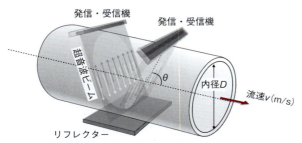
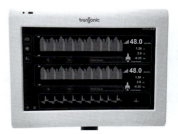
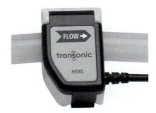

流体中の音速をC，管路方向の角度θ，超音波の伝搬距離L，流速v
超音波の速度はそれぞれ　$C + v\cos\theta$　$C - v\cos\theta$

伝搬時間は　　$t_1 = \dfrac{L}{C + v\cos\theta}$　$t_2 = \dfrac{L}{C - v\cos\theta}$

伝搬時間の差　$\Delta t = \dfrac{2L\,v\cos\theta}{C^2 - v^2\cos^2\theta} \fallingdotseq \dfrac{2L\,v\cos\theta}{C^2}$　（流速vは音速Cに対して十分小さい）

流速について解く　$v \fallingdotseq \dfrac{C^2}{2L\cos\theta} \cdot \Delta t$　（伝搬時間の差に比例）

振動子から発信された多数の速度分布を積算およびRe数，材料による流体の流量補正等の係数としてk

$Q = v \cdot S = k \cdot \dfrac{C^2}{2L\cos\theta} \cdot \Delta t$　（伝搬時間の差に比例）

図4-8　超音波流量計（伝搬時間差方式）の測定原理

流量計本体，HT520AF

伝搬時間差方式超音波プローブ
XLタイプ，体外循環回路用トランスデューサ
（ニプロ・トランソニック社）

で，使用チューブ毎に校正されたプローブが必要である。

(4) 圧力センサー

　人工心肺において監視される回路内圧は，送血圧，脱血圧，リザーバー内圧，心筋保護液注入圧などがあり，警報の鳴動や駆動ポンプ回転の連動機能が備わっている。センサーは，気液を分離す

キーワード

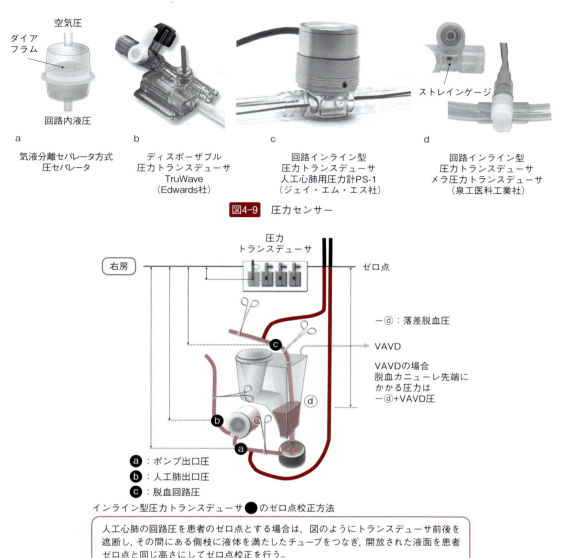

図4-9 圧力センサー

図4-10 患者血圧のゼロ点を基準とした場合の校正方法と回路内圧力

るためのダイアフラムを介して空気圧を測定するタイプ（図4-9a），生体情報モニターで使用されるディスポーザブルトランスデューサ（ストレインゲージ）を利用して回路上のルアーポートに直接接続する方法（図4-9b），回路上に専用のディスポーザブルコネクターを配置し，ダイアフラムを介してストレインゲージを接触させるタイプ（図4-9c）や，コネクター内にストレインゲージを埋め込んだタイプ（図4-9d）がある。

患者の血圧を測定する場合，ディスポーザブルトランスデューサ（図4-9b）が使用され，生体情

キーワード 圧力測定，圧力トランスデューサ

報モニター上の動脈圧，静脈圧，肺動脈圧等が測定される。これら患者血圧の基準点は右房をゼロとする相対的な圧力値である。人工心肺の回路内圧力を患者ゼロ基準とするのであれば，回路の測定部位に水柱圧をかけた状態でゼロ点校正を行う必要がある。ゼロ点のあわせ方を図 4-10 に示す。

3 生体との接続

体外に取り出された血液は数分で凝固するため，抗凝固剤を使用して人工心肺を確立する。静脈系にアクセスする専用の管である脱血カニューレによって脱血し，ガス交換・温度調整された血液を再び動脈系に戻すため送血カニューレが必要となる。また手術中，心臓内に還流する血液を回収するためのベントや出血の回収を行う吸引が必要となる。

(1) 抗凝固方法と活性化凝固時間

① 抗凝固剤

抗凝固剤としてはヘパリンが使用される。HIT（ヘパリン起因性血小板減少症）患者に抗トロンビン剤としてアルガトロバンが使用されることもある（第 15 章参照）。その他メシル酸ナファモスタットなどのプロテアーゼ阻害剤も血液浄化の抗凝固剤として使用されているが，人工心肺で使用する施設もある。メシル酸ナファモスタット単独使用にて体外循環を維持することは難しく，ヘパリンとの併用もしくは補助循環に対して使用されている（第 15 章 8 節参照）。

② 活性化凝固時間（ACT：activated clotting time）

通常開心術はヘパリンの抗凝固作用を利用して体外循環が施行される。ヘパリンの投与は通常 300 ～ 500 単位 /kg 投与され，ACT で 200 秒を越えたところでカニュレーションが開始される。体外循環は ACT 値 480 秒以上で開始・維持される。

ACT の測定器は数社から販売されているが，凝固の活性化物質は主にセライト，カオリン，ガラスビーズが使用されている。活性化物質によって正常値，活性値が違うことに注意が必要である。

ヘパリンはアンチトロンビンを活性化し，抗凝血作用の賦活により凝固系を抑制するもので，ヘパリン‐アンチトロンビン III 複合体がトロンビン（Xa 因子）を阻害する。

ヘパリンは凝固の最終段階でのプロテアーゼ（蛋白分解酵素）阻害であるのに対し，メシル酸ナファモスタットなどはトロンビン，活性型凝固因子，カリクレイン，プラスミン，補体，トリプシンなど広範なプロテアーゼを阻害し凝固の促進経路を阻害する。ヘパリンとこれらのプロテアーゼ阻害剤の併用時に，カオリン活性 ACT の測定値には注意が必要である。カオリンの陰性荷電に対して陽性電荷を帯びたプロテアーゼ阻害剤が吸着される結果，抗凝固作用が消失し，ACT 値を短縮させることがわかっている。一方セライト活性 ACT はヘパリンの抗凝固作用とプロテアーゼ阻害剤双方の抗凝固作用を反映するため，セライト ACT 値は延長する。しかしながらセライト活性 ACT 値が延びていることを理由に，単純にヘパリン使用量を減量することは危険である。半減期の短いプロテアーゼ阻害剤によって注入箇所の局所的な抗凝固は得られても心腔内血吸引貯血槽に

キーワード ゼロ点校正，ヘパリン，HIT，メシル酸ナファモスタット，ACT，カオリン，セライト

回収される血液はヘパリンの作用が不十分となり，凝固が亢進していることがある。人工心肺時のヘパリンの追加投与において，セライトACT値からどれだけ追加投与を行うべきかが判断できないため，定時的なヘパリンの追加投与を行い，その都度活性値を確認する。

(2) 静脈側脱血チューブと脱血カニューレ

静脈血の円滑な脱血維持のためには，脱血カニューレおよび脱血回路チューブを適切に選択することが重要である。

静脈血の脱血部位は大静脈もしくは右房が選択される。

① 脱血チューブの選択

落差脱血を行う際には，脱血チューブの内径と長さは想定される最大流量に見合った径を選択しなければならない。最近は成人において内径9.5 mmのチューブを採用する施設が増えてきたようなので，例として5 L/分の流量が必要な場合を想定する。内径9.5 mmのチューブ1 mに5 L/分の血液が流れていると仮定するなら，この場合の圧力損失（入口と出口圧の差）はFanningやDarcy-Weisbachの式[*3]においておよそ25 mmHg程度となる。実際のところは管の入口付近から流れの速度分布が発達するまでの間（entry region）において圧力損失はさらに増加し[18]，30 mmHg以上の圧力損失となる。落差60 cmH₂O（44 mmHg）程度を想定すると，15 mmHg足らずの圧力で5 L/分の流量が得られるカニューレを選択しなければならないことになるが，このように小さな圧力で脱血するには余力の無いことが理解できる。この例の場合はさらに落差をつけるか，後で説明する陰圧補助脱血を行う必要がある。もっとも12.7 mmのチューブが選択されれば問題は無い。

> [*3] 流れが十分に発達した円管内定常流の管壁による摩擦損失を与える実験理論式である。流体の粘度や層流乱流状態に応じて算出が可能となる。$\Delta P = f \cdot (\rho u^2 / 2) \cdot (L/D)$
> 圧力損失ΔP（Pa），流体密度ρ（kg/m³），平均流速u（m/秒），管長L（m），内径D（m），摩擦係数f（Fanning，Darcy-Weisbachそれぞれの係数）。
> Darcy-Weisbachの式を用いた場合の圧力損失の計算例として，9.5 mmのチューブ1 mに5 L/分（断面積0.0000711 m²なので平均流速1.17566 m/秒）の流量が流れる場合の圧力損失を求める。
> ムーディー線図よりスムースパイプを想定し，Re数がおよそ3000（表4-1参照，遷移領域）の摩擦損失係数を読み取ると，f: 0.045である。流体密度ρ: 1080 kg/m³，平均流速u: 1.17566 m/秒，管長L: 1 m，内径D: 0.0095 mを前出の式に代入すると3535 Paとなる。これを水銀柱に換算して26.5 mmHgが算出される。

図4-11に内径9.5 mmと12.7 mmのチューブサイズにおいて水を引き込む場合の圧力損失の実測値を示す。実測値でありentry regionは包含されているので，およその圧力損失を読み取ることが可能である。ただし水による実験のため血液ではさらに大きな圧力損失となる。脱血チューブに12.7 mmのチューブを選択すれば圧力損失が小さいので余力をもって脱血可能である。図から読み取るとおよそ5.0 L/分以上の脱血を行う場合は内径9.5 mmのチューブに対して1/3以下の圧力損失となる。

② 脱血カニューレの選択

カニューレ毎の流量–圧力損失特性を見て適切なサイズを選択する。上下大静脈にカニューレ

キーワード 脱血，脱血カニューレ

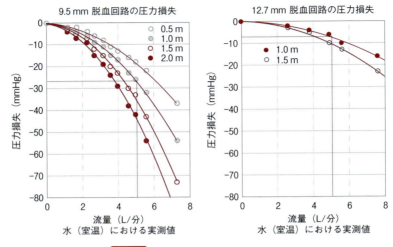

図4-11 脱血回路チューブの圧力損失

ションを行う場合，双方のカニューレを接続する分岐部の圧力は同じであるので，同じ圧力で読み取った流量で2本のカニューレを選択することが必要である．バランスの悪い選択はチャタリングやフラッタリング（脱血管先端に静脈壁あるいは右房壁が断続的に吸着を繰り返す現象）を起こし易い．

図4-12に示すように，①と②の2本のカニューレで5 L/分を得るためには中心静脈圧よりも20 mmHg程度低い圧力で引き続ける必要がある．先の脱血回路チューブにもよるが圧力損失特性のグラフから20〜30 mmHgの範囲で予定脱血量が得られるカニューレを選択する．カニューレの特性は主にカニューレの内径や長さと先端の形状によって異なり，外径表示が同一のサイズでも流量特性は大きく異なる場合があるので注意が必要である．

脱血カニューレは太いカニューレほど脱血が良いと考えがちであるが，過大な陰圧はカニューレ先端で血管壁を吸着し，かえって脱血ができなくなる場合があるので，上記方法により適切なサイズを選択することが必要である．

脱血不良の原因はカニューレの解剖学的な挿入位置によるものが多いが，その他に血管壁の吸着によるもの，充分な静脈還流が無い場合もある．

中心静脈圧が陽圧であるにもかかわらず脱血不良となり，血管壁の吸着が疑われるような場合は脱血回路に狭窄を作り，血流を制限することで判断する．また中心静脈圧が低く，脱血不良が起こる場合（チャタリングが起きていることが多い）は血流量の増加や血液を患者にシフトして循環血液量を増加させることで対処できる場合もある．

脱血カニューレは，右心耳，右房自由壁，上大静脈，下大静脈，大腿静脈などから挿入される（図4-13）．冠動脈バイパス手術のように右房を切開しない手術の場合は，右心耳よりtwo-stage脱血カニューレによる1本脱血を行う．また，大腿静脈より下大静脈あるいは上下大静脈に脱血カニューレを挿入するタイプのカニューレも利用される．

キーワード チャタリング，フラッタリング，圧力損失

第4章 人工心肺回路ならびに生体との接続　45

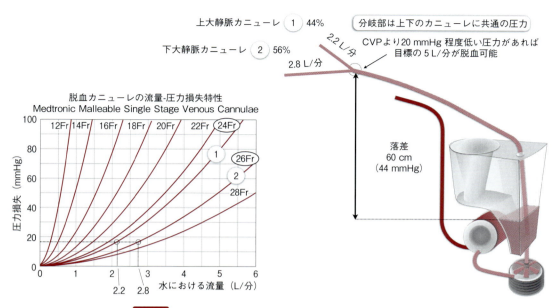

図4-12 脱血カニューレの選択方法（上下大静脈脱血の選択例）

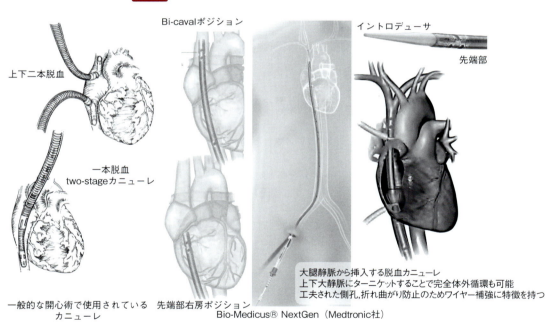

図4-13 脱血カニューレの挿入部位（Medtronic社カニューレカタログより引用）

③ 脱血に対する補助手段：陰圧補助脱血（VAVD）

低侵襲手術や胸部動脈瘤等の手術では専用の肉薄のロングカニューレが使用されるが，落差では

キーワード　落差，陰圧補助脱血，VAVD

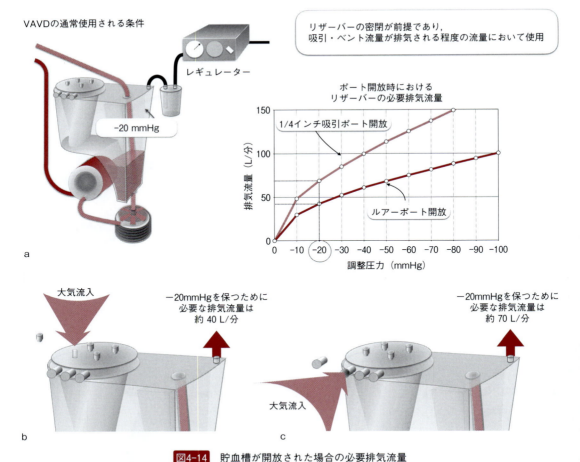

図4-14 貯血槽が開放された場合の必要排気流量

a．静脈貯血槽を密閉し貯血槽内圧を－20 mmHg に保持。
b．ルアーポート開放時に圧力を保持するためには約 40 L/分の持続した排気が必要。
c．1/4 インチ吸引ポート開放時に圧力を保持するためには約 70 L/分の持続した排気が必要。

十分な脱血が得られないこともあるため陰圧補助脱血が使用されることが多い。また小児の開心術などで解剖学的に細いカニューレしか入らない場合においても，強制脱血により十分な脱血を確保する場合がある（第 13 章参照）。

陰圧補助脱血（VAVD：vacuum assisted venous drainage）とは，ハードシェル静脈貯血槽内を陰圧に保持し，落差に加え陰圧で脱血する方法である。陰圧を調整するためのレギュレーターを使用する（図 4-14a）。

陰圧補助により細いカニューレで手術を遂行できる利点は低侵襲手術に限らず活用されている。
陰圧補助脱血（VAVD）の注意点としては以下のものがある。

① VAVD 用のレギュレーターは，貯血槽が密閉されていることを前提としており，吸引やベントによる流量を排気する程度の条件下で陰圧調整を可能とするものである。自由に空気が入り込む

キーワード

ような環境で使用することは想定していない。

図4-14b, cに示すように，貯血槽上部のルアーポートや吸引ポートを開放した状態を想定してみると，この状態でリザーバー内を陰圧に保つには高流量の排気が必要となる。病院施設の吸引配管は最大でも40 L/分程度であり，レギュレーター内を通過できる流量はさらに低下するため，陰圧の保持は不能となる。VAVD中は貯血槽のポート操作に注意する必要がある。

②レギュレーターの調整圧力表示は貯血槽内圧に一致しない。

貯血槽への空気流入量が増加するとレギュレーター内を通過する流量が増加し，調整圧力表示値と貯血槽内圧は乖離する。したがって貯血槽内圧もしくは脱血回路圧を直接モニターする必要がある。

③レギュレーター非作動時に貯血槽内への吸引が開始されれば，貯血槽内が陽圧になる。

VAVDの操作方法として，体外循環開始時には貯血槽に陰圧を掛けず，落差にて開始し，徐々に陰圧を上げていく方法が推奨されている[19]。レギュレーターは貯血槽の排気ポートに接続して使用するため，陰圧を発生させない状況において貯血槽は密閉状態となる。ヘパリンが投与されてから送脱血を開始するまでの間に出血を回収する操作が必要となるが，回収された血液や空気が流入することで貯血槽内は簡単に陽圧になる。したがって貯血槽には陽圧防止弁を取り付けることが必要となる。

④吸引やベントが行われていない状態では低圧側への圧力調整が不能となる。

貯血槽の排気流量がゼロの場合，陰圧が保持された状態で圧力調整バルブは閉じた状態である。圧力を弱めようとしてもバルブは開かないので減圧不能となる。このような場合は吸引ポンプを少し回すことで解消できる。

⑤貯血槽の陰圧が人工肺の血液側圧力より低くなれば，人工肺の多孔質膜から空気が引き込まれる。

血流停止状態で血液回路の再循環回路が開放された状態において人工肺内の圧力は大気圧より低くなる可能性がある。ポンプ出口圧のモニターは低圧側も設定し，警告を発するようにするなどの対策が必要である。

⑥限外濾過回路を併設し，大気圧開放による限外濾過を行っている場合，濾過膜から空気を引き込むことがある。

限外濾過の排液側を貯血槽内圧より強い陰圧に保つ工夫が必要となる。

レギュレーターの操作方法は容易であり，利便性の高い道具となり得るが，陰圧に関する知識とレギュレーターの原理を理解する必要がある。現在市販されている陰圧レギュレーターはまだ成熟されておらず，安全性を追求する余地が残っている。著者らの施設では，高流量の排気も許容しながら貯血槽内圧を一定に調整するシステムを開発した[20]。

(3) 動脈側送血カニューレと送血における回路圧

ガス交換された血液を動脈に送血する上で動脈血管内に挿入するカニューレが必要となる。送血カニューレにまつわる問題は血液損傷や血管壁損傷などがある。また送血回路上では最も圧力損失

キーワード　貯血槽内圧，陰圧レギュレーター，排気ポート，陽圧防止弁，送血カニューレ，送血回路，圧力損失

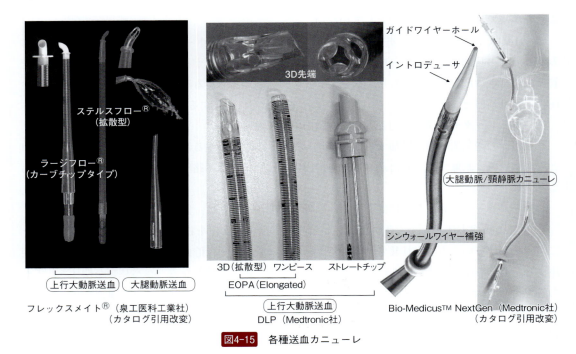

図4-15　各種送血カニューレ

の大きな（抵抗の高い）部材にもなるため適切な選択が必要である。

① 送血カニューレによる血液損傷と血管壁損傷

送血カニューレを図4-15に示す。送血カニューレ自体は，生体の上行大動脈より大幅に細く，送血ポンプによる送出抵抗としても大きくなる。カニューレの内径を大きくするため肉薄とするなどの改善により圧力損失は低減し，カニューレ外径に対する許容送血流量の性能は上がっている。特に肉薄の送血カニューレはMICS（低侵襲心臓手術），ロボット手術などに利用されている。また送血カニューレからの噴出血流を多方向に拡散させ，上行弓部大動脈内壁への局所的な圧力集中が起きないよう拡散噴出型の送血カニューレもあり，動脈硬化の強い症例に推奨されている。

細いカニューレから血管内に噴出された血液は噴出直後に周囲の血液に対して乱流となり，急激な圧力差を生じ，蒸気圧が低下するため，血液中の溶存分子が気化し気泡を生じる。この現象がキャビテーションであり，血液成分に対して溶血や蛋白変性を生じることとなる。送血カニューレのサイズは適切に選択する必要がある。

② 送血カニューレの選択

送血カニューレのキャビテーションによる血液損傷に関しては，前述したように，送血カニューレの径がきわめて大きな因子となる。カニューレの選定に当たっては，カニューレの圧力損失特性のグラフを見て50 mmHg程度のものを選択する[21]。血管径が細いなど，解剖学的な理由から細径のカニューレを選択せざるを得ない場合でも，圧力損失は100 mmHgを超えて使用すべきではない[22]。

キーワード

第4章 人工心肺回路ならびに生体との接続　49

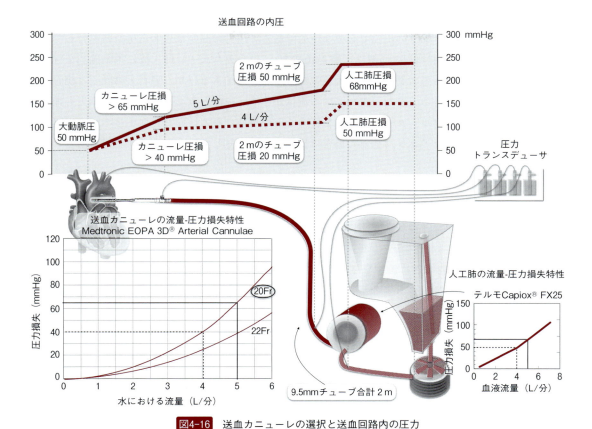

図4-16　送血カニューレの選択と送血回路内の圧力

　送血部位は，一般的には，第一選択として上行大動脈が選ばれている。大腿動脈送血は，上行大動脈の動脈硬化病変のある症例や大動脈手術，MICS で選択されるが，大動脈中のアテローム変性による粥状プラークの遊離による塞栓症や逆行性解離などの合併症を考慮する必要がある。大動脈送血に際しては，術前の CT 検査，術中の超音波検査などで血管の性状を確認した上で，送血部位を選択することが必要である。脳分離体外循環などの場合には，腋窩動脈，鎖骨下動脈も送血部位として選択される。動脈瘤手術においては，弓部大動脈内から弓部分枝に直接カニュレーションすることもある。上行弓部分枝に送血する場合，送血先末梢側の生体血圧が正確にモニタリングできない場合がある。対応として，カニューレの先端圧モニターを行い，過剰 / 過小な圧力で送血されていないかを確認する事が必要である。

③　送血回路の内圧

　送血ポンプが押し出す圧力は送血回路上の材料抵抗と送血流量に応じて変化する。

　各部材には共通した血液流量が通過している。部材毎の圧力損失はカタログスペックに表記されているグラフなどから推定できる。回路チューブの圧力損失を算出し，およその回路内圧を模式的に表示した（図4-16）。患者平均動脈圧に抗して送血されるため，送血カニューレの圧力損失，送

キーワード

血回路チューブの合計した長さに対する圧力損失，人工肺や動脈フィルターの接続された部材の圧力損失の合計が，送血ポンプの出口で必要な圧力である。圧力の測定は患者右房を基準として考えると便利である（2節（4）圧力センサー，図4-10参照）。送血カニューレ挿入後に拍動確認を行う場合や，離脱を行う際にも患者動脈圧と直接比較を行うことができるほか，患者大動脈圧と橈骨動脈の乖離も容易に判断できる。また，流れている流量からチューブとカニューレの圧力損失も推測できるので，正確なトラブルシューティングを行うことが可能になる。なお送血圧はポンプ出口圧を常に監視し，特にローラーポンプ送血の場合は異常な圧を関知した場合の連動が必要である。

⑷　ベンティング

①　右心系ベント

右房に還流する血液は上下大静脈の他に冠静脈洞と Thebesians 静脈（主に右冠動脈領域の血液灌流が右房・右室に開口する小静脈），左上大静脈遺残（冠静脈洞に開口）がある。左上大静脈遺残は完全体外循環（上下大静脈をカニューレ挿入下にターニケットした状態で，右房に大静脈から血液が流れ込まない状態）時でも手術操作に影響を与える場合があるので，手術視野を確保するために，冠静脈より直接カニューレを挿入する場合と，吸引管にて血液回収を行う場合がある（第13章参照）。

冠動脈バイパス手術や大動脈弁置換術のように右房を切開しない手技では，部分体外循環を用いる。部分体外循環は，脱血カニューレ挿入下でターニケットをしない状態で，脱血カニューレから脱血されない血液が右房に流れ込むことが可能な状態，あるいは右房内の血液を引き込むことができる状態であり，心房内に還流する血や心筋保護液は脱血カニューレからドレナージされる。また，体外循環開始時や離脱時などは体外循環の血流と自己心拍出量が動脈血流量となる。

②　左心系ベント

左心系ベントの目的は，1）左室心筋の過伸展防止，2）手術視野の確保，3）心筋保護中の心筋温上昇防止，4）左心系の空気抜き，5）心機能回復までの仕事量軽減（non working beating heart），の5つが主となる。また左房圧が低下することで肺血管の圧力低下が得られ，肺水腫，肺出血，肺高血圧の予防にもなり得る。

ⅰ）ベントカニューレの挿入方法と注意点：ベントカニューレの心腔内への挿入には図4-17に示す①～③の3つの経路が使われる。通常十分な脱血により血流が維持できた後に挿入する。

①左房-左室ベント：左房-左室ベントは右上肺静脈に巾着縫合をおいて僧帽弁を経由して左室に挿入されることが多い。左房-左室ベントを挿入する時は空気を引き込む可能性があるので，術野を見ながら若干血液を体内にシフトさせて挿入部位を陽圧に保つ必要がある。心房細動等により左房内血栓の存在が明らかな場合は，大動脈遮断後や遮断解除の前に挿入する。

②左室心尖部ベント：左室心尖部からのベントカニューレ挿入は左室心筋の直接切開による心筋障害や出血の危険もあり，また心室粗細動も誘発されやすいのであまり選択されない。

③肺動脈ベント：肺動脈ベントは肺動脈圧の減圧により間接的に左心系を減圧するもので，左心系に直接アプローチできない場合に適用されるが，左室減圧効果は不安定である。

④大動脈基部ベント：順行性心筋保護液注入のため，大動脈基部に刺入したカニューレは，左心

キーワード　ベンティング，完全体外循環，部分体外循環，ベント，ベントの役割

系の減圧，空気抜きに使用できる．

　左心系ベントは血液を吸引する目的で使用されるが，ローラーポンプチューブの掛け違いや逆回転により空気の誤送を行うことがないよう事前に液体の吸い上げ確認を行う施設も多い．

　左房-左室ベントにおける注意点としては，卵円孔開存（有病率26％[23]）や未診断の心房中隔欠損が存在する場合，ベンティング開始後に右房を切開する手技においてベントから空気を引き込む点である．このような場合は大動脈弁が開放しないように循環を維持し，早めに大動脈遮断を行う．右房切開前に右房壁が極度に減圧されていれば，ベント流量を減量して事前に対応することも可能である．

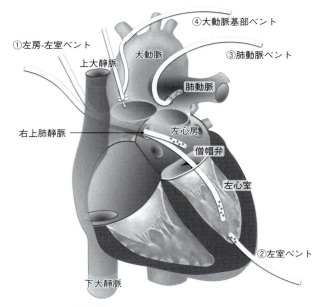

図4-17　ベントカニューレの挿入部位

ⅱ）左室心筋の過伸展防止と心機能回復までの仕事量軽減について：体外循環開始後は送血によって動脈圧が維持されることになるが，部分体外循環において左室は送血による圧力に抗して収縮しなければならず，体外循環による十分な血圧が得られている中で肺循環血流が増加すれば左室前負荷となり，左室仕事量は増加する．前負荷の程度によって左室圧が上昇することに注意が必要である．特に大動脈弁閉鎖不全がある場合は左室心筋の過伸展を招き易いので十分脱血し，肺循環血流を減少させた状態で左房-左室ベントを効かし，なおかつ灌流圧は低めに保つ必要がある．少なくとも収縮期圧は体外循環開始前よりも減圧が得られなければならない．また，大動脈弁閉鎖不全に対して左室を直接減圧できるのは左房-左室ベントのみである．

　冠動脈バイパス手術では大動脈基部ベントカニューレだけで手術が行われることが多い．大動脈弁が少しでも閉鎖不全状態にあれば心筋保護液注入中に左室心筋の過伸展となり得る．また心筋保護液注入により心基部が弛緩し大動脈弁閉鎖不全が引き起こされることもある．心筋の弛緩した状態において左室圧が上昇すれば過伸展により不可逆的なダメージを与える危険があり，左室が拡張するような状況であれば，一旦，心筋保護液注入を中断して大動脈基部ベントより減圧をしなければならない．減圧後再び心筋保護液を注入する．また，左室の過膨張が認められた時は，速やかに左房-左室ベントを挿入する．

　大動脈遮断解除後，冠血流の再開により酸素供給がなされるが，心機能の回復する間は左房-左室ベントにより十分減圧し，心筋酸素需要の軽減を図る．心筋血流は動脈圧と左室内圧差によって増加し，左室減圧により心筋保護効果は増大する．この間の左房-左室ベントは過剰な吸引圧によ

キーワード

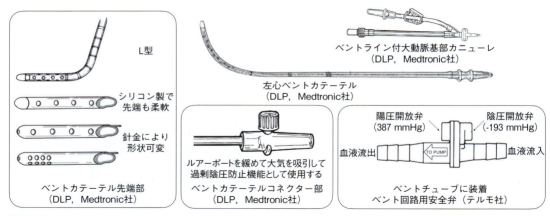

図4-18 ベントカニューレの形状。過剰陰圧防止用ルアーポート，過剰陽・陰圧防止用専用安全弁付きコネクター

る左室壁吸着，カニューレ挿入部からの空気の引き込みを防止しなければならない。ベントチューブに過剰陰圧防止弁（図4-18）を設けることもある。適度なベンティングを行う必要から，左房-左室ベントを行う場合には落差チャンバーを設ける施設も多い。サイフォニングにより落差チャンバーに血液を引き込み，チャンバーに貯まった血液をローラーポンプで心腔内血吸引貯血槽に吸引する方法である。落差はチャンバーに貯まる量に応じて適宜調整する。このようにして心機能の回復を待ちながら左心系の空気抜きを行う。

iii）空気抜きについて：空気塞栓症を防止する上で，体外循環離脱前の左心系の空気抜きは確実に行う必要がある。大動脈遮断解除後は左房-左室ベントと大動脈基部ベント双方を開始する。静脈圧を調整しながら少しずつ肺循環血流を上げていき，左心系に到達する血流を増加させていく。呼吸を再開させて肺静脈内の空気も完全に抜く。大動脈圧波形を見て収縮期圧が出現しないように左房-左室ベントの流量を調整する。効率よく空気を抜く手段として心臓の揺さぶりや左室心尖部を持ち上げることも有効である。経食道心エコーで残存する気泡が確認されなくなるまで十分に空気抜きを行う。

iv）左心系に流れ込む血液（手術視野の確保と心筋温上昇防止）**について**：動脈管開存症（PDA），姑息的手術で造設されたBlalock-Taussigシャントなどは動脈圧によって肺動脈に血液が流れ込む結果，肺循環を経由して左房内に血液が還流する。大動脈圧に依存するこれらの血流はシャント部の血流を遮断するか，低体温などを併用して灌流量を下げる必要が生じる。

部分体外循環下に肺動脈圧が上昇した場合にも左房に還流する血液が増加する。また気管支血流[*4]は直接左房に流れ込み，心内操作において視野の妨げになり，特にチアノーゼ性心疾患においては側副血行路が発達しているため，左房に還流する血液が増加する。その他心室中隔欠損，心房中隔欠損，静脈系の還流異常などの先天性心疾患も，時に手術視野を妨げる血流を増加させる原因となる。

これらの左心系へ流入する血流は心筋保護中の心筋温を上昇させる原因でもあり，ベントや吸引

キーワード 空気抜き，心内還流血，気管支血流

回路で対応する必要がある。

 ＊4　気管支血流（bronchial blood flow）：呼吸器系組織に栄養する血管は気管支に伴走して奇静脈に還流するほか，肺胞レベルでの気管支静脈血は肺静脈に流入する。

（5）　心内還流血および出血回収のための吸引方法

　心内還流血および出血回収を行う方法として，一般的にローラーポンプが使用されてきた。しかし，血液ポンプはその中に血液が充満されていることを前提条件として作製されてきたもので，空気を混ぜて血液を回収する目的で設計されたものではない。したがってこのような手段で血液を回収すれば，血液は大きな損傷を免れることはできない。

　Hirose ら[24] は，Sigmamotor pump（フィンガーポンプ）吸引，−40 mmHg に規制したローラーポンプ吸引と低陰圧吸引の3種類の血液吸引法について比較し，圧力を規制しない Sigmamotor は他の2種に比較し溶血が大きくなったことを示し，臨床においても −40 mmHg に規制したローラーポンプ吸引と低陰圧で比較し，低陰圧の方が溶血は少ないとしている。鷲津ら[25] も同様にローラーポンプ吸引では早期から高度な溶血となるが，−20 mmHg を超えない低陰圧では溶血はきわめて軽微であることを示している。また de Jong ら[26] は，ローラーポンプ吸引中の血液に対し空気混入率が大きいほど溶血が増加することを報告した。名古屋大学の関連施設では，静脈貯血槽内の実測陰圧を −10 ～ −40 mmHg 程度に保つことで血液回収を行う方法を考案し，使用している[27]。ローラーポンプによる吸引群に比し，低陰圧吸引を行った群は溶血が少なく，送血ポンプに関してはローラーポンプと遠心ポンプに差は見られなかった[28]。

　このように人工心肺中の主たる溶血の原因は血液吸引の方法にあり，陰圧にさらされ空気と共に回収される血液回収方法に問題があることは古くから知られている。しかしながら，操作の利便性から，依然としてローラーポンプを使用した吸引が主流である。

　最近では陰圧となった貯血槽へ血液を引き込む手段として，吸引管先のセンサーによって，血液に接触している時のみ回路が開くシステムも上市されており，このシステムにより血液損傷の低減が報告されている[29]。

　吸引血は溶血だけでなく凝固・線溶系，血小板を活性化させ，炎症性メディエーターを放出する主因であり，これら吸引血をできるだけ体に戻さない手技[30] も考案されているが，比較的出血の少ない手術に限られる。人工心肺の合併症を減らす上で吸引血に対する処理方法，吸引方法の工夫にはまだ改良の余地がある。

　日本体外循環技術医学会からは人工心肺に関わる安全上の遵守事項として「人工心肺における安全装置設置基準」が 2007 年4月より勧告され，2020 年2月に第六版が発出され現在に至っている。上記基準を遵守し，装置構成部材を理解して正しい操作を行うことが大切である。

キーワード　血液吸引，血液損傷，溶血

> ## セルフチェック
> ■人工心肺の基本構成要素と配置方法について述べよ。
> ■人工心肺で使用される各種センサーについて述べよ。
> ■限外濾過膜の使用目的，効果は何か？
> ■体外循環中に溶血が引き起こされる要因は何か？
> ■左心系ベントの役割を答えよ。
> ■送脱血の挿入部位によるカニューレ形状，適切なカニューレサイズの選択方法について述べよ。
> ■陰圧吸引補助脱血の原理と注意点について述べよ。

文　献

1）Pugsley W, Klinger L, Paschalis C, et al：The impact of microemboli during cardiopulmonary bypass on neuropsychological functioning. Stroke **25**：1393, 1994.

2）van Dijk D, Spoor M, Hijman R, et al：Cognitive and cardiac outcomes 5 years after off-pump vs on-pump coronary artery bypass graft surgery. JAMA **297**（7）：701, 2007.

3）菅原基晃，前田信治共著：血液のレオロジーと血流，p50，コロナ社，2010.

4）Darup J, Bleese N, Kalmar P, et al：Ultrafiltration during open heart-surgery in chronic renal failure. Scand J Thorac Cardiovasc Surg **27**：227, 1979.

5）Magilligan DJ Jr：Indications for ultrafiltration in the cardiac surgical patient. J Thorac Cardiovasc Surg **89**：183, 1985.

6）Hakim M, Wheeldon D, Bethune DW, et al：Haemodialysis and haemofiltration on cardiopulmonary bypass. Thorax **40**：101, 1985.

7）Magilligan DJ Jr, Oyama C：Ultrafiltration during cardiopulmonary bypass：Laboratory evaluation and initial clinical experience. Ann Thorac Surg **37**：33, 1984.

8）Klineberg PL, Kam CA, Johnson DC, et al：Hematocrit and blood volume control during cardiopulmonary bypass with the use of hemofiltration. Anesthesiology **60**：478, 1984.

9）Naik SK, Knight A, Elliott MJ：A prospective randomized study of a modified technique of ultrafiltration during pediatric open-heart surgery. Circulation（Suppl III）**84**：422, 1991.

10）Naik SK, Balaji S, Elliott MJ：Modified ultrafiltration improves hemodynamics after cardiopulmonary bypass in children. J Am Coll Cardiol **19**：37A, 1992.

11）前田正信，小山富生，村瀬允也ほか：新生児開心術の補助手段の工夫―全血充填液に対する HF の有用性．日心外会誌 **22**：192，1993.

12）櫻井一，前田正信，中山雅人ほか：血液濾過を行った血液充填による体外循環中の接触因子の変化．人工臓器 **27**：68，1998.

13）Sakurai H, Maeda M, Murase M, et al：Hemofiltration removes bradykinin generated in the priming blood in cardiopulmonary bypass during circulation. Ann Thorac Cardiovasc Surg **4**：59, 1998.

14）Elliott MJ：Ultrafiltration and modified ultrafiltration in pediatric open-heart operation. Ann Thorac Surg **56**：1518, 1993.

15）Davis MJ, Nguyen K, Gaynor JW, et al：Modified ultrafiltration improves left ventricular systolic function in infants after cardiopulmonary bypass. J Thorac Cardiovasc Surg **115**：361, 1998.

16）Didier J, Dominique IB, Philippe P, et al：High-volume, zero-balanced hemofiltration to reduce delayed inflammatory response to cardiopulmonary bypass in children. Anesthesiology **85**：965, 1996.

17）小山富生，玉木修治，横山幸房ほか：新生児・乳児の人工心肺に対する血液浄化法の工夫―充填血液に対する Single Pass HDF および持続的 HDF の効果．日胸外会誌 **50**：283，2002.

18）西海孝夫，一柳隆義：演習で学ぶ「流体の力学」入門，pp236-239，秀和システム，2013.

19）日本胸部外科学会，日本心臓血管外科学会，日本人工臓器学会：陰圧吸引補助脱血体外循環検討委員会報告書，2003 年 5 月.

20）小山富生，山田哲也，片山浩司ほか：人工心肺の補助手段を目的とした低陰圧制御装置の開発．人工臓器

28 : 517, 1998.

21) Brodman R, Siegel H, Lesser M, et al : A comparison of flow gradients across disposable arterial perfusion cannulas. Ann Thorac Surg **39** : 225, 1985.

22) Galletti PM, Brecher GA : Heart-lung bypass, principles and techniques of extracorporeal circuration, p184, Grune & Stratton, New York, 1962.

23) Homma S, Sacco RL : Patent foramen ovale and stroke. Circulation **112** : 1063, 2005.

24) Hirose T, Burman SD, O'Connor RA : Reduction of perfusion hemolysis by use of low atraumatic low pressure suction. J Thorac Cardiovasc Surg **47** : 242, 1964.

25) 鷲津卓爾：人工心肺による体外循環の臨床的研究，とくに人工心肺装置について（基礎研究編）．日胸外会誌 **16** : 689, 1968.

26) de Jong JCF, ten Duis HJ, Smit Sibinga CT, et al : Hematologic aspects of cardiotomy suction in cardiac operations. J Thorac Cardiovasc Surg **79** : 227, 1980.

27) 小山富生，村瀬允也，前田正信ほか：低陰圧吸引法を利用した体外循環の有用性．人工臓器 **24** : 595, 1995.

28) 小山富生，山田哲也，栗田佳代ほか：人工心肺送血ポンプと血液損傷の臨床比較―遠心ポンプ3種とローラーポンプの比較．人工臓器 **25** : 641, 1996.

29) Mueller XM, Tevaearai HT, Horisberger J, et al : Smart suction device for less blood trauma : A comparison with Cell Saver. Eur J Cardiothorac Surg **19** : 507, 2001.

30) Westerberg M, Bengtsson A, Jeppsson A : Coronary surgery without cardiotomy suction and autotransfusion reduces the postoperative systemic inflammatory response. Ann Thorac Surg **78** : 54, 2004.

（小山富生）

第5章

標準的開心術

ポイント

　本章は成人の標準的開心術における人工心肺のセットアップと手順について理解することを目的とする。基本的な手技と注意点について，手術の流れに沿って説明を行う。

1　タイムアウト

　執刀に先立ちタイムアウトを行う。医療安全上，タイムアウトはすべての手術において必要だが，開心術という高度で複雑な作業を要する手術においては特に重要である。WHO が推奨する手術安全チェックリスト[1] に基づき手術チームの全メンバー（外科医，麻酔科医，看護師，臨床工学技士他すべての関係者）が参加し，チーム全員の氏名と役割，患者名，予定手術部位と手術内容，モニタリング，必要物品，患者特有の注意点などを確認し共有する。これに患者入室時のサインイン，退室時のサインアウトと合わせて患者間違いや部位間違いを防ぎ安全に手術が施行できるように努める。

2　胸骨正中切開

　胸骨上縁から剣状突起下縁まで胸部正中に皮膚切開を行う。胸骨を露出し，電動骨ノコギリ（bone saw）を用いて胸骨を正中部で縦切開する（図 5-1）。

3　心膜切開，心膜吊り上げ

　開胸器で胸骨を左右に拡げ，心膜を縦切開し心臓を露出する。胸腺は左右に分離するが，その際に胸腺の上方を横切る無名静脈を損傷しないよう注意する。良好な術野を得るため，切開した心膜は皮下組織もしくは開胸器に縫合固定するが，心膜を吊り上げることによって静脈還流が制限さ

キーワード　タイムアウト，胸骨正中切開，心膜切開

第 5 章　標準的開心術　　57

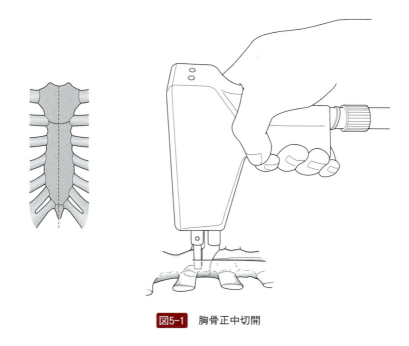

図5-1　胸骨正中切開

れ，血圧が低下することがあるためこれを行わない施設もある。

4　送脱血路確保とカニュレーション

　体外循環を行うには送血路と脱血路を確保する必要がある。術前のCT検査や術中のエコー検査などを用いて送脱血部位を決定し，そこにタバコ縫合をかけながら，ヘパリンの全身投与を行う。投与後採血を行い活性化凝固時間（ACT）の測定を開始する。ACTが200秒を越えたことを確認してからカニューレの挿入（カニュレーション）を開始する。

(1)　送血路
　標準的な開心術の送血路として通常は上行大動脈（図5-2①）が選択される。しかし上行大動脈の性状が不良な場合など送血路として適当でない場合は，大腿動脈や鎖骨下動脈が選択される。

①　上行大動脈送血
　送血部位を決定する前に必ずエコー検査（epiaortic echo）を行い上行大動脈内膜面の性状を確認する。石灰化や粥腫，プラーク，内膜肥厚（図5-3）が認められた際には送血路を変更する必要がある。送血管から噴出する血流により粥腫やプラークを巻きあげる可能性があるため血流が当たると予測される部位の性状も確認しておく。送血部には2重にタバコ縫合をかけてから（図5-4a），メスで大動脈を切開し送血管を挿入する（図5-4b）。送血管と送血回路を接続する際には気泡の除去を十分行う。接続を行った後，送血回路にかかる圧とその拍動性を確認する。拍動性が乏しく圧

キーワード　　送血路，上行大動脈送血

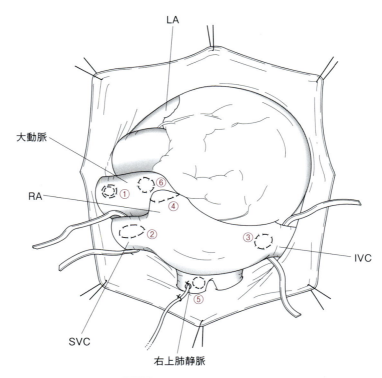

図5-2 カニュレーション部位

①上行大動脈送血ライン，②上大静脈（SVC）脱血，③下大静脈（IVC）脱血，④右心耳から脱血ライン挿入，⑤右上肺静脈から左室ベント挿入部位，⑥大動脈基部（aortic root）カニューレ挿入部位。RA：右房，LA：左房。

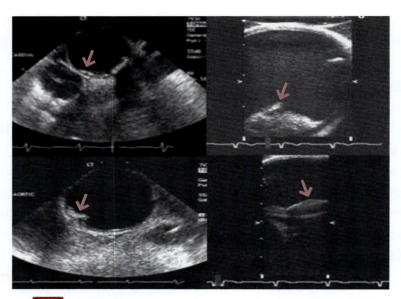

図5-3 大動脈表面からのエコー（epiaortic echo）で見る内膜肥厚，粥腫

が低い場合には，送血管が正しく大動脈内に挿入されていない，あるいは大動脈解離を生じている可能性があるので，疑わしい場合には決して送血は開始せず，epiaortic echoや経食道エコーを用いて原因を検索する．

② **大腿動脈送血**（図5-5）

上行大動脈の性状が悪く送血路に適さない場合や大動脈疾患の手術などの際には，大腿動脈が送血路として用いられる．確実な挿入が必要なため鼠径部を切開し大腿動脈を露出して，一般的にはセルジンガー式挿入用のカニューレを挿入する．最近のカニューレは壁厚が薄くなり細いカニューレでも十分な流量を得ることができ，カニューレ脇から末梢への灌流が可能になっている．大腿動脈にタバコ縫合をかけた後に（図5-5）穿刺してガイドワイヤーを使って挿入する．メスで切開して直接カニューレを挿入する方法もあるが，セルジンガー式挿入用のカニューレにガイドワイヤーを入れずに挿入すると先端が鋭利なため内膜損傷の危険がある．挿入部より末梢の血流が得られていないと体外循環中に下肢虚血が生じるので，末梢の大腿動脈の緊張を確認する．若年者の大腿動脈は攣縮（spasm）を生じ易く，末梢への血流が阻害され易い

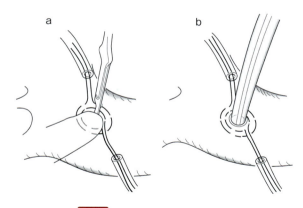

図5-4 送血ラインのタバコ縫合
a：2重のステッチをかける．b：送血管挿入．

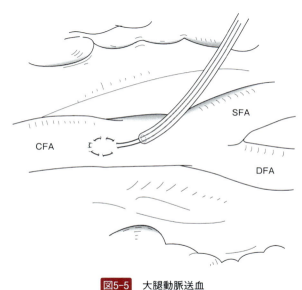

図5-5 大腿動脈送血
CFA：総大腿動脈，SFA：浅大腿動脈，DFA：深大腿動脈．

ので注意する．挿入部より末梢の血流が十分でないと判断された場合には体格に応じて14-18Gの血管内留置針を末梢に挿入し送血ラインの側枝から送血を行う．

③ **鎖骨下動脈送血**

急性大動脈解離や閉塞性動脈硬化症のある症例では，上行大動脈送血も大腿動脈送血も困難な場合があり，その場合には鎖骨下動脈送血が選択される．鎖骨下動脈の露出には，鎖骨下アプローチと腋窩アプローチの2つがある．送血方法としては，大腿動脈同様のカニュレーション法と，8〜10 mmの人工血管を鎖骨下動脈に端側吻合して人工血管から送血を行う方法の2種類がある．弓部分枝再建が必要な術式においてはこの送血路を選択的脳灌流路として用いたり，鎖骨下動脈に吻

キーワード 大腿動脈送血，鎖骨下動脈送血

合した人工血管を分枝再建路として流用したりすることもある。

(2) 脱血路

静脈血の脱血には，上・下大静脈もしくは右房が通常選択される。

① 上下大静脈脱血（図5-6a）

上大静脈と下大静脈へ脱血管を挿入する方法であり，右房切開を要する手術に主に用いられる。右房を切開する際には，脱血ラインへの空気の吸い込みを防ぎ，右心系に血液が流入し視野を妨げないように上・下大静脈に回したテープで脱血管を締めつけ上・下大静脈血が全て脱血されるようにする（11章：完全体外循環参照）。ただし右房を切開しない場合にはテーピングは行わなくて良い。上大静脈のカニュレーションは上大静脈に直接タバコ縫合をかけて挿入するか（図5-2②），右心耳から上大静脈へ挿入するか（図5-6a）のいずれかの経路で行う。下大静脈のカニュレーションは，右房側壁の下大静脈近くにタバコ縫合をおいて行うか（図5-2③），あるいは右心耳から挿入する（図5-6a）。下大静脈-右房接合部付近にタバコ縫合をおいてL字型の脱血管を挿入することもあるが，挿入部を損傷した際の修復のことも念頭におき，接合部からのマージンは確保する。

② 右房脱血（図5-6b）

心房や心室切開を必要としない冠動脈バイパス術や大動脈弁手術で用いられる方法である。右心耳から1本の脱血管を挿入するが（図5-2④），最近では先端孔と側孔のあるtwo-stageカニューレを用いるのが一般的で，カニューレの先端を下大静脈に挿入し脱血管の側孔が右房内に位置するように配置し，先端から下大静脈血，側孔から上大静脈や冠静脈血が脱血されるようにする（図5-6b）。

③ 大腿静脈脱血

再開胸や心原性ショックなど開胸前に体外循環を開始したい時，あるいは右房から下大静脈への

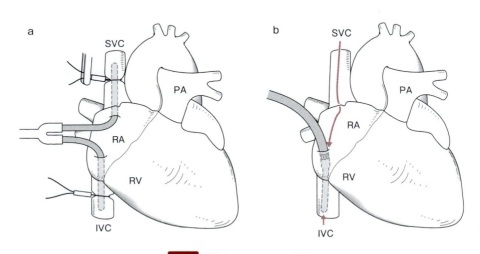

図5-6 脱血カニューレの挿入
a：上下大静脈脱血，b：右房脱血（two-stageカニューレ）。PA：肺動脈，RV：右室。

キーワード 脱血路，上下大静脈脱血，右房脱血，大腿静脈脱血

カニューレ挿入が困難な症例には大腿静脈からセルジンガー式に脱血管を挿入する。静脈走行の解剖学的特徴から通常は右大腿静脈が選択される。留置は経食道エコーを用いてガイドワイヤーやカニューレの位置を確認しながら行い，先端を右房内に配置する。

5　人工心肺操作の開始

ACT が 480 秒を超過したことを確認し，術者の指示にて体外循環を開始する。脱血の状態，送血圧，患者の血圧を見ながら徐々に人工心肺流量を上げていき，脱血不良なく循環血液が貯血槽へシフトしてくるのを確認して十分な体外循環流量（total flow）に移行して行く。この間，以下の重要な6つのポイントを確認することを怠ってはならない。

① 送血量に対して脱血量は適当であるか。
② 送血圧は至適範囲内にあるか。
③ 送血血液は正常に酸素化されているか。
④ 患者の血圧は至適であるか。
⑤ 患者の中心静脈圧は至適であるか。
⑥ 心臓は減圧されているか。

うっ血性心不全の症例では溢水の状態にあるので，脱血を優位として血液を十分に貯血槽へとシフトさせないと心臓は減圧できない。。

人工心肺流量と血圧のモニタリングに加え，最近では体外循環中における脳灌流障害を検出するために INVOS^{TM}（COVIDIEN 社／Somanetics 社）ないしは NIRO（浜松ホトニクス社）を用いて脳内局所酸素飽和度（rSO$_2$：regional saturation of oxygen）をモニタリングすることが普及している。流量や血圧が正常にもかかわらず rSO$_2$ の低下を認めた場合には，脳灌流障害が生じている可能性がありその原因を探索する。

6　ベンティング

人工心肺中，左室内に血液が充満し圧がかかって張った状態となると，心筋が過度に伸展されることでダメージを負い収縮能が著明に低下する。これを防ぐため左室内の血液を吸引し減圧するベンティングという手技が用いられる。ベンティングに用いるカニューレは，①右上肺静脈から左房，左室内（図 5-2 ⑤），②心尖部から直接左室内（心筋を損傷するため特殊な症例以外は施行されない），③肺動脈へ直接刺入（右心系ながらある程度の左室の減圧が可能）の3つのうちいずれかの経路で挿入され，血液を吸引することで減圧を行う（4章：図 4-17 も参照）。

ベンティングのもう1つの役割は心腔内に残った気泡を除去することである。それには上記の経路のほかに，④大動脈基部にベンティングを行うことが必要で（図 5-2 ⑥），人工心肺を用いる心臓手術のほぼ全例で行われる手技である。実際には心筋保護注入ルートと一体になった大動脈ベン

キーワード　人工心肺操作，局所酸素飽和度（rSO$_2$），ベンティング

トカニューレを大動脈基部に挿入しそこから吸引することで心腔内，大動脈内に遺残する気泡を除去する。

　心停止の前後，例えば大動脈弁閉鎖不全のある症例の人工心肺下の全身冷却時や，低左心機能症例における大動脈遮断直後などでは，心臓が張り易くベンティングを十分行う必要がある。また心室性不整脈が生じると，心拍出が減少し左室が張る原因となるため，ベンティングが有効に作動しているかを観察する。心停止後，心臓を切開して左心系が開放されれば減圧という意味でのベンティングは不要だが，心停止中のベントカニューレは術野の吸引ルートとして視野確保に用いるほか，余剰な血液を吸引し心筋保護で冷えた心臓の温度が上昇することを防ぐ役割を果たす。冠動脈バイパス術においては心内操作がないため，心筋保護用に大動脈基部ベントカニューレは挿入するがそれ以外のベンティングは必須ではない。しかし脱血不良，あるいは気管支動静脈から左房へ還流する血液が多い場合，左室が張り心筋の温度も上昇してしまうためベンティングを必要とする。

7　心筋保護液注入ラインの確立

(1) 順行性心筋保護

　大動脈遮断後，大動脈基部に挿入したカニューレから心筋保護液を注入すると心筋保護液が冠動脈に順行性に流れ心停止が得られる。しかし大動脈弁逆流があると左室内へ漏れ冠動脈への灌流は不十分となる。また，重度の冠動脈狭窄でも冠動脈灌流は不十分となるなど，順行性心筋保護は万能ではない。

選択的冠灌流（図5-7）

　大動脈弁閉鎖不全，大動脈解離などで大動脈基部カニューレから心筋保護を行うことができない症例において，大動脈遮断あるいは低体温循環停止の後に大動脈基部を切開し，直視下に左右の冠動脈口に冠灌流用のカニューレを直接挿入し心筋保護液を注入する方法で，順行性心筋保護の一つである。

(2) 逆行性心筋保護（図5-8）

　重度の冠動脈狭窄があり順行性に心筋保護液を注入しても十分に心筋が灌流されない症例，大動脈弁閉鎖不全の症例などでは，右房に開口する冠静脈洞にカニューレを挿入して静脈から逆行性に心筋保護液を注入する。右房切開を行わない場合は，右房側壁にタバコ縫合を置いてそこから手探りでカニューレを冠静脈洞へ挿入する（図5-8a）。右房切開を行う場合は冠静脈洞開口部にタバコ縫合をかけて直視下に挿入する（図5-8b）。しかし，逆行性心筋

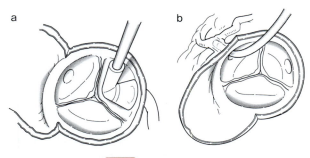

図5-7　選択的冠灌流
a：右冠動脈，b：左冠動脈。

キーワード　順行性心筋保護，選択的冠灌流，逆行性心筋保護

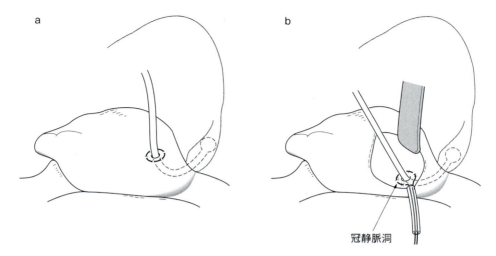

図5-8 逆行性心筋保護灌流
a：右房非開放による挿入，b：右房開放，直視下挿入。

保護は非生理的循環であり，カニューレの位置がずれる，カニューレ周囲からの脇漏れも生じ易いなど順行性心筋保護より確実性に欠ける。そのため順行性と逆行性を併用したり，冠動脈内に入った気泡を除去する目的で一時的に使用したりする。

8 心停止

　大動脈遮断鉗子を用いて送血カニューレや大動脈基部カニューレを挟まないように遮断を行う（図5-9：A右房1本脱血，B上下大静脈脱血）。遮断時には人工心肺流量を一時的に減少させ血圧を下げる。遮断後，流量をもとに戻すと同時に大動脈基部から心筋保護液を注入し心停止を得る。この時，心筋保護液の注入圧をモニターすることが重要であり，注入圧が異常に高い場合には大動脈基部カニューレが大動脈内腔に入っていない，大動脈解離を生じている，遮断鉗子で挟まれているなどの可能性がある。そのような場合には，直ちに注入を中止し原因を検索する。原因がすぐに改善できないものであれば選択的冠灌流，逆行性心筋保護，ないしは遮断を解除して心臓の虚血を回避する。逆行性心筋保護の場合には，注入圧が低ければ先端の位置が浅くなっていないか，あるいは冠静脈を損傷して先端が血管外へ出ていないかなどを確認する。逆に高い場合には先端が細い冠静脈の枝に迷入し冠静脈の壁に当たっている可能性があり，カニューレ先端の位置を浅くする必要がある。いずれの心筋保護法においても，注入圧も問題なく，注入した心筋保護液の量も十分であるのに心停止が得られない場合には，①大動脈遮断が不十分で動脈血が冠動脈に流れ込んでいる，②順行性の場合は大動脈弁逆流により十分な心筋保護液が冠動脈に灌流していない，③心筋保護液の組成（とくにカリウム濃度）に問題がある，などの理由が考えられる。大動脈基部を触診し心筋

キーワード　心停止

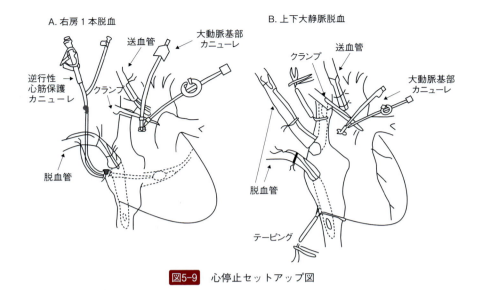

図5-9　心停止セットアップ図

保護液注入を停止しても基部が張っている，あるいは温度低下が十分でないならば①を，注入していても張りが十分でなければ②を疑い対処する．大動脈基部が冷たく張っているのであれば③を疑う．原因が判明しない場合は遮断解除を検討する．完全な心停止が得られたら心臓の手術操作を開始する．

9　空気抜きと大動脈遮断解除

　心停止下での操作が終了したら，心臓内に気泡の残らないように空気を追い出しながら心臓大血管の切開線を縫合閉鎖する．弁膜症手術など心腔内を開放する手術においては気泡の混入・遺残を最小限にするため心嚢内にCO_2を流しておくが，それでも極力気泡の遺残を減らすことが塞栓予防に重要である．経食道エコーによる気泡遺残部位の特定を行い加圧換気や体位変換によってベントカニューレなどから空気抜きを十分に行う．右上肺静脈から挿入したベントカニューレ周囲に気泡が貯留することもあるので，肺を加圧し左房内圧を陽圧としてベントカニューレを抜去し血液を噴出させて気泡を除去することも有効な方法である．気泡が心尖部に遺残する場合には心腔内を直接針で穿刺して吸引を行うこともある．

　完全体外循環であれば右心系が開放されていても大動脈遮断を解除できるため，左心系の閉鎖が完了したらterminal warm blood cardioplegia（第10章：心筋保護法で詳述）注入後大動脈遮断を解除する．気泡による脳塞栓や冠動脈塞栓を防ぐため，体位をトレンデレンブルグ体位（head-down position）とし，右冠動脈口を大動脈外側から用手圧迫しながら人工心肺流量を減らして解除を行う．解除後は速やかに人工心肺流量を戻し，すべてのベントカニューレから十分吸引することで心臓や大動脈内に遺残する気泡を除去しつつ心臓への負担を軽減する．

キーワード　空気抜き，大動脈遮断解除

10 人工心肺の離脱

(1) 離脱の準備

大動脈遮断解除を行うと冠動脈血流が再開し心臓が拍動を開始する。速やかに自己心拍が再開することが理想であるが，血液温が低い，血中のカリウム濃度が高い，心停止時間が長く心機能が悪い，不整脈手術後である，などの理由により正常心拍が再開せず徐脈が遷延したり，心室細動を生じたりすることがある。心室細動に対しては電気的除細動を行うが，容易に除細動ができない場合には十分にベンティングし，加温，電解質バランスの適正化，抗不整脈薬の投与を行って再度除細動を試みる。それでも除細動ができない場合には経食道エコーやドップラーを用いて弁機能異常の有無や，冠血流の問題の有無などを検索する。徐脈の際には心房もしくは心室ペーシングを開始する。心室ペーシングは遮断解除後比較的短時間で可能になるが，心房ペーシングは遮断後早期には高出力でも反応せず時間経過とともに反応し始めることが多い。心拍の安定化を図るとともに必要なら限外濾過を用いるなどして電解質バランスを整えカテコラミン類などの循環作動薬や血管作動薬の投与を開始する。人工心肺により復温を進め，補助循環を行って心機能の回復を促す。その間，外科医は右心系の閉鎖や縫合ラインの止血，心腔内に遺残する気泡の除去などを行い離脱に備える（目標とする Hb，電解質，体温などは第 11 章：人工心肺離脱を参照）。

体外循環の離脱を始める前に麻酔科医は人工呼吸を再開する。用手的に加圧換気を行い両側の肺が膨張することを確認，片肺しか膨張が得られない場合には，気管チューブの先端位置確認や気管内吸引などを行い換気の改善を図る。あわせて気胸や胸腔内の血液貯留の有無もチェックし対処する。

人工心肺離脱のためのタイムアウト（呼吸再開の確認，瞳孔確認，心電図アラーム再開など）も有用である。

(2) 離脱手技

体血圧，肺動脈圧，中心静脈圧，SaO_2，SvO_2，心拍出量などの数値的評価に加えて，経食道エコーにより心腔の大きさや収縮具合も同時にモニターしながら人工心肺の流量を徐々に減らしてゆく。体循環へシフトする血液量の増減も術者や麻酔科医と協働で行う。その際に，貯血槽の血液レベルには十分注意する必要があり，血液が足りない場合には補液あるいは輸血を行う。適正な血圧，肺動脈圧，中心静脈圧，SaO_2 が維持できればゆっくり人工心肺を離脱する。途中十分な血圧が得られなかったり肺高血圧や低酸素血症を認めたりした場合にはいったん流量を増やし原因を検索する。カテコラミンの調整，心拍数の調整，適正な換気の確保などを行って改善が得られたら再度流量を減らし離脱を試みる。これら全てを整えてもなお離脱が困難な場合には IABP，ECMO などの補助循環を検討する。

キーワード 人工心肺の離脱

> **セルフチェック**
> ■ベンティングに用いる経路を4つ挙げよ。
> ■心筋保護液を投与する方法を2つ挙げよ。
> ■心筋保護液を投与しても心停止が得られないとき，考えられる原因を3つ挙げよ。

文　献
1）http://www.anesth.or.jp/guide/pdf/20150526checklist.pdf

（加藤　互，大島英揮）

第6章

人工心肺とモニター

> **ポイント**
>
> 　人工心肺は生体の心臓および肺の機能を一時的に代行する装置であり，わずかな異常が生命の危険に直結する。人工心肺の操作の安全性を確保するためには多くのモニターが必要になる。本章では，そのために用いられる各種モニターを，便宜上，人工心肺側と生体側とに分けて解説する。

1　人工心肺側モニター

　人工心肺側モニターとしては送血温，脱血温，送血圧，静脈貯血槽液面レベル，血液ガスなどがある。生体側モニターと切り離せないものであり，人工心肺時の事故を未然に防ぐのに役立つという意味で重要である。

(1)　送血温，脱血温

　人工心肺中は，種々の程度の低体温を併用する。その方法として現在では主に中心冷却法が用いられ，人工心肺装置に取り付けられた熱交換器を用いて，生体の冷却復温が行われる。温度モニターとして生体側では鼻咽頭温，鼓膜温，食道温，膀胱温または直腸温，末梢温などを，人工心肺側では送血温，脱血温をモニターする。

　冷却を開始する際には，急速な冷却は心室細動を誘発するため行ってはならない。低体温の手術では徐々に目標とする温度まで冷却するが，その際，送血温と鼻咽頭温との差が10℃以内になるようにし，組織の低温による傷害（cold damage）を予防する。心内操作が終了に近づいたら，術者と連絡をとり復温を開始するが，この時も送血温と鼻咽頭温との差が10℃以内になるようにする。膀胱温または直腸温が35℃以上になれば人工心肺離脱に取り掛かるが，時に直腸温の温度プローベの位置の問題で，復温できているにも拘わらず直腸温の上昇が不良のように見えることもあるので注意する。

　また，血液損傷の防止のため熱交換器の温度にも注意し，送血温が37℃以上にならないようにする。

キーワード　人工心肺側モニター，送血温，脱血温

(2) 送血圧

送血圧はガイドライン[1] に従えば，送血ポンプの出口圧力となるが，この送血圧は，人工肺，動脈フィルター，送血カニューレ，接続される回路チューブ，それぞれの圧力損失の合計と患者の動脈圧である。組み合わされる材料が違うため，流量と回路内圧の関係を把握し，送血されている流量に対して適切な送血圧であることを確認することが必要となる。また送血圧が著しい高値とならないように，事前に送血圧上限値に連動したポンプ停止機能が動作することを確認しておかなければならない。ローラーポンプ送血を行う場合には，送血圧上限値に連動したポンプ停止機能は必須の安全装置である。

回路内圧が通常より低い場合は，患者動脈圧の低い場合が多いが，心肺回路側の短絡も考えられる。回路内圧が高くなる要因としては，心肺回路側では人工肺，動脈フィルターの目詰まり，回路の屈曲などがある。生体側では送血カニューレの先端位置や，送血方向が回路内圧を上げる要因となる。

手術を遂行する上で，血液量，血流量，血液温は人工心肺により調整される。このため，血管が虚脱した状態に陥り易く，末梢の動脈で計測される観血的動脈圧は実際の大動脈中枢の圧力を反映していない場合がある。回路内圧が正常または高めで，なおかつ観血的動脈圧が低い場合は実際の中枢側動脈の血圧を確かめることが必要である。薬剤によって血管抵抗の調整を行い，復温時などは十分な血管拡張を行っておくことも必要である。

(3) 静脈貯血槽液面レベル

脱血および吸引された血液は，一旦，静脈貯血槽に貯えられた後に人工肺でガス交換されて送血される。体外循環が安定した時点では，送脱血のバランスは貯血槽液面レベルで判断し，レベルの急激な低下には特に注意する。数秒間，目を離した間に貯血槽が空になり，空気を送ってしまう危険もある。貯血槽液面レベルが設定値以下に低下すると，アラームが鳴る「レベルセンサー」の装着は必須である。レベル低下の原因の多くは脱血管の屈曲やエアーブロックである。即座に送血を止めて原因を除去する。徐々にレベルが低下するときには，胸腔などに血液が貯っていないかを確認する。また，中心静脈圧が高い場合は，後方圧によって水分がサードスペースへ移動するので注意する。一方，心筋保護液を回収した後にはレベルが上昇し血液が希釈され過ぎることがあり，適宜，限外濾過（UF）を使用する。

(4) 補助脱血と陰圧モニター

再手術例や大血管手術，低侵襲心臓手術（minimally invasive cardiac surgery：MICS）例などでは，大腿静脈などから脱血管を挿入するため，落差脱血では良好な脱血状態の維持が困難な場合がある。そのため，補助脱血（assisted venous drainage：AVD）が用いられる[2]。

補助脱血には，ローラーポンプや遠心ポンプを用いて脱血を行うポンプ補助脱血法（kinetic-assisted venous drainage：KAVD）と，静脈貯血槽に陰圧をかけて脱血を行う陰圧吸引補助脱血法（vacuum-assisted venous drainage：VAVD）がある。

KAVD は静脈脱血チューブと貯血槽の間にローラーまたは遠心ポンプを介在させ，強制脱血を

キーワード　送血圧，静脈貯血槽レベル，陰圧モニター

行う方法である．最近注目されている mini-circuit では，KAVD を用いており，脱血と送血の両方を1つの遠心ポンプで行っている．

VAVD は静脈貯血槽に陰圧をかけ脱血する方法であり，専用の陰圧コントローラーを用い，貯血槽内を－20～－40 mmHg 程度に維持する．第4章で解説したように，陰圧調整装置の調整圧力と貯血槽内圧は条件によって乖離が生じることがあるため，貯血槽内圧もしくは脱血回路圧を把握する必要がある．VAVD を行う場合は，陰圧モニターが必要である．また貯

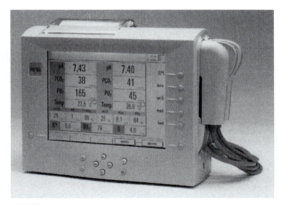

図6-1　体外循環用血液ガスモニター（CDI 500，テルモ社）

血槽には，心腔内吸引血，ベント血なども吸引，回収されるが，それらのポンプの高い回転数によっては貯血槽内が陽圧になる危険性もあるため，陽圧防止弁を装着する．

(5) pH，PO_2，PCO_2

これらは次の生体側モニターの節で解説するが，実際に採血して測定する以外に人工心肺回路に組み込んで連続的にこれらをモニターできる装置があり有用である（図 6-1，図 6-2）．

2　生体側モニター

人工心肺を安全に操作するために通常利用する生体側モニターには，心電図，動脈圧（橈骨動脈，足背動脈，肺動脈），静脈圧（中心静脈，左房），体温（鼻咽頭温，鼓膜温，食道温，膀胱温または直腸温，末梢温），連続心拍出量（CCO：continuous cardiac output）[3,4]，混合静脈血酸素飽和度（$S\bar{v}O_2$），尿量，血液ガス分析，ヘマトクリット値，電解質値，活性化凝固時間（ACT：activated clotting time），などがある．最近は経食道心エコーもモニターされることが多い．

(1) 心電図

通常は第 II 誘導，V5 誘導をモニターとして用いる．心電図は心臓の収縮，弛緩の状態を最も鋭敏に示しており，麻酔導入に始まり，手術開始，人工心肺時，人工心肺離脱後，手術終了から，術後管理を通して不可欠なモニターである．心拍数，調律，刺激伝導の状態の把握，不整脈の発見に有用である．

心拍数は，人工心肺作動前や離脱後は，各年齢層における正常範囲あるいは許容範囲になくてはならない．頻脈や徐脈に対しては速やかに原因を判断し対応しなくてはならない．

大動脈遮断解除後，心室細動が持続する場合は電気的除細動を行い自己心拍を再開させる．繰り返す頻脈性不整脈には抗不整脈薬の投与もしばしば指示される．自己調律が徐脈となる場合があり，一時的ペーシングを利用する．

開心術直後には，心電図モニターで刺激伝導障害や ST，T の異常を認めることがあるが，復温，

キーワード　pH，PO_2，PCO_2，生体側モニター，心電図

心機能の回復と共に伝導状態も改善され，PQ時間，QRS幅，QRS波形の正常化，ST-T異常の消失などとして確認できる。

電解質，血液ガスの異常や，循環状態の悪化は，しばしば不整脈の発現となって現れる。原因のなんであるかに関わりなく，期外収縮の頻発はそれ自体心筋代謝に悪影響をおよぼす。人工心肺非作動時に心室細動や心停止となれば，心マッサージ，補助循環の再開が必要となる。

このように心電図の変化は，それがコントロールされたものである場合においても，異常の発現である場合においても重要な指標である。

（2）　動脈圧（橈骨動脈，浅側頭動脈，足背動脈，肺動脈）

心臓手術中には観血的持続的動脈圧の測定が不可欠であり，通常は橈骨動脈に留置針を刺入して圧測定を行う。ただし施行前にAllenテストで尺骨動脈との交通を必ず確認しておく。胸部大動脈の手術において脳分離体外循環が予定される場合には，両側の橈骨動脈圧をモニターすることも多い。また脳分離体外循環の際の弓部分枝送血には圧測定可能な送血カニューレも市販されており，臨床的に広く使用されている。この場合，カニューレ先端圧で頸動脈圧が測定できるが，浅側頭動脈圧を穿刺して直接モニターする施設もある。

また，胸部下行大動脈の手術で，大腿静脈-動脈バイパス，あるいは左房-大腿動脈の左心バイパスで手術する場合，足背動脈圧をモニターし，下半身の灌流を監視する。

成人の症例において，通常麻酔導入後，内頸静脈より肺動脈カテーテル（Swan-Ganzカテーテル）を挿入し，肺動脈圧，肺動脈楔入圧，心拍出量，混合静脈血酸素飽和度モニターを標準にしている施設が多い。

（3）　中心静脈圧，左房圧

中心静脈圧（CVP：central venous pressure）は，体外循環中の脱血状況や，循環血液量を反映する。一般的には，上大静脈圧をモニターする。人工心肺時の静脈圧は0〜5 mmHg程度に維持されるように操作する。静脈圧の上昇は脱血カニューレの異常によって起こることが多く，できるだけ早くその原因を是正する。

左室機能の低下している症例に対しては心内操作終了時に，経左房壁あるいは経肺静脈経路でカテーテルを左房に留置し，左房圧（LAP：left atrial pressure）を計測することもある。

（4）　体温（鼻咽頭温，鼓膜温，食道温，膀胱温または直腸温，末梢温）

開心術のための体外循環には低体温を併用することが多く，鼻咽頭温，鼓膜温，食道温，膀胱温または直腸温，末梢温をサーミスターで測定する。鼻咽頭温，鼓膜温は，脳温に近いという意味でモニターされる。鼓膜温は鼓膜の損傷の可能性もあり，一般的に鼻咽頭温を測定する方が多い。膀胱温，直腸温は深部体温としてモニターされる。末梢温は通常では足底で測定される。体外循環による加温も冷却も，先に中枢温度が変化してから末梢に及ぶ。したがって，鼻咽頭温または食道温と膀胱温，直腸温は，人工心肺時の冷却あるいは加温の指標に重要である。一般的に人工心肺時の身体の温度は鼻咽頭温で示される。また中心温と末梢温の温度較差は，末梢循環が良好な場合には小さくなる。

キーワード　動脈圧，中心静脈圧，体温

⑸ 連続心拍出量（CCO），混合静脈血酸素飽和度（$S\bar{v}O_2$）

連続心拍出量（CCO）を測定するCCOサーモダイリューションカテーテルは，従来のサーモダイリューションカテーテルに加え，熱希釈法の原理に基づき注入液の代わりにサーマル・フィラメントを通して送られる熱エネルギーを用いて持続的に心拍出量を測定する[3,4]。

持続的な混合静脈血酸素飽和度は，呼吸による酸素供給と心拍出量に従う酸素運搬と末梢循環での酸素消費の総合的結果を表している。連続心拍出量と混合静脈血酸素飽和度を併せて測定することにより，人工心肺を要する心臓手術でも術中術後の循環動態，末梢循環，呼吸機能を連続的にモニタリングすることができる。

⑹ 低侵襲血行動態モニタリング

動脈圧波形により血行動態のパラメーターを推算する動脈圧波形心拍出量モニタリングシステムが開発され（ビジレオフロートラックシステム；エドワーズ ライフサイエンス社），アルゴリズムから心拍出量，一回拍出量を算出できる。また呼吸性変動から一回拍出量変化（SVV）というパラメーターを算出でき，心臓前負荷の指標とすることができる。

⑺ 尿量

手術中は，膀胱留置バルーンカテーテルにより経時的に尿量を測定する。尿量は腎血流量を反映するだけでなく，その他の臓器血流量の間接的指標でもあり，これが維持されていれば，全身の臓器灌流が維持されていることを表している。また，腎不全を予防する上でも一定の尿量が保たれる必要があり，人工心肺時の尿量は，1 mL/時/kg以上を維持するようにする。尿量が多い場合には，血清K値の低下および貯血槽レベルの低下に注意する。逆に尿量が少ない場合は，灌流圧，ポンプ流量を上げたり，利尿剤を投与したりして，尿量が正常化するよう努める。Ht値・Hb値が低値の場合には限外濾過（UF）を利用する。

⑻ 血液ガス分析

手術中は，定時的に血液ガス分析を行うが，人工心肺時はより頻回に動脈血を採血し，pH，PO_2，PCO_2，base excess，酸素飽和度を検査する。原則として，PO_2 100〜400 mmHg，PCO_2 35〜40 mmHg，base excess 0〜5に維持するようにしている。適切な酸素吹送量（場合によっては二酸化炭素の付加）は，使用される人工肺の性能によって多少異なるが，それらが正しく調節された上でなおアシドーシスが進行する場合は，組織灌流不全に伴う代謝性アシドーシスを考慮し，人工心肺を操作する必要がある。人工心肺時は，全身冷却あるいは加温によって，組織酸素消費量は刻々と変化しており，必要な灌流量を決定するうえで，base excessは重要な指標の1つである。通常は，体外循環開始後5分，大動脈遮断後は，心筋保護液注入後15分で採血し，以後前述の体外循環用血液ガスモニターを併用して常時モニタリングしながら人工肺への酸素流量，場合によっては二酸化炭素流量を調節する。大動脈遮断解除前後にも適宜採血し，モニタリングを人工心肺停止まで続ける。

回路中のセンサーによりオンラインで血液ガス分析が行えるモニターも種々販売されており（図6-1，図6-2），これらを併用することでリアルタイムの変化を捉えることができ，採血回数を減ら

キーワード 連続心拍出量，尿量，血液ガス

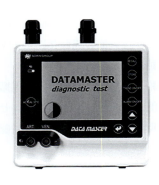
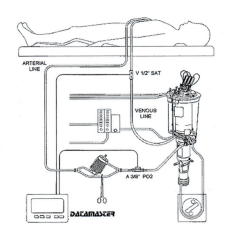

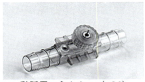
動脈用コネクター（pO2）
クラーク電極センサー
温度感知サーミスター

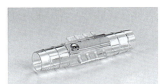
静脈用コネクター（Sat, Hct）
光学センサー
温度感知サーミスター

図6-2　血液ガスモニター（データマスター，リヴァノヴァ（旧ソーリン）社）

せると同時により的確な調整・補正が可能となっている。是非とも備えたいモニターである。

(9) ヘマトクリット（Ht）値，電解質値

体外循環中は，Ht値20％以上，Hb濃度7.0 g/dL以上を維持するように調節する。自己血体外循環の場合に，著しく血液が希釈されることがあるので注意を要する。過度の希釈は，血液の酸素運搬能を低下させ，代謝性アシドーシスの原因となるので，適宜輸血を行う。また適宜電解質値を調べ，補正しなくてはならない。特に血清K値は変動しやすく，これによる不整脈の誘発も発生し易いので注意する。

(10) 活性化凝固時間（ACT：activated clotting time）[5]

体外循環に際しては，血液が体内より人工心肺回路へ導かれ異物接触や空気接触によって血液凝固が生じる。また，血液凝固系の温存のためにもヘパリンによる凝固作用の抑制が必要である。心臓手術でのヘパリン効果のモニタリングで最もよく用いられるのはACTである。名大病院では，人工心肺開始前にヘパリンを300～500単位/kg投与を行った後，ACTを測定し200秒以上でカニュレーションを行う。最終的に480秒以上であることを確認して体外循環を開始する。

しかし，ヘパリンによる抗凝固効果の個体差（ヘパリン用量感受性の相違）があり，どの患者にも一定量のヘパリンを投与する方法では，目的の抗凝固効果が得られない可能性がある。一方，ヘパリンは生物学的製剤であり，その力価が必ずしも正確でない可能性もある。

キーワード　ヘマトクリット，電解質，活性化凝固時間

体外循環中も ACT の測定を行い 480 秒以上であることを確認する。しかし、ACT は血液希釈や低体温においても延長されるため、人工心肺時は、ACT 測定機器の数値管理だけではなく視覚的確認も大切であり、ヘパリン量が少ないと疑われたら即座に追加投与を行う。ACT 測定装置において、測定原理、活性剤の違いにより、測定値の標準値が変わること、また、ヘパリン以外に抗凝固作用を示す薬剤を使用した場合にも測定値が変化することに注意しなければならない。

ACT がヘパリン効果を正確に反映しない抗リン脂質抗体症候群などでは、ヘパリン濃度を計測する装置もある（Hepcon HMS；Medtronic Hemotec）。

⑾　凝固線溶系のモニター

プロタミン投与後、標準的な凝固テストとしてプロトロンビン時間（PT）、活性化部分トロンボプラスチン時間（APTT）を計測する施設が多い。フィブリノゲンもしばしば計測される。

血液粘弾性検査（VTE）は全血を検体として凝固過程における血液粘弾性の変化を経時的に測定する検査で、凝固因子活性、血小板機能、線溶能を包括的に評価できる。手術室で使用できる point-of-care（POC）モニターとして、凝固管理に導入している施設も増えて来ている。Thromboelastography（TEG）、Rotational Thromboelastrometry（ROTEM）がある。

⑿　術中エコー検査

①　経食道心エコー

経食道心エコーは心疾患の診断に有用であるが[6,7]、それのみならず、左室の収縮能、大きさ、心腔内の残存気泡の診断、弁形成術直後の弁機能の評価、また、術中予期せぬ偶発症が発生した場合の早期発見や原因検索など、患者の循環管理にも手術の評価にも極めて有用な診断ができることから、開心術の際の一般的なモニターとなっている。

麻酔科医は、人工心肺離脱時など、循環諸モニターとともに、経食道心エコーによる左室の大きさ、収縮能を参考にしながら、安全に人工心肺離脱を図ることが多くなった。

②　epiaortic echo（直接大動脈エコー）

上行大動脈への送血カニューレ挿入前の、超音波による大動脈壁の性状の診断（epiaortic echo）は、大動脈壁の詳細な情報が得られるとともに、経食道心エコーの死角（上行大動脈の末梢から弓部大動脈）を補うことができる。また、心臓表面からのエコー検査も応用可能である。

このように、術中の経食道心エコーおよび epiaortic echo は、現在では開心術に必須のモニターと言っても過言ではない。

⒀　脳循環のモニター

センサーを前額部に装着して得た脳波を処理して得られる数値をもとにした BIS（bispectral index）モニターが、麻酔深度や鎮静の指標として用いられる[8]。また人工心肺中の脳循環の指標として、あるいは選択的脳灌流法の脳循環の指標として、近赤外線分光法を用いた脳内局所酸素飽和度（rSO_2）が非観血的に連続的に測定できる[9]。循環停止、脳分離体外循環を用いる手術はもちろん、開心術一般で標準的に行う施設が増えてきている。

キーワード　術中エコー，脳循環のモニター，rSO_2

⑭ 脊髄のモニター

胸部下行や胸腹部大動脈に対する手術では脊髄の虚血が危惧されるため，運動誘発電位（MEP：motor evoked potential），感覚誘発電位（SEP：sensory evoked potential）などがモニターされる[10]。

セルフチェック

■人工心肺側に必要なモニターの種類とその意義は？
■生体側に必要なモニターの種類とその意義は？

文　献

1）日本心臓血管外科学会，日本胸部外科学会，日本人工臓器学会ほか：人工心肺装置の標準的接続方法およびそれに応じた安全教育等に関するガイドライン．厚生労働省，2007.

2）Toomasian JM, McCarthy JP：Total extrathoracic cardiopulmonary support with kinetic assisted venous drainage：Experience in 50 patients. Perfusion **13**：137, 1998.

3）Yelderman ML, Ramsay MA, Quinn MD, et al：Continuous thermodilution cardiac output measurement in intensive care unit patients. J Cardiothorac Vascul Anesth **6**：270, 1992.

4）Lichtenthal PR, Wade LD：Continuous cardiac output measurements. J Cardiothorac Vascul Anesth **8**：668, 1994.

5）Hattersley P：Activated coagulation time of whole blood. JAMA **136**：436, 1966.

6）Hisanaga K, Hisanaga A, Nagata K, et al：Transesophageal cross-sectional echocardiography. Am Heart J **100**：605, 1980.

7）伊佐治文朗：経食道超音波高速断層法による心房二次中隔欠損症の診断．日胸外会誌 **32**：37，1984.

8）Rampil IJ：A primer for EEG signal processing in anesthesia. Anesthesiology **89**：980, 1998.

9）Edmonds HL Jr, Ganzel BL, Austin EH 3rd：Cerebral oximetry for cardiac and vascular surgery. Semin Cardiothorac Vasc Anesth **8**：147, 2004.

10）Jacobs MJ, Mess W, Mochtar B, et al：The value of motor evoked potentials in reducing paraplegia during thoracoabdominal aneurysm repair. J Vasc Surg **43**：239, 2006.

（阿部知伸，田島行雄，水谷真一，阿部稔雄）

キーワード　MEP，SEP

第7章

人工心肺の適正灌流量・血液希釈

> **ポイント**
>
> 　人工心肺の目的は全身の循環・呼吸（酸素化）の維持であり，適正な灌流とは生体の酸素需要を満たしつつ，非生理的環境におかれた生体への障害を最小限に抑える方法とも言える。生体の酸素需要は一定ではなく，諸条件の変化により臓器ごとの循環も様々に変化する。本章では適正灌流量を理解する上で必要な生体の酸素需要について概説し，人工心肺に必要な血液希釈の概念を説明する。

1　生体の酸素需要と灌流量

　人工心肺の灌流量が論じられる時，必ずと言っても良いほど引用されるのが，Clark[1]による体重を基準にして生体の酸素需要量を示した図である（図7-1）。網かけ部分に，正常の生体の80％が入ると言う。常温，麻酔下の生体の酸素需要は，基礎代謝量より僅かに少なく，適正灌流とは，この酸素需要を満たす酸素供給のできる灌流と言うことができる。

　生体の酸素需要量は，一定のものではなく，生後9〜12カ月に相応する体重9 kgの時に最高値を示し，以後成長と共に漸減する。新生児期・乳幼児期には，生命の維持に加え生体の成長発育のために大きな酸素消費を必要としていることが理解できる。成人となれば，ほぼ4 mL/分/kgと一定になる（第13章参照）。

　Clarkは，酸素需要を体重あたりで示したが，現在では，人工心肺の灌流量は，一般的に，体表面積を基準とした灌流指数（PI：

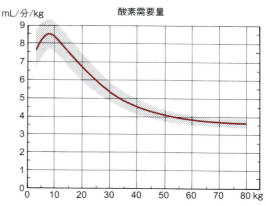

図7-1　体重を基準とした酸素需要量の変動（Clark[1]の図を参考）
網かけ部分に正常の生体の80％が入る。

キーワード　酸素需要，灌流指数

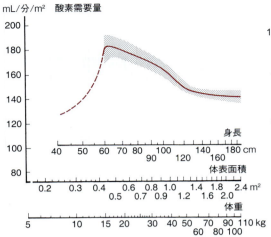

図7-2 体表面積を基準とした酸素需要量の変動（Galletti[2]の図を参考）

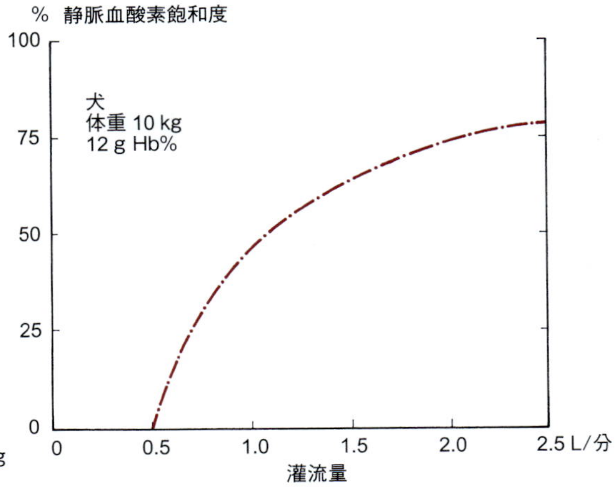

図7-3 静脈血酸素飽和度と灌流量需要量の変動（Clark[1]の図を参考）

表7-1 諸家によって提示された適正灌流指数（榊原ら[3]による）

報告者	体表面積 (m²)	灌流指数 (L/分/m²)
Clark (1958)	0.5	2.4
	1.0	2.0
	1.5	1.8
Kirklin (1958)		2.3
川島ら (1961)	～0.8	2.4
	0.8～1.2	2.2
	1.2～	2.0
水野ら (1963)	～0.47	2.5
	0.48～0.79	2.4
	0.8～1.09	2.3
	1.1～1.4	2.2
	1.41～	2.0
榊原ら (1966)	～0.8	2.6
	0.8～1.2	2.3
	1.2～	2.2

perfusion index）として示される。Gallettiら[2]は，Clarkの図を体表面積あたりに換算した酸素需要の図を示している（図7-2）。成長発育に伴う酸素需要の変動は，体重を基準とした場合と比較して変動の幅が少なく，乳幼児期が最高で，平均値180 mL/分/m²，成人では140 mL/分/m² 程度となる。もし成人と乳幼児が，組織における酸素摂取が同じとすれば，そして灌流血液の動静脈の酸素含有量に成人と乳幼児の間で大差が無ければ，酸素需要を満たすために必要な灌流量は，乳幼児は成人の約1.3倍となる。

このように，生体に必要な酸素需要量が決まれば，還流静脈血の酸素飽和度を規定し，灌流血のヘモグロビン濃度を測定すれば，必要な灌流量は計算できる。この場合，ヘモグロビンと結合する酸素量は，一般に実験的に得られた値，1.36 mL/gHbが用いられる（理論的にヘモグロビンの分子量から計算すると，1.39 mL/gHb）。Clark[1]は，還流静脈血の酸素飽和度を約50％に維持するという観点から，適正灌流量は，成人1.8 L/分/m²，体表面積1.0 m² 程度の場合2.0 L/分/m²，体表面積0.5 m² 付近では2.4 L/分/m² を示した。生体の正常な条件における混合静脈血酸素飽和度は50％よりも高く，図7-3の動物実験の結果で示されるように，還流静脈血の酸素飽和度は灌流量によって変動する。したがって，還流静脈血の酸素飽和度の値を60％とすれば，Clark[1]の示した適正灌流量は少し大きくなり，いろいろな観点

キーワード 混合静脈血酸素飽和度

から示された適正灌流量に対する諸家の報告[3]は，成人の場合，2.0〜2.3 L/分/m^{2}とほとんど一致することとなり，乳幼児については 2.4〜2.6 L/分/m^2 となる（表7-1）。ただし，これらの数値は，常温で血液希釈のない条件であることを念頭におく必要がある。

2 灌流量と臓器循環

　生体の安静時における心拍出量は，すべての臓器にその重量に応じて等分に配分されている訳ではない。例えば，腎臓は心拍出量の約1/4の血流量であるが，その重量は約300 g，体重の約0.5%に過ぎない。そして，腎臓の酸素消費は生体全体の酸素消費の約8%である。心臓の重量は腎臓とほぼ同じであるが，血流量は全体の約6%で，酸素消費は約14%である。脳の重量は体重の約3%であるが，脳血流量は，心拍出量の約16%，酸素消費量は全身の約27%，グルコース消費量は全身の約25%である。人為的に行う人工心肺の循環は生体と異なるため，灌流量を変動させた場合に臓器個々の血流量や酸素消費がどのように変動するかを観察することが重要である。

　この問題については多数の研究があり，その実験条件，測定方法などは異なり，結果は必ずしも一致しないが，共通していることは灌流量を低下させた場合，臓器循環が変動するということである。Galletti ら[4]は，諸家の報告や，生理学的研究の結果を検討の上，図7-4に示すような，灌流量の変化と各臓器の血流分布，酸素消費の変化を示した。この図は，灌流量の変化による臓器循環の変化を推測する貴重な資料であり，多くの著書・論文に引用されている。一言で言えば，生体は灌流量の低下に対して，脳と心臓の血流を維持し，酸素摂取を維持するように臓器循環が変動するということであり，低灌流では，腎臓や筋肉への血流は大きく減少する。

　このことは，腎機能障害を合併した心疾患の開心術に際して留意する必要がある。すなわち，人工心肺は高流量で施行し，動脈圧も

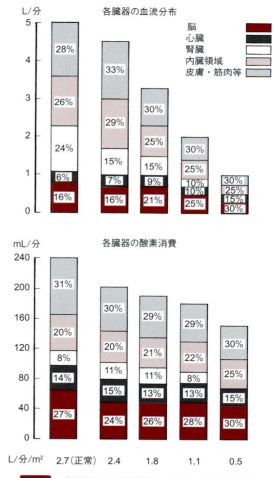

図7-4　灌流量による各臓器の血流分布と酸素消費
（Galletti[4]の図を参考）

キーワード　灌流量，臓器循環，腎機能障害

低値にならないよう注意しなくてはならない。

　脳の血流と酸素消費は，図 7-4 に示すように広い範囲の灌流量にわたって維持される。しかし動脈血 PCO_2 が脳の血管抵抗を変化させることは良く知られた事実であり，体外循環の動脈血の PCO_2 を適正に維持するよう注意が必要である。$PaCO_2$ の低下は脳血管を収縮させ，逆に $PaCO_2$ 増加は脳の血管を弛緩させる。同じ生体でも肺循環と脳循環は PCO_2 に対する反応が全く逆になる。$PaCO_2$ が著しく低下する場合には，脳血流を維持するため人工肺への吹送ガスに二酸化炭素ガスを加える必要がある。しかし，低体温体外循環という条件下では，脳血流に最も大きな影響を与えるのは，灌流量であり，26℃ 程の高度低体温下で $1.2 \sim 1.4$ L/分/m^2 以上の灌流量が必要と言われる[5]。脳は血圧に対して血流量を一定に保つメカニズムがあり（autoregulation），平均血圧が $50 \sim 150$ mmHg の間は脳血流と酸素供給は一定に保たれる。しかし常温で 50 mmHg 以下の平均灌流圧はこの autoregulation の範囲を超え，脳血流が低下する可能性がある。Stockard ら[6]は，灌流圧が 50 mmHg 以下の値を時間積分し，tm50 という指標を提唱した。これが 100 mmHg・minutes を超えた症例では 53% に脳合併症が生じたと報告しており，常温では平均灌流圧 50 mmHg が安全下限値であると考えられる。さらに高血圧患者や脳血管障害のある患者では autoregulation 機構が障害されている場合もあり，これらの場合より高い灌流圧を維持すべきとの意見もある[7]。

　低体温では脳の autoregulation は灌流圧 $20 \sim 30$ mmHg まで維持されるため[8,9]，低体温の脳保護作用と相まって灌流圧 30 mmHg が一応の安全下限値と考えられる。

▌3　血液希釈／低体温と灌流量

　今日，成人の人工心肺は無血充填で行うことが通例となっているので，人工心肺時のヘマトクリット値は 30% 以下となる。同種血の使用を避け，輸血による合併症を減らす意義はあるが，血液希釈による酸素運搬能の低下と血液粘稠度の変化について十分理解する必要がある。

(1)　血液希釈

　人工心肺による開心術が始まった当初，人工心肺回路に充填するヘパリン加新鮮血の準備は，当時の人工心肺装置が大型であったことも相まって，大きな問題であった。生理食塩水などで血液を希釈する試みは早期からなされた。しかし，血液の希釈が本格的に導入されたのは，人工心肺と低体温の併用からである[10,11]。この問題は次項に記すこととし，ここでは常温という条件下での血液希釈と灌流量について記載する。

　生体の酸素需要を満たす灌流という観点にたてば，酸素の運搬体は赤血球中のヘモグロビンであり，血液希釈は灌流液中のヘモグロビン濃度の減少，すなわち酸素含有量の減少を意味し，もし動静脈血酸素飽和度較差が同じとすれば，ヘモグロビン濃度の減少分だけ灌流量を増加しなければならない。単純に考えれば，ヘモグロビン濃度 14 g/dL の血液を 7 g/dL に希釈したと仮定すれば，そして動静脈血酸素飽和度較差が一定であるとすれば，生体の酸素需要を満たすためには 2 倍の灌

キーワード　脳血流，autoregulation，血液希釈

流量を必要とすることとなる。このため常温体外循環における血液希釈には，おのずと限界がある。

無輸血による開心術が増加し，低体温が併用され，さらに限外濾過法（ECUM）で血液の濃縮が容易となった現在においても，一般には血液の希釈はヘモグロビン濃度 7 g/dL，ヘマトクリット値 20％が安全限界と考えられる[12]。低すぎるヘマトクリット値は輸血の増加とも相まって周術期合併症を増加させるとの報告[13, 14]や，乳児症例では発達に影響するとの報告[15]もあり注意を要する。特に循環血液量の小さい乳幼児においては相対的に体外循環回路の容量が大きく，過度の血液希釈が起き易いという潜在的な問題があり，これを軽減するための種々の取り組みがなされている[16, 17]（第 13 章参照）。

(2) 血液希釈と低体温

低体温下での血液希釈は，常温の場合と異なる。第 1 に，低体温では生体の酸素消費量が減少すること，第 2 に，低体温により血液粘稠度が増加することである。血液の希釈は，血液粘稠度の増加に有利であり，酸素消費量の減少により酸素運搬能の低下は支障とならなくなる。

① 低体温と酸素消費量

図 7-5 は，低体温法での開心術の創始者 Swan[18] による表面冷却における全身低体温時の生理学的影響を検討した図であり，体外循環に併用する低体温としてよく用いられる 27℃近辺では，全身の酸素消費量は約 1/3 に低下している。この図は灌流冷却とは条件が異なるが，Hickey ら[19]は，体外循環の臨床例で体温を平均 25.4℃に下げ，灌流量を常温と同じ 2.1 L/分/m² と一定にしたが，酸素消費量は約 50％に低下した。そこで灌流量を 1.2 L/分/m² に低下させて 40 分間の経過をみたが，酸素消費量，酸塩基平衡に変動はなかったと言う。低体温時の体外循環灌流量については，現

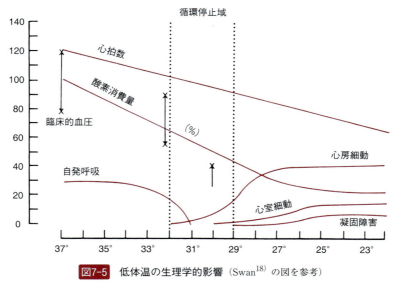

図7-5 低体温の生理学的影響（Swan[18]の図を参考）
開心術中の低体温に関する初期の臨床的研究に基づく。温度は直腸温。

キーワード　低体温

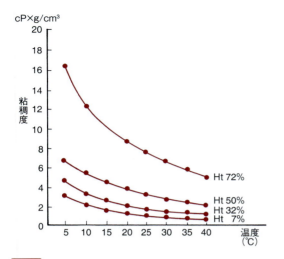

図7-6 犬血液の温度およびヘマトクリット値と粘稠度との関係（Reemtsma[20]の図を参考）
cP：センチポアズ＝10^{-3} N・s/m^2

在も議論の多い所であるが，多くの施設では，手術操作の困難な場合を除いて，灌流量を低下させておらず，血液希釈による酸素運搬能の低下は，灌流量の維持と酸素消費量の低下で十分補って余りあるものと考える．

② 低体温と血液粘稠度

血液粘稠度は，体温の低下と共に増加する．血漿そのものも低温で粘稠度を増すが，低体温時の血液粘稠度増加の主因は血球成分にあり，ヘマトクリット値が高い程その上昇は著しい[20]（図7-6）．さらに低体温時には，血液の濃縮が起こる[21]．したがって，人工心肺に低体温を併用する場合，血液を希釈することは必須なことである．

③ 血液希釈液

血液希釈液としては，現在では多くは細胞外液組成の重炭酸リンゲル液，酢酸リンゲル液，乳酸リンゲル液が用いられる．それに膠質浸透圧の維持のためアルブミン製剤が加えられることもあり，また浸透圧利尿剤であるマンニトールを用いることが多い（表11-1，137頁を参照）．

> **セルフチェック**
> ■生体の酸素需要からみた適正な体外循環灌流量は？
> ■脳の autoregulation とは？
> ■血液希釈の安全限界は？

文献

1) Clark LC Jr : Optimal flow rate in perfusion. Extracorporeal circulation（Allen JG ed），p157, Thomas, Springfield Ill, 1958.
2) Galletti PM, Brecher GA : Heart-lung bypass : Principles and techniques of extracorporeal circulation, p215, Grune & Stratton, New York, 1962.
3) 榊原欣作，高橋英正：総論．人工心肺と体外循環，p34, 医事通信社，1973.
4) 2) と同じ，p211.
5) Soma Y, Hirotani T, Yozu R, et al : A clinical study of cerebral circulation during extracorporeal circulation. J Thorac Cardiovasc Surg **97** : 187, 1989.
6) Stockard JJ, Bickford RG, Schauble JF : Pressure-dependent cerebral ischemia during cardiopulmonary bypass. Neurology **23** : 521, 1973.
7) Murphy GS, Hessel EA 2nd, Groom RC : Optimal perfusion during cardiopulmonary bypass : An evidence-based approach. Anesth Analg **108** : 1394, 2009.

キーワード 血液粘稠度

8) Murkin JM, Farrar JK, Tweed WA, et al : Cerebral autoregulation and flow/metabolism coupling during cardiopulmonary bypass : The influence of $Paco_2$. Anesth Analg **66** : 825, 1987.
9) Govier AV, Reves JG, Mckay RD, et al : Factors and their influence on regional cerebral blood flow during nonpulsatile cardiopulmonary bypass. Ann Thorac Surg **38** : 592, 1984.
10) Zuhdi N, McCollongh B, Carey J, et al : Hypothermic perfusion for open heart surgical procedures. Report on the use of heart-lung machine with five percent dextrose in water inducing hemodilution. J Int Coll Surg **35** : 319, 1961.
11) 中井尭雄 : 血液稀釈低温灌流法の臨床的研究. 名古屋医学 **90** : 285, 1967.
12) Kawashima Y, Yamamoto Z, Manabe H : Safe limits of hemodilution in cardio-pulmonary bypass. Surgery **76** : 391, 1974.
13) DeFoe GR, Ross CS, Olmstead EM : Lowest hematocrit on bypass and adverse outcomes associated with coronary artery bypass grafting. Ann Thorac Surg **71** : 769, 2001.
14) Habib RH, Zacharias A, Schwann TA, et al : Adverse effects of low hematocrit during cardiopulmonary bypass in the adult : Should current practice be changed? J Thorac Cardiovasc Surg **125** : 1438, 2003.
15) Jonas RA, Wypij D, Roth SJ, et al : The influence of hemodilution on outcome after hypothermic cardiopulmonary bypass : Results of a randomized trial in infants. J Thorac Cardiovasc Surg **126** : 1765, 2003.
16) Ando M, Takahashi Y, Suzuki N : Open heart surgery for small children without homologous blood transfusion by using remote pump head system. Ann Thorac Surg **78** : 1717, 2004.
17) Miyaji K, Kohira S, Miyamoto T, et al : Pediatric cardiac surgery without homologous blood transfusion, using a miniaturized bypass system in infants with lower body weight. J Thorac Cardiovasc Surg **134** : 284, 2007.
18) Swan H : Clinical hypothermia : A lady with a past and some promise for the future. Surgery **73** : 736, 1973.
19) Hickey RF, Hoar PF : Whole-body oxygen consumption during low-flow hypothermic cardiopulmonary bypass. J Thorac Cardiovasc Surg **86** : 903, 1983.
20) Reemtsma K, Creech O Jr : Viscosity studies of blood, plasma and plasma substitutes. J Thorac Cardiovasc Surg **44** : 674, 1962.
21) Chen RYZ, Wicks AE, Chien S : Hemoconcentration induced by surface hypothermia in infants. J Thorac Cardiovasc Surg **80** : 236, 1980.

（水谷真一，阿部稔雄）

第8章

低体温体外循環法

ポイント

　体外循環を用いることにより低体温法が可能になった。低体温法には軽度，中等度，高度，超低体温法があり術式により選択される。特に無血視野が必要な症例に対しては超低体温法が使用される。しかし，低体温は非生理的な環境であり，さまざまな特異的病態を呈する。本章では冷却・復温における注意点，低体温による酸素代謝，酸塩基平衡，循環器系，中枢神経系，血液凝固系に関する影響について解説する。また，大動脈手術などで低体温法と組み合わせて行われる逆行性脳灌流や選択的脳灌流などの脳保護法についても解説する。

1　表面冷却を用いた単純低体温法

　心臓外科領域における低体温法の導入は，体外循環を用いない単純低体温法の導入に始まる。Bigelow ら[1] は表面冷却による超低体温循環停止法を動物実験により確立し，Lewis と Tauffic[2] は1952年に表面冷却による中等度低体温循環停止法を用い，心房中隔欠損症の修復に臨床例として初めて成功した。体外循環を用いた低体温導入法も同時期に並行して研究が進められ，Gibbon ら[3] が動物実験により低体温体外循環法を初めて導入し，Senning ら[4] は1952年に低体温体外循環法を用い粘液腫摘出を報告している。大動脈瘤切除に低体温体外循環および循環停止法を用いたのは1963年 Barnard ら[5] の報告が初めてである。

　単純低体温法の基本概念は，凍死事故から奇跡的に生還した生存者の病態生理が基本となっている[6,7]。低体温法による開心術の成功例は1952年に Lewis と Tauffic によりなされており[2]，本邦では1954年に榊原らが単純低体温法を用いて肺動脈狭窄症の手術に成功している[8]。単純低体温法を用いた心臓手術は乳児や小児の先天性心疾患の手術において良好な成績が報告されている[9]。

　単純低体温法では，エーテル全身麻酔下に患者を氷水槽に入れ，表面冷却により中枢温を27～28℃に下げた後に手術台に移し，短時間の循環遮断を25℃前後で行い，心内操作を施行する。心蘇生は心内操作終了後に上行大動脈の送血針から冠循環へ送血し，心蘇生が得られた後に全身を加温し復温する。単純低体温法では25℃，30分程度の循環遮断は精神神経学的にも問題はなく，術

キーワード　表面冷却，単純低体温法

後の呼吸管理も体外循環を使用した場合と比較して極めて容易と報告されている[9]。

しかし，単純低体温法単独では冷却中に心室細動を生じ易いこと，循環遮断の時間的制約があること，復温の際の心蘇生に高度な技術と経験を要することなどから，手術適応は単純心奇形に限定されていた。その後，単純低体温法は，体外循環を用いた乳幼児開心術の補助手段として発展し，複雑心奇形の手術にも応用されるようになった[10, 11]。しかし，体外循環を用いた低体温法が確立されている現在においては，一般には使用されていないのが現状である。

2　体外循環と低体温法

中枢温度センサーとしては，鼻咽頭温あるいは鼓膜温の他に膀胱温または直腸温を測定する。低体温法は目標とする中枢温により，軽度低体温（35〜32℃）（mild hypothermia），中等度低体温（32〜28℃）（moderate hypothermia），高度低体温（28〜20℃）（severe hypothermia），超低体温法（20℃以下）（deep or profound hypothermia）と分類している。選択的脳灌流法による弓部大動脈手術では高度低体温法が，循環停止を要する複雑心奇形手術，慢性血栓閉塞性肺高血圧症に際しては超低体温法が使用されることが多い。

中心冷却は人工心肺の開始とともに始めるのが一般的であるが，急速冷却では心室細動が早期に発生し，心筋へのダメージが大きくなる[12]。心室細動に陥る前に左室ベントをおき，左室の緊満を予防することが重要であり，中等度以上の大動脈弁閉鎖不全を認める症例においては，冷却達成よりも大動脈遮断を優先する必要がある。冷却スピードに関して，30℃程度までは緩徐に行い，心室細動発生後に急速冷却とすることが望ましい。超低体温循環停止法で20℃以下まで冷却する場合は，全身臓器の十分な冷却を達成するために30分以上の冷却時間を考慮することが推奨されている[13]。冷却を停止した後もしばらく中心温度は下がり続ける（after drop）。また，冷却および復温に際しては，送血温と脱血温との温度較差に注意する必要があり，特に急速な冷却・加温では体外循環回路内に気泡が発生し，微小塞栓の原因となるため，送脱血温較差は5℃以内，送血温と鼻咽頭温との差は10℃以内に保つことが推奨されている。また，各臓器において組織血流量の大きい腎，副腎，心臓は冷却・復温が容易であるのに対し，組織血流量の小さい骨格筋，脂肪組織は冷却・復温に時間を要する[14]。送血部位が上行大動脈あるいは鎖骨下（もしくは腋窩）動脈の場合は上半身が先に，大腿動脈の場合は下半身が先に冷却される。また，膀胱温は尿量によって温度変化が異なる。Cerebral hyperthermia を避けるため，低体温からの復温は緩徐に行う必要があり，送血温は37℃を超えないことが推奨されている[15]。人工心肺離脱時の至適温度についての一定の見解は得られていないが，36℃以下での離脱は凝固能異常が残存し出血合併症が増えるとされる[15]。また，人工心肺離脱後は afterdrop effect を考慮する必要があり，特に脂肪が多い症例では影響が大きいとされる[16]。

キーワード　体外循環，低体温法，送血温，脱血温

3 低体温と酸素代謝

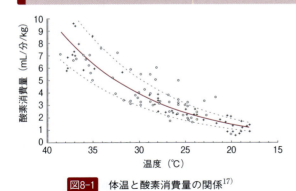

図8-1 体温と酸素消費量の関係[17]

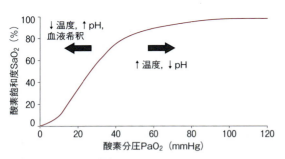

図8-2 血液の酸素解離曲線に及ぼす温度の影響[19]

体温の低下とともに全身の酸素消費量は低下する[17]（図8-1）。温度変化に伴う生体の酸素代謝は，体温が10℃低下するごとに一定の割合で代謝が低下するQ10の法則が当てはまると言われ，10℃の低下で全身の酸素消費量は約50％減少すると報告されている[18]。全身麻酔下の酸素消費量は80～125 mL/分/m^{2}であり，1℃の低下により酸素消費量は約5％低下するため，20℃においては37℃の約20％の20～30 mL/分/m^{2}に酸素消費量は低下している[18]。

体外循環操作において低体温を導入する最大の目的は全身の酸素代謝を低下させることにある。低体温に伴う全身の酸素消費量の低下は，定常流灌流による非生理的循環を補うとともに，臓器虚血を起こすことなく灌流量を低下させることを可能とする[19,20]。28℃の中等度低体温では1.6 L/分/m^{2}の灌流量で2時間の体外循環が安全に行えると報告されている[18]。また，低体温においては心筋保護液による心筋保護効果が増強されることが報告されている。長時間の心停止時間を要する心臓手術に対しては，心筋保護を考慮して中等度低体温を用いることがあるが，一般的な開心術では，natural dropによる常温体外循環が行われる。

酸素解離曲線*1は，低体温により左方移動し，HbとO$_2$との解離性が減弱することが知られている[19]（図8-2）。このため，組織においてHbからO$_2$が放出され難くなり，Hbを介する酸素運搬能は低下する。また，体外循環に伴う血液希釈によっても酸素解離曲線は左方移動するため，酸素運搬能はさらに低下する。一方，低体温では血中の酸素溶解度が増加することが知られている。体温の低下に伴い，38℃では0.3 vol％，30℃では1.5 vol％，25℃では2.0 vol％，10℃では2.5 vol％，0℃では4.0 vol％と上昇する。このため，超低体温においては，血中溶存酸素がHbによる酸素運搬能の低下を補填するように働いている。また，CO$_2$解離曲線も低体温および血液希釈により左方移動することが知られている[21]。

*1 2,3-bisphosphoglycerate（2,3-DPG）は，赤血球内に高濃度に存在する解糖中間体で，増加することにより酸素解離曲線は右方移動する。また，二酸化炭素分圧が増加することでも酸素解離曲線は右方移動する。

キーワード 低体温，酸素代謝，酸素消費量，酸素解離曲線

4 低体温と酸塩基平衡

(1) 酸塩基平衡

　酸塩基平衡は体温の変化に伴い大きな変動を示す。この酸塩基平衡の変化には一定の法則があり，以下の各関係式が知られている。

　pHとCO$_2$，HCO$_3^-$の量とのあいだにはHenderson-Hasselbalchの関係式が知られている。

　　pH＝pK＋log([HCO$_3^-$]/[CO$_2$])

　[CO$_2$]は血液に溶存した総二酸化炭素量を表し二酸化炭素分圧に比例するため，

　　[CO$_2$]＝S×PaCO$_2$　（S：溶解度）

の関係式がなりたつ。

　溶解度は37℃で0.03 mM/mmHgであるため，PaCO$_2$ 40 mmHgでは，

　　[CO$_2$]＝S×PaCO$_2$＝0.03×40 mmHg＝1.2 mM

と計算される。

　炭酸の平衡定数はK$^{6.1}$，37℃の正常血漿の[HCO$_3^-$]は24 mMであるため，これらを代入すると pH＝6.1＋log(24/1.2)＝7.4 が得られる。

　CO$_2$の溶解度と分圧の関係は，ヘンリーの法則にしたがうが，CO$_2$は低温では水に溶け易くなるため，低温では常温に比して高い溶解度を示す。実際には溶解度は37℃で0.03 mM/mmHgであるが，20℃では0.052 mM/mmHgになり，PaCO$_2$が一定の場合には1.7倍の総二酸化炭素量[CO$_2$]を示すこととなる。逆に総二酸化炭素量[CO$_2$]が一定であるならば，PaCO$_2$は1/1.7倍と低くなる。

　二酸化炭素の温度変化率には $10^{0.021(t-37)}$ の式があてはまる。このため，総二酸化炭素量[CO$_2$]が一定のとき，温度（t℃）との関係は以下の式があてはまる。

　　[CO$_2$](t℃)＝[CO$_2$](37℃)×$10^{0.021(t-37)}$

　同様の関係がPaCO$_2$にもあてはまる。

　　PaCO$_2$(t℃)＝PaCO$_2$(37℃)×$10^{0.021(t-37)}$

　また，一般に温度1℃の低下により，pHは0.0147上昇し，以下の関係式が知られている。

　　pH(t℃)＝pH(37℃)＋0.0147(37－t)

　これらの式から総合して，総二酸化炭素量[CO$_2$]が一定の場合には，温度低下に伴い，PaCO$_2$は低下し，pHは上昇を示し，アルカローシスを呈するようになる[22]。

　以上のように，pHおよびPaCO$_2$は温度変化に伴い大きな変動を示すため，患者の体温に即した補正を常に考慮する必要がある。われわれが臨床で使用している血液ガス分析装置は一般に37℃に血液を加温し測定を行っている。したがって，20℃低体温の状態では以下の計算式に表される相異が生じてくる。

　PaCO$_2$(t℃)＝PaCO$_2$(37℃)×$10^{0.021(t-37)}$から計算すると，20℃の体外循環でPaCO$_2$＝40 mmHgの時，37℃補正では$10^{0.021(20-37)}$＝0.44であるから，PaCO$_2$＝91 mmHgとなる。逆に，37℃補正で

キーワード　酸塩基平衡，アルカローシス

$PaCO_2 = 40$ mmHg の時，20℃の体外循環では，$PaCO_2 = 18$ mmHg となる。

pH$(t℃)$＝pH$(37℃)$＋$0.0147(37-t)$ から計算すると，20℃の体外循環で pH＝7.4 の時，37℃補正では 7.15，逆に 37℃補正で pH＝7.4 の時，20℃の体外循環では 7.65 と計算される。

(2) アルファ・スタット法と pH スタット法

ヒトの血液は温度が 1℃低下すると PCO_2 は低下し，pH は 0.015 上昇する。アルファ・スタット法は 37℃換算値で測定し，pH 7.4 に維持する管理法である。

変温動物はアルファ・スタットで生きており，低温での二酸化炭素分圧は低く保たれるが総二酸化炭素量は温度変化にかかわらず一定である。一方，pH スタット法とは，温度が低下した場合，その温度で pH 7.4 とするために二酸化炭素を加えて補正する管理法である。恒温動物で冬眠する動物は，その冬眠中に pH スタットが働いている。pH スタットでは血液はアシドーシスとなるが，これは代謝を下げる働きがあり，骨格筋，消化管，中枢神経系などの非活動性組織に対しては有用である。しかし，心臓，肝臓などの活動性組織では，細胞内から H^+ を排出して，細胞内 pH を一定に保ち電気的中性を維持しているため，アルファ・スタット法が有用である。

低体温体外循環中は，脳保護のため脳は非活動であることが望ましい。pH スタット法は脳機能を低下させ，脳保護効果の上では利点がある。ATP も有意に保たれると報告され[23]，脳灌流の点でも，pH スタット法は二酸化炭素付加により脳血流が増加し[24]，効果的に脳冷却が行え，脳を静脈系から灌流する逆行性脳灌流法においても脳組織血流を増加させる[25, 26]。しかし，pH スタット法では脳血流の autoregulation 機能が失われ，順行性脳灌流においては灌流圧の低下をきたし灌流過剰となることや微小塞栓の危険性を有している。一方でアルファ・スタット法では autoregulation 機能や細胞内 pH や酵素活性が維持され，脳血流と代謝のカップリングが良好に保たれる[27]。1960〜1970 年代では pH スタット法が広く使用されていたが，1980 年代以降は二酸化炭素を付加する必要のない点でアルファ・スタット法が一般的となっている。最近，超低体温法において小児では pH スタット法を，成人ではアルファ・スタット法を推奨する報告[28]があるが，低体温循環停止法においてどちらの方法を選択すべきかについて明確な結論はでていない。

5 低体温に伴う生体の変化

(1) 循環器系の変化

低体温により動脈圧，脈拍数は減少し，28〜25℃前後から低カリウム血症や血液 pH の異常，カテコールアミンの分泌増加，心筋内温度較差などの要因により心室細動に陥り易くなる。心拍動を保ちながら冷却するためには冷却速度を緩徐にし，血清カリウム値を正常範囲内に維持するように血中カリウムの補給が必要となる。末梢血管抵抗は 30℃までは緩徐に上昇し，以後，急速に増大し 20℃では常温の 3 倍となる。これは末梢細動脈の収縮および血液粘性増加が主因と考えられ，主要臓器に血流を集中させる血流分布の autoregulation が働き，腹部臓器や骨格筋などの組織血流を低下させ，脳血流を維持する自動調節機構が働くためである[29]。灌流圧が高い場合は適宜，血管

キーワード アルファ・スタット法，pH スタット法，低体温

拡張剤や自律神経遮断薬を用い末梢循環を保つ必要がある。また，低温により上昇した血液粘性は乳酸リンゲル液，プラズマ製剤などの補液により血液を希釈して対応しなくてはならない[14]。

(2) 中枢神経系の変化

非麻酔下において体温が33℃に低下した場合，意識障害が発生し，生体は低体温に対して筋肉の震え（shivering）により体温の低下を防ごうとする自己防衛反応を起こすが，筋弛緩剤を用いた全身麻酔下では発生しない。30℃に低下すると変温性状態に陥る（poikilothermia）。脳波は低体温に伴い周期が延長し，速波の減少と電位の低下をきたしてくる。脳波の平坦化，消失には個人差を認めるが，鼻咽頭温20℃前後で平坦化を来す症例が多い[13]。一方，一旦消失した脳波は復温につれて徐々に回復するが，体温の回復に比して，脳波の周期，電位の回復は一般に遅延を認める。

(3) 出血傾向

低体温法を用いた手術では外科手技とともに冷却・加温に長時間を要するため体外循環時間が延長し，体外循環終了後の非外科的出血傾向の発現頻度が大きくなる。さらに吻合部からの外科的出血が加わるとさらに出血傾向を助長し，凝固能が破綻し易い。体外循環に伴う非外科的出血傾向は，ヘパリンの使用，血小板機能低下，凝固能の低下，線溶能の亢進に起因する。低体温に伴い血小板は肝臓，脾臓に集積し，血小板数は減少する。トロンボキサン合成酵素阻害によるトロンボキサン A2 産生低下が起こり，血小板凝集能も大きく低下し[30, 31]，血管内皮細胞障害も起こる。復温により血小板数および凝集能は回復するが，完全な回復には至らない。凝固能は出血傾向を呈するほど低下しないとの報告はあるが[32]，凝固因子は体外循環に伴い経時的に消費され，低下傾向を示すため，PT，APTT，フィブリノゲンの測定を適宜行い，適切な時期に凝固因子を補充することが重要である。厚生労働省の「血液製剤の使用指針」[33] では，フィブリノゲン 100〜150 mg/dL 未満では凝固因子の補充を必要とすると記され，血小板数は 50,000〜100,000/L を保つことが推奨されている。

超低体温においては，ACT の延長がヘパリン量を正確に反映しないことが知られている。適正量のヘパリン使用は凝固能の亢進を抑制し，体外循環終了後の出血量をむしろ低下させることが報告されている[34]。近年では，低体温による出血の問題を避けるため，超低体温や高度低体温よりむしろ中等度低体温下に手術を行う報告が増えている[35]。

6　超低体温循環停止法の安全限界

36℃においては約 3〜5 分間の脳血流停止により不可逆的な脳障害が招来することが知られており，体温と安全限界時間の関係をグラフに示す（図 8-3）[17]。循環停止法の安全限界時間は 15〜18℃で 30〜45 分と報告されているが[36]，QOL スコアの点からみると 20 分以上で低下し，35 分以上では著しく低下するといわれており，次に述べる逆行性脳灌流法や選択的脳灌流法などの脳保護法を併用することが重要である[37]。

キーワード　超低体温循環停止法

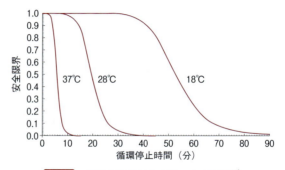

図8-3　超低体温循環停止法の安全限界[17]

7　逆行性脳灌流法（RCP）

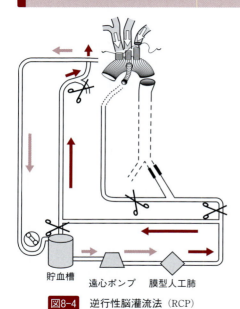

図8-4　逆行性脳灌流法（RCP）

白矢印：体内動脈血流，淡い色付き矢印：体外循環静脈血流，色付き矢印：体外循環動脈血流．

逆行性脳灌流法（retrograde cerebral perfusion：RCP）は上田ら[38]により提唱され，低体温循環停止下に酸素化血を静脈側（上大静脈）より送血して脳灌流を行う方法である．弓部分枝より弓部大動脈に逆行性に血液が流入し，弓部分枝への空気塞栓および粥腫迷入による脳塞栓を予防する効果がある．

人工心肺は上下大静脈の2本脱血とし，上大静脈をテーピングする．循環停止後，下大静脈は遮断し，上大静脈から挿入した脱血管から送血する（図8-4；図14-3も参照）[39]．過灌流は脳浮腫をきたす可能性があり，内頸静脈圧は25 mmHg以下に保つようにするが，静脈弁の存在もあり，灌流量は個体差が大きい（200〜400 mL/分）[40]．脳保護効果を高めるためにバルビツレート（イソゾール）500 mgとマンニトール150 mgを投与することもある．

RCPは20℃での脳虚血許容時間を60分程度に延長できるとされているが，非生理的であり，術後せん妄の発生率も高く，必ずしも脳全体への十分な灌流を維持するものではなく，あくまでも循環停止法の補助手段として使用すべきとする意見がある．脳虚血時間をなるべく短縮するために弓部分枝再建を先行する方法（arch-first technique）が報告されている[41]．

キーワード　逆行性脳灌流法

第8章　低体温体外循環法　89

8　選択的脳灌流法（SCP）

　選択的脳灌流法（selective cerebral perfusion：SCP）は生理的かつ最も標準的な脳保護法であり，循環停止後に弓部分枝にカニュレーションし，選択的に脳灌流を行う方法である（図14-4）[42]。弓部大動脈分枝の入口部付近には粥腫が多く，粥腫の飛散を防ぐため，血管内腔を十分に検索し，粥状硬化の少ないところで分枝血管を切断し，慎重にカニュレーションすることが重要である。また，弓部分枝内に空気が入らないようにするため循環停止直前に体位をヘッドダウンとし，静脈圧を上げておくことも重要である。また，弓部分枝へのカニュレーションの順番に関して，左鎖骨下動脈へ最初に挿入すると腕頭動脈，左総頸動脈内の空気が抜け易い。SCP回路は単独一基のポンプとする。SCPの送血管はバルーン付きのカニューレが好んで使用され，同時に先端圧をモニターすることが望ましい。常温での正常脳血流は750 mL/分程度であり，50〜170 mmHgの範囲でautoregulationが働くが，20℃になるとこの範囲は30〜100 mmHgと低下する。灌流温に関して，以前は20℃程度まで冷却されていたが，近年では25〜28℃とし，灌流量は10〜15 mL/分/kgとする施設が多い。灌流圧（先端圧）は30〜50 mmHgとし[43]，灌流圧が高すぎる場合は血管拡張剤を使用し，調節する。腕頭動脈へのカニューレは深く挿入すると右鎖骨下動脈と右総頸動脈の分岐に先端が当たり，適切に灌流されない可能性があるので注意が必要である。左鎖骨下動脈は，一般的に入口部が太いことが多く，カニューレが抜け易い。

　カニューレからの送血は，Willis動脈輪との交通が不良な症例が20％あり，弓部3分枝すべてに送血する方が安全である。左鎖骨下動脈を遮断して盗血を防ぎ，腕頭動脈と左総頸動脈のみに送血する方法もある。

　INVOSやNIROにより測定される脳内局所酸素飽和度（rSO_2）は，貧血，頭蓋骨の厚み，脳脊髄液層，頭蓋外血流の影響，体位などによる影響を受け，絶対的な指標にはならないが，左右差をモニタリングすることは有用である。脳内局所酸素飽和度が40％以下となった時，もしくはベースラインから20％以上低下した時は，何らかの治療介入を行った方が良いと考えられるが，明確なエビデンスがあるわけではない。

セルフチェック

■酸素消費量は，25℃では37℃の約何％まで低下するか。
■低体温体外循環における酸塩基平衡の管理法を2つ示せ。
■25℃における選択的脳灌流法の至適灌流圧と灌流量は？

文　献

1）Bigelow WG, Callaghan JC, Hoops JA：General hypothermia for experimental intracardiac surgery. Ann Surg **132**：531, 1950.
2）Lewis FJ, Tauffic M：Closure of atrial septal defects with the aid of hypothermia：Experimental

キーワード　選択的脳灌流法

accomplishments and the report of one successful case. Surgery **33**: 52, 1953.

3) Gibbon JH Jr: Application of a mechanical heart and lung apparatus to cardiac surgery. Minn Med **37**: 171, 1954.

4) Senning A: Ventricular fibrillation during extracorporeal circulation used as a method to prevent airembolisms and to facilitate intracardiac operations. Acta Chir Scand **171**: 1, 1952.

5) Barnard CN, Schire V: The surgical treatment of acquired aneurysms of the thoracic aorta. Thorax **18**: 101, 1963.

6) Laufman H: Profound accidental hypothermia. JAMA **147**: 1201, 1951.

7) Althaus U, Aeberhard P, Schupbach P, et al: Management of profound accidental hypothermia with cardiorespiratory arrest. Ann Surg **195**: 492, 1982.

8) 榊原仟，織畑秀夫，中山耕作ほか：冬眠麻酔下心血流遮断による心臓内直視下手術の成功例．日本医事新報 **1598**：5104，1954.

9) Horiuchi T, Koyamada K, Mohri H, et al: Repair of ventricular septal defect in infants less than 1 year old. J Thorac Cardiovasc Surg **46**: 180, 1963.

10) Hikasa Y, Shirotani H, Satomura K, et al: Open heart surgery in infants with an aid of hypothermic anaesthesia. Arch Jap Chir **37**: 399, 1968.

11) Barratt-Boyes BG, Neutze JM, Seelye ER, et al: Complete surgical correction of cardiac malformation in infants less than 1 year old. Progress Cardiovasc Dis **15**: 229, 1972.

12) Rebeyka IM, Hanan SA, Borges MR, et al: Rapid cooling contracture of the myocardium. The adverse effect of prearrest cardiac hypothermia. J Thorac Cardiovasc Surg **100**: 240, 1990.

13) Edmunds H Jr: Intraoperative protection of organs. Cardiac surgery in the adults (Edmunds H Jr ed), p311, McGraw-Hill, 1997.

14) Rudy LW Jr, Boucher JK, Edmunds LH Jr: The effect of deep hypothermia and circulatory arrest on the distribution of systemic blood flow in rhesus monkeys. J Thorac Cardiovasc Surg **64**: 706, 1972.

15) Engelman R, Robert AB, et al: The Society of Thoracic Surgeons, The Society of Cardiovascular Anesthesiologists, and The American Society of ExtraCorporeal Technology: Clinical practice guidelines for cardiopulmonary bypass—Temperature management during cardiopulmonary bypass. J Extra Corp Tech **47**: 145, 2015.

16) Tindall MJ, Peletier MA, Severens NM, et al: Understanding post-operative temperature drop in cardiac surgery: A mathematical model. Math Med Biol **25**: 323, 2008.

17) Kirklin JW, Barratt-Boyes BG: Cardiac Surgery, 3d, New York, Churchill-Livingstone, 2003.

18) Davies LK: Hypothermia: Physiology and clinical use. Cardiopulmonary bypass (Gravlee GP, Davis RF, Utley JR ed), p140, Williams & Wilkins, Baltimore, 1993.

19) Hickey RF, Hoar PF: Whole-body oxygen consumption during low-flow hypothermic cardiopulmonary bypass. J Thorac Cardiovasc Surg **86**: 903, 1983.

19) Deweber K, Scorza K: Return to activity at altitude after high-altitude illness. Sports Health **2**: 291, 2010.

20) Swain JA, McDonald TJ, Griffith PK, et al: Low-flow hypothermic cardiopulmonary bypass protects the brain. J Thorac Cardiovasc Surg **102**: 76, 1991.

21) White FN, Weinstein Y: Carbon dioxide transport and acid-base balance during hypothermia. Pathophysiology and techniques of cardiopulmonary bypass (Utley JR ed), Vol1, p40, Williams & Wilkins, Baltimore, 1982.

22) Rosenthal TB: The effect of temperature on the pH of blood and plasma in vitro. J Biol Chem **173**: 25, 1948.

24) Belsey RHR, Dowlatshahi K, Keen G, et al: Profound hypothermia in cardiac surgery. J Thorac Cardiovasc Surg **56**: 497, 1968.

23) Aoki M, Nomura F, Stromski ME, et al: Effects of pH on brain energetics after hypothermic circulatory arrest. Ann Thorac Surg **55**: 1092, 1993.

25) Ueno K, Takamoto T, Miyairi T, et al: Arterial blood gas management in retrograde cerebral perfusion: The importance of carbon dioxide. Eur J Cardiothorac Surg **20**: 979, 2001.

26) Nishizawa T, Usui A, Murase M, et al: pH-stat blood gas management provides better perfusion during deep hypothermic retrograde cerebral perfusion. Interactive CardioVascular and Thoracic Surgery **1**: 88, 2002.

27) Murkin JM, Farrar JK, Guiraudon G: Cerebral autoregulation and flow/metabolism and coupling during cardiopulmonary bypass: The influence of Pao2. Anesth Analg **66**: 825, 1987.

28) Abdul Aziz KA, Meduoye A : Is pH-stat or alpha-stat the best technique to follow in patients undergoing deep hypothermic circulatory arrest? Interact Cardiovasc Thorac Surg **10** : 271, 2010.

29) Bull BS, Korpman RA, Huse WM, et al : Heparin therapy during extracorporeal circulation : Problems inherent in existing heparin protocols. J Thorac Cardiovasc Surg **69** : 674, 1975.

30) Valeri CR, et al : Hypothermia-induced reversible platelet dysfunction. **205** : 175, 1987.

31) Michelson AD, et al : Reversible inhibition of human platelet activation by hypothermia in vivo and in vitro. Thrombosis and haemostasis **71** : 633, 1994.

32) Harker LA, Malpass TW, Branson HE, et al : Mechanism of abnormal bleeding in patients undergoing cardiopulmonary bypass : Acquired transient platelet dysfunction associated with selective alpha granule release. Blood **56** : 824, 1980.

33) 厚生労働省：血液製剤の使用指針及び輸血療法の実施に関する指針について．平成17年9月6日（薬食発第0906002号）．

34) Shirota K, Watanabe T, Takagi Y, et al : Maintenance of blood heparin concentration rather than activated clotting time better preserves the coagulation system in hypothermic cardiopulmonary bypass. Artif Organs **24** : 49, 2000.

35) Numata S, Tsutsumi Y, Monta O, et al : Acute type A aortic dissection repair with mild-to-moderate hypothermic circulatory arrest and selective cerebral perfusion. J Cardiovasc Surg **56** : 525, 2015.

36) Newburger JW, Jonas RA, Wernovsky G, et al : A comparison of the perioperative neurologic effects of hypothermic circulatory arrest versus low flow cardiopulmonary bypass in infant heart surgery. New Eng J Med **329** : 1057, 1993.

37) Immer FF, Lippeck C, Barmettler H, et al : Improvement of quality of life after surgery on the thoracic aorta : Effect of antegrade cerebral perfusion and short duration of deep hypothermic circulatory arrest. Circulation **14** : II250, 2004.

38) Ueda Y, Miki S, Kusuhara K, et al : Surgical treatment of aneurysm or dissection involving the ascending aorta and aortic arch, utilizing circulatory arrest and retrograde cerebral perfusion. J Cardiovasc Surg (Torino) **31** : 553, 1990.

39) Ueda Y : A reappraisal of retrograde cerebral perfusion. Ann Cardiothorac Surg **2** : 316, 2013.

40) Usui A, Oohara K, Liu TL, et al : Determination of optimum retrograde cerebral perfusion conditions. J Thorac Cardiovasc Surg **107** : 300, 1994.

41) Sasaki M, Usui A, Yoshikawa M, et al : Arch-first technique performed under hypothermic circulatory arrest with retrograde cerebral perfusion improves neurological outcomes for total arch replacement. Eur J Cardiothorac Surg **27** : 821, 2005.

42) Kazui T, Inoue N, Yamada O, et al : Selective cerebral perfusion during operation for aneurysms of the aortic arch : A reassessment. Ann Thorac Surg **53** : 109, 1992.

43) Kazui T, Washiyama N, Muhammad BA, et al : Total arch replacement using aortic arch branched grafts with the aid of antegrade selective cerebral perfusion. Ann Thorac Surg **70** : 3, 2000.

（松山克彦）

第9章

人工心肺の病態生理

ポイント

　人工心肺において，全身循環は極めて非生理的な状態に陥る。それに対し生体はいろいろな反応を示し，非生理的循環に適合するように働く。また，人工心肺装置の操作により，循環・呼吸・血液の諸条件を人為的に調整することで，生体の非生理的循環への適合を補う事ができる。

　人工心肺の操作にあたっては，体外循環の病態生理について十分理解し，適切な操作を行う必要がある。本章では，これら人工心肺装置と関連する病態生理を解説する。

1　血行動態の変動

　人工心肺における血行動態は，拍動の無い定常流であるため生体に様々な反応を引き起こす。さらに，血行動態は①体温，②酸塩基平衡，③血液希釈，④循環血液量，⑤心機能，⑥血管作動性物質などにより大きな影響を受ける。また，血液希釈に伴う血漿浸透圧の低下および毛細血管透過性の増大により血管外腔への水分移動が増大し，著明な水分貯留が全身に発生する。

　定常流が生体に与える影響については様々な報告があるが，大きな影響は生体に生じないとの報告が多い[1, 2]。軸流ポンプ補助人工心臓による定常流灌流の長期動物実験においても，生体への大きな影響は報告されていない[3]。また，遠心ポンプによる長期補助人工心臓治療は重症心不全治療として汎用されているが，生体への影響は報告されていない。

(1)　臓器循環

　個々の臓器循環は，血液希釈，低灌流圧，低温，定常流等の非生理的な環境により異なった動態を示す。臓器血流の調節機序には，①臓器自体の自己調節と，②自律神経系による神経性調節の2つの機序がある[4]。主要臓器の中でも脳や心臓は前者に，腸管等の腹部臓器は後者に属している。

　低体温では，腹部内臓の血流量は大きな減少を示すのに対し，脳血流の減少は軽度である[5, 6]（図9-1，図9-2；図7-4も参照）。低体温や低灌流圧の状態では，腹部臓器や骨格筋等は交感神経を介する神経性調節を受けて血流が減少するのに対し，脳等の主要臓器は血流量を自己調節できることを

キーワード

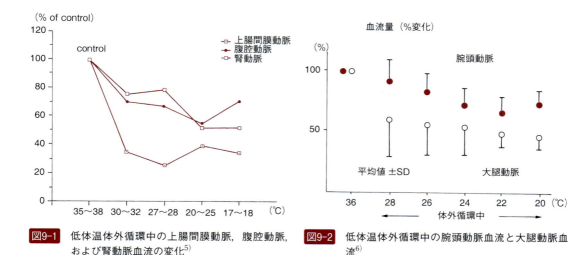

図9-1 低体温体外循環中の上腸間膜動脈，腹腔動脈，および腎動脈血流の変化[5]

図9-2 低体温体外循環中の腕頭動脈血流と大腿動脈血流[6]

示している（autoregulation）。

(2) 脳血流

　脳血流に関しては，血圧の変動に対して血流量を一定に保とうとするcerebral autoregulationの機序が存在する。これは常温体外循環では血圧50〜175 mmHgの範囲で機能する[7]。低体温においても血圧30〜110 mmHgの範囲でcerebral autoregulationが保たれると報告されている[8,9]。人工心肺時の脳血流量はcerebral autoregulationにより血圧より灌流量に依存しており，脳灌流不全の防止には灌流量に注意を払うことが重要である。

　人工心肺時に発生する脳梗塞の頻度は1〜5％と報告されている[10]。しかし，多くの症例では動脈硬化病変による塞栓症が脳梗塞の原因であり[11]，灌流不全に起因する脳障害の発生頻度は僅かと報告されている[12]。高次脳機能検査では軽微な脳機能障害が約半数の症例に認められているが，多くは微小塞栓症と考えられている[13]。

(3) 肺血流

　人工心肺時の肺循環は，右心系に戻ってくる還流血が人工心肺回路に脱血されるため著しく減少する。特に完全体外循環においては，肺動脈血流は冠静脈洞に還流する血液のみとなる。この状態では肺循環は気管支動脈系を介する僅かな血流のみとなり，この血流は肺静脈を介し左房へ還流する。

　人工心肺では一時的肺機能障害（postperfusion lung syndrome）が発生することがあるが，この障害は肺血流遮断による虚血性障害よりも，人工心肺により活性化される好中球，補体系により主に引き起こされる。

(4) 腎血流

　人工心肺後の急性腎不全の発生率は，ポンプ時間の延長とともに高くなる。人工心肺時の腎循環は低体温，血液希釈の他に溶血，微小塞栓，種々の体液因子（ホルモン，血管作動性物質，補体，γ

キーワード　cerebral autoregulation, postperfusion lung syndrome

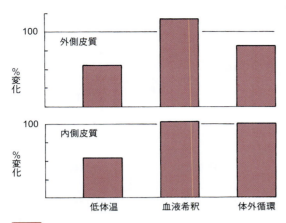

図9-3 低体温と血液希釈と体外循環が腎血流に及ぼす影響[16]

グロブリン），麻酔薬等の複雑な因子の影響を受けており，一概に灌流量や灌流圧だけでは説明し難い。尿蛋白分析から診断した一時的腎機能障害は全例に観察される[14]。また，術前腎機能障害と術後 low output syndrome が術後腎不全発生の危険因子と報告されている[15]。

低体温は糸球体輸入脚の血管収縮を引き起こすため，腎血流量および糸球体濾過値を低下させ，また尿細管上皮細胞の機能低下をもたらす。一方，血液希釈では血液の粘性，膠質浸透圧が低下し，糸球体濾過値は増加する。遠位尿細管での尿の再吸収は抑えられ，尿量を増加させ腎障害の予防に働く。低体温と血液希釈はお互いの影響を相殺し腎循環は比較的適正に保たれる（図9-3）[16]。ただし，希釈による酸素運搬能の低下や低温による酸素解離曲線の左方移動により，ポンプ時間が遷延すれば腎虚血は進行することになる。

腎循環の autoregulation が保たれる下限値は灌流圧 50～60 mmHg とされており，適切な灌流圧が有効な腎血流量の維持に必要である[17]。また，灌流量の低下にともない腎血流は低下するため，腎血流維持には適切な灌流量が必要である[18, 19]。

灌流圧の低下はレニン活性を高め，腎血流量を低下させる血中アンジオテンシンⅡ値を上昇させる。このため，50 mmHg 以下の低灌流圧にならないように注意し，2.2 L/分/m^2 以上の灌流指数を維持することが肝要である。

(5) 肝臓・消化管の血流

全身循環における肝循環の占める割合は心拍出量の 25～30％を占める。但し，肝血流量の 3/4～4/5 は門脈血から灌流され，肝動脈からの血流は 1/5 程度に過ぎない。人工心肺は腸間膜血流量や門脈血流量を減少させる。さらに低体温により肝血流量が減少することが知られている[20]。また，門脈系は低圧系であるため下大静脈圧の上昇により門脈灌流は抑制され，肝組織血流は容易に障害を受ける。このため，下大静脈の脱血には十分に注意を払う必要がある。

2　血液の変動

(1) 血液希釈

通常の人工心肺では 25～50％の血液希釈が行われている。血液希釈には①血液粘性抵抗の低下，②輸血量の軽減，③溶血の軽減，④脂肪塞栓の軽減，⑤代謝性アシドーシスの軽減などの利点がある。しかし，高度な血液希釈は組織間隙への水分の漏出をきたし，組織浮腫を招来する危険がある

キーワード　腎血流量，糸球体濾過値，アンジオテンシンⅡ，血液希釈

ため，ヘマトクリット値20%以上，ヘモグロビン7 g/dL以上を保つことが望ましい。

(2) 血液損傷

人工心肺において血球成分は様々な損傷を被る。主な要因は①血液回路内に生じる非生理的な高い圧力，②吸引ポンプによる陰圧，③ローラーポンプによるずり応力，④回路内面，人工肺などの異物面との接触である。ローラーポンプでは圧閉度が血液損傷と関連し，過度圧閉，不完全圧閉ともに血液損傷を助長する[21]。遠心ポンプはローラーポンプに比して低い溶血率が報告されている。血液の表面活性を高める薬剤（エクソポルコール）は人工心肺での溶血予防に有効と報告されている[22]。また，ローラーポンプを使用しない低陰圧吸引法では溶血軽減効果が報告されている[23, 24]。

赤血球の溶血により生じる遊離ヘモグロビンはポンプ時間の延長にしたがい増加し[25]，血中遊離ヘモグロビンを処理する血中ハプトグロビン値は時間経過にともない減少する事が知られている。高度の溶血は溶血尿を呈し，多臓器不全を招来する危険性があるため，血中遊離ヘモグロビンを処理するハプトグロビン製剤が使用されている。

(3) 血球成分の変化

希釈率を補正した場合，赤血球数の人工心肺時の減少は僅かであり，術後1週間減少を続け，その後回復する[26]（図9-4）。血中エリスロポエチン値は貧血の程度に比例して上昇し，速やかに貧血を補正する役割を果たしている。

血小板数は人工心肺時に30〜50%減少すると報告されている[27, 28]。希釈率で補正を加えると，異物面との接触による僅かな減少が開始数分以内から始まり，以後は経時的に緩やかな減少を示す。一方，部分体外循環に移行し肺循環が再開すると，肺からの血小板の動員により血小板数が僅かに上昇することが知られている[29]。また，プロタミン投与後には凝固の進行に伴い血小板数が減少する。血小板数の低下は術後4〜5日持続するが，術後1週間を経過すると術前値を越える症例

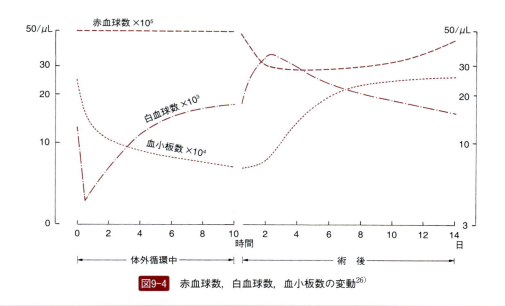

図9-4 赤血球数，白血球数，血小板数の変動[26]

キーワード 溶血，遊離ヘモグロビン，ハプトグロビン，エリスロポエチン

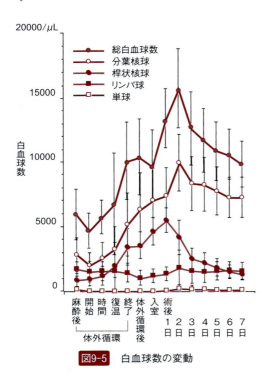

図9-5　白血球数の変動

が多い[30]。血小板産生因子であるトロンボポエチン濃度は血小板数と逆相関の変動を示す。

血小板の活性化に伴ってトロンボキサンA2の産生や，セロトニン，ADP，血小板第4因子などの血小板内部物質の放出反応が起こり，血小板凝集へと進む。血小板の脱顆粒現象の血液マーカーであるβトロンボグロビン，血小板第4因子は，ヘパリン使用下にかかわらず人工心肺時に著明な上昇を示す[31]。血小板膜傷害の指標であるGPIbのフラグメント（glycocalicin）[32]も上昇を示し，血小板への侵襲が存在することを示している。

白血球数は人工心肺開始直後に，異物面との接触により減少を示すが，その後は，末梢の白血球プールからの動員と骨髄過形成により幼若白血球が末梢血中に動員され，白血球数は上昇を示す[33,34]。人工心肺時には顆粒球コロニー刺激因子（G-CSF）は著明な上昇を示し，末梢の白血球プールからの動員および骨髄での骨髄球産生が増加する[35]。末梢血の血液像の変化では，白血球増加の主体は好中球で，リンパ球，単球の増加は軽微であり[36]，白血球数の増加は1～2週間持続する[37]（図9-5）。人工心肺において白血球は数的増加のみならず，機能的にも変化を示す。また，白血球の貪食作用は低下すると報告されている[38]。

3　凝固線溶の変動

(1) ヘパリン

ヘパリンはアンチトロンビンIIIを介して作用する強力な抗凝固能を持つ酸性ムコ多糖類で，人工心肺時の抗凝固剤として広く使用されている。ヘパリンはアンチトロンビンIIIの作用を約1000倍亢進させ，トロンビンによるフィブリノゲンの活性化を抑制する。さらに，serine protease inhibitorとして内因系凝固カスケードのXII，XI，X，IXの各凝固因子を抑制する。

(2) プロタミン

ヘパリンの中和剤として硫酸プロタミンを投与する。プロタミンはヘパリンと1：1結合してヘパリンの抗凝固作用を中和するため，ヘパリンと等量のプロタミンを投与することが理論的である。しかし，過剰なプロタミン投与は弱い抗凝固作用を有するため，プロタミンは初回ヘパリン投与量と同量とし，その後ACT値を参考に慎重に投与量を決定することが重要である。

キーワード　βトロンボグロビン，血小板第4因子，G-CSF，serine protease inhibitor

(3) 活性化凝固時間（ACT）

ACT（activated clotting time）は Hattersley[39] によって改良された全血凝固時間測定法で，セライトを添加することにより全血凝固時間を短時間に簡便に測定できるように開発されている。人工心肺時は ACT を 480 秒以上に保持するようにヘパリンを随時追加することが推奨されている。また，ACT はプロタミン中和量の決定にも重要である。しかし，低体温体外循環においては，ヘパリン量に比して ACT は延長傾向を示すため，ヘパリンの追加投与が必要と報告されている[40]。

(4) 血液因子の活性化

人工心肺では血液は異物面との接触，血液損傷，血液希釈など様々な非生理的環境下におかれるため，以下の 5 種類の生理活性蛋白カスケードの活性化が観察される。すなわち，①凝固接触相，②凝固内因系，③凝固外因系，④線溶系，⑤補体系である。以下，各因子について変動を概説する（図 9-6）。

① 凝固因子の変動

人工心肺では，第 VII 因子から始まる外因系と第 XII 因子から始まる内因系の両者の凝固系が活性化され，カスケード反応により最終的には不溶性フィブリンが形成される。外因系は術野の血管外皮，心外膜，単球などから発現する組織因子により第 VII 因子が活性化をきたし，活性型 VIIa がリン脂質とともに XI，X 因子の活性化を引き起こし，最終的にフィブリンの産生を促進する。一方，内因系は血液が回路内面に接触する際に生じる血液異物面反応により惹起される。この反応により血液凝固の接触相が活性化され，産生された活性型 XII 因子（XIIa）により XI，X 因子以下の内因系カスケードが活性化される。凝固の接触相には四つの因子（XII，XI，プレカリクレイン，高分子キニノーゲン）が必要であり，人工心肺時には活性型 XII 因子（XIIa）の増加，およびキニン

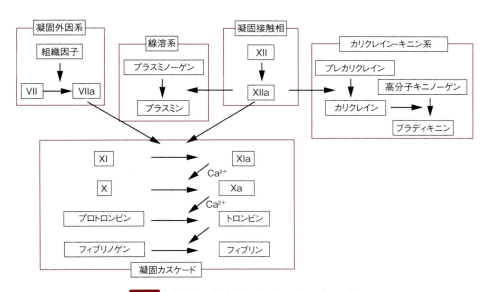

図9-6　凝固系・線溶系・カリクレイン-キニン系

キーワード ACT，外因系，内因系

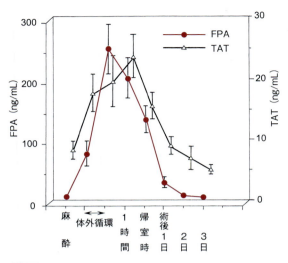

図9-7 トロンビン・アンチトロンビンⅢ複合体（TAT），フィブリノペプタイドA（FPA）の変動

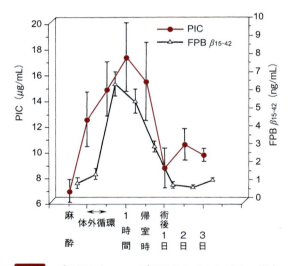

図9-8 プラスミン・α_2-プラスミンインヒビター複合体（PIC），フィブリノペプタイドB（FPB）β_{15-42}の変動

系の産物である血中ブラディキニン値の上昇が認められる。凝固接触相の活性はそれに引き続く内因系凝固カスケードの促進のみならず，キニン系，線溶系，補体系の活性化をも促進する（図9-6）。

人工心肺ではヘパリンが抗凝固剤として使用されるため，凝固系は抑制された状態にあるが，各種トロンビン生成マーカーの亢進が観察されている。トロンビンは半減期が短く直接測定することは困難であるため，トロンビン・アンチトロンビンⅢ複合体（TAT），フィブリノペプタイドA（FPA），フィブリンモノマー（FM）の各種トロンビン生成マーカーが測定されている。TAT, FPA, FMともに硫酸プロタミン投与後にピークを示すが，人工心肺中に既に上昇を示している（図9-7）。

② 線溶系の変動

人工心肺では，凝固系の変動とともに線溶系が活性化する。血管内皮細胞からt-PAが放出され，プラスミノーゲンからプラスミンが産生し，線溶が亢進する。

線溶能の亢進をみるために，プラスミン・α_2-プラスミンインヒビター複合体（PIC）およびフィブリン崩壊マーカーであるFDP Dダイマー，フィブリノペプタイドB（FPB）β_{15-42}が用いられている。PIC, Dダイマー，FPBともに人工心肺時に上昇を示し，硫酸プロタミン投与後にピークを示し，以後，緩やかに減少する[41]。したがって，人工心肺時にはt-PAが放出され，プラスミンの産生をきたし，硫酸プロタミン投与による凝固能の回復に伴い線溶能はピークを示す（図9-8）。

③ 補体系の変動（図9-9）

人工心肺では補体系の活性化が認められる。補体系には古典経路（classical pathway）と代替経路（alternative pathway）の2種類があり，人工心肺では代替経路の変動が主体となる。凝固接触相に

キーワード　ブラディキニン，TAT, FPA, FM, PIC

より活性化された XIIa は古典経路の C1 を活性化し，C2，C4 の活性化を経て C4b2a が発現し，C3 から C3a と C3b が分離し，C5 から C5a と C5b が分離する[42]。代替経路では古典経路または加水分解で生成した C3bBb が C3b の生成を加速するとともに C5 から C5a と C5b への分離を促進する[43]。C5a は好中球を活性化し，C5b は細胞膜傷害複合体（C5b-9）を形成し，細胞融解を引き起こす。

　C3a，C5b-9 は人工心肺時に進行性に増加し，硫酸プロタミン投与により，さらに増加する。これらの反応はヘパリンコーティング回路により抑制されることが報告されている[44]。

　C3a，C5a と C4a はアナフィラトキシンとして炎症反応に関与する[45]。アナフィラトキシンにより毛細血管透過性は上昇し，血管運動性が亢進し，浮腫が発生する。活性化した補体は好中球，血小板，補体系全体を活性化する。

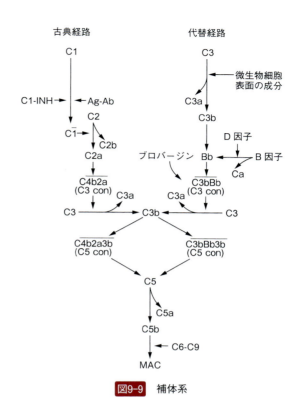

図9-9　補体系

4　酸塩基平衡の変動

(1)　酸塩基平衡の緩衝系

　生体では組織代謝によって多くの酸が産生されるが，様々な緩衝系によって血中 H^+ の変動は最小限に抑えられている。主な緩衝系は，①血液の緩衝系，②肺からの CO_2 排出，③腎尿細管における H^+ の排出と HCO_3^- の再吸収である。血液の緩衝系には，①炭酸・重炭酸系，②ヘモグロビン系，③陰性蛋白系，④タンニン酸系がある。炭酸・重炭酸系は $H_2O + CO_2 \rightarrow H_2CO_3 \rightarrow H^+ + HCO_3^-$ の反応式で CO_2 と HCO_3^- とが平衡関係にあり，CO_2 を肺から排出できる特徴がある。ヘモグロビン系は最も強力な緩衝系で，主にヒスチジンのイミダゾール基によって行われている[46]。腎尿細管による H^+ の排出機構は，① $H_2PO_4^-$ としての尿中への排出，② NH_4^+ としての尿中への排出があげられる。

(2)　低体温と酸塩基平衡

低体温による酸塩基平衡の変化については第8章で詳述する（85～86頁）。

(3)　人工心肺における酸塩基平衡

　人工心肺における酸塩基平衡は，①灌流量と，②人工肺における酸素化能に影響される。人工心

キーワード　古典経路，代替経路，酸塩基平衡

肺では，末梢循環不全，低 Hb 血症，O_2 解離曲線の左方移動などにより血液の酸素運搬能は低下をきたし，乳酸，ピルビン酸などの増加による代謝性アシドーシスをきたし易い。アシドーシスに対しては炭酸水素ナトリウム投与により補正を行うが，十分な灌流量の回復が本質的である。

また，人工肺の不十分な酸素化は低酸素血症をきたし，嫌気性代謝による代謝性アシドーシスを招来する。さらに，過剰な量の酸素を供給すれば，CO_2 の過剰排出を来し，呼吸性アルカローシスに陥ることになる。呼吸性アルカローシスでは，O_2 解離曲線は左方移動し，酸素運搬能は低下し，代謝性アシドーシスを助長することになる。人工心肺時の酸塩基平衡を適正に維持するためには，適正な灌流量の選定と，酸素化の高い人工肺の選択が重要である。

5 電解質の変動

(1) カリウム

一般に，人工心肺では血中 K^+ 値は低下し，低カリウム血症になる。低カリウム血症では上室性および心室性期外収縮の発生頻度が上昇し，房室間伝導，心室内伝導が障害され易い。したがって，周術期不整脈を予防するためにも，人工心肺時の血中 K^+ 値のモニタリングが重要である（図9-10）。

心臓手術の患者は術前にうっ血性心不全の状態であることが多い。うっ血性心不全の病態では血中 K^+ 値は低下し，術前の利尿剤の投与により低カリウム血症はさらに助長されるため[47]，多くの患者は術前から低カリウム血症にあると考えなくてはならない。

人工心肺時にカリウムは主に腎臓から尿中に排出される。術中尿量は多量であることが多く，多量のカリウムが尿中に排出される。一方，腎機能障害例では，尿中へのカリウムの排出が障害され，高カリウム血症が心配される。しかし，人工心肺時の低カリウム血症は細胞外液のカリウムが細胞内に移動する細胞内シフトが主因と考えられている（図9-11）[48,49]。細胞内シフトは以下の各因子により促進される。

　i）**低体温**：低体温の状態ではカリウムの細胞内シフトは促進する。

　ii）**アルカローシス**：低体温ではアルカローシスを呈し易く，カリウムの細胞内シフトは増加する。また，呼吸性アルカローシスによる PCO_2 の低下も低カリウム血症を助長する[50]。

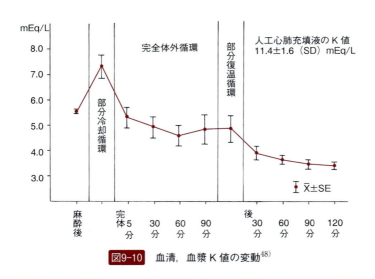

図9-10　血清，血漿 K 値の変動[48]

キーワード　代謝性アシドーシス，呼吸性アルカローシス，細胞内シフト

iii）**糖代謝・インスリン**：人工心肺では高血糖，低インスリンの状態にある。血中のグルコースはグリコーゲンとして細胞内に貯蔵される際に血中のK^+も細胞内に取り込み，血中K^+値は低下傾向を示す（図9-12）[51]。

iv）**内分泌系の影響**：コルチゾール，アルドステロンは尿中へのカリウムの排出を増加させ，低カリウム血症を助長する。アドレナリン（エピネフリン）は骨格筋へのカリウムの取り込みを促進し，逆にβブロッカーは抑制するため，βブロッカー投与により血中K^+値の上昇が懸念される[52]。

v）**Gibbs-Dannan効果**：低蛋白の状態ではカリウム投与による血中K^+値の上昇が緩やかなことが知られている[53]。

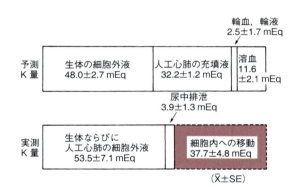

図9-11　完全体外循環1時間後の細胞外液中のKの移動[48]

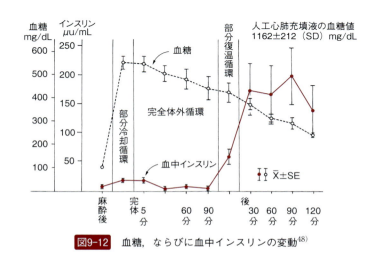

図9-12　血糖，ならびに血中インスリンの変動[48]

これらの因子により人工心肺時は血中K^+値は低下する傾向を示す。また，人工心肺開始にともない充填液の急速な流入を認めるため，充填液中の電解質の組成も考慮しなくてはならない。一方，心筋保護液は高カリウム液であり，心筋保護の度に多量のK^+が注入され高カリウム血症の原因となる。それ故，血中K^+値を頻回にモニタリングし，随時補正することが肝要である。

(2) ナトリウム・カルシウム

人工心肺では血中Na^+値は一般に低下する。低ナトリウム血症では腎の浸透圧利尿作用は抑制される。カルシウムも希釈体外循環では低下することが知られている[54]。低カルシウム血症は保存血の使用によりさらに進行するため，血中Ca^{2+}値が低値の場合は人工心肺離脱時に塩化カルシウムによる補正を必要とする。

(3) 水分バランス

人工心肺では血管外腔への水分移動が起こり，著明な水分貯留状態が発生する。水分バランスをプラスにする要因は以下のものが主因と考えられる。①人工心肺時に発生する静脈圧の上昇，②血

液希釈にともなう膠質浸透圧の低下，③血管作動物質による毛細血管透過性の増大：Starling仮説により水分，電解質，低分子物質の細胞外腔への漏出が増大する[55]。人工心肺時に血管外腔の水分量は18〜33%増加するが，血管内腔の水分量は変化しない[56]。

6 内分泌の変動

人工心肺は非生理的環境のため，生体には様々なストレスが加わり，内分泌系にも大きな変動が発生する。

(1) カテコールアミン

人工心肺では様々な非生理的ストレスが加わるためアドレナリン（エピネフリン），ノルアドレナリン（ノルエピネフリン）ともに分泌が増加する。低体温は生体にとって大きなストレスであり，アドレナリンがノルアドレナリンよりも有意に上昇する（図9-13）[57]。低血圧もカテコールアミン分泌を増加させる。人工心肺開始時には急激な充填液流入によりカテコールアミン濃度が急速に低下する。このため，末梢血管抵抗が低下し，一過性の低血圧をきたし（イニシャルドロップ），この反応がカテコールアミン分泌を誘発する[58]。カテコールアミンの過分泌状態は人工心肺離脱後もしばらく持続し，術後高血圧を呈する場合もある。しかし，血中ドパミン値に関しては大きな変動は報告されていない[59]。

(2) 下垂体前葉ホルモン

性腺刺激ホルモン（LH，FSH，プロラクチン）の分泌の詳細はわかっていない[60]。

ACTHは副腎皮質ホルモンの分泌を調節するため外科手術時のストレス反応には重要な役割を果たしている。開心術では，ACTHは皮膚切開，人工心肺導入に伴い上昇するが，人工心肺時はむしろ低値を示し，離脱後に前値まで回復する[61]。

成長ホルモンは蛋白異化を抑え，蛋白合成，脂肪の動員，グリコーゲン分解を促進し，外傷に抗する作用を示す[62]。皮膚切開，人工心肺開始に伴い上昇し，開始2時間後に最高値を示し，その後は急速に低下し，人工心肺終了6時間後に前値に復すると報告されている[63]。

(3) バゾプレッシン

人工心肺中にバゾプレッシンは著明に増加し，術後も高値を

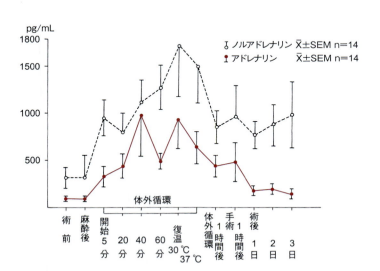

図9-13 ノルアドレナリン，アドレナリンの変動[57]（25℃低温体外循環）

キーワード アドレナリン，ノルアドレナリン，イニシャルドロップ

持続する[64,65]。バゾプレッシンの変動には全身麻酔や痛み刺激などの外科的ストレスの他に血漿浸透圧，循環血液量，左房圧，動脈圧などが関与する。

(4) レニン-アンジオテンシン-アルドステロン系

人工心肺時にレニン-アンジオテンシン-アルドステロン系は活性化される（図9-14）[66]。腎血流の減少や低ナトリウム血症が原因となり，血中のレニン活性は亢進し，これがアンジオテンシンIを増加させ，さらにアンジオテンシン変換酵素によってアンジオテンシンIはアンジ

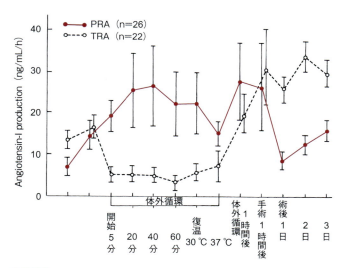

図9-14 総レニン活性値（TRA）と血漿レニン活性値（PRA）の変動[66]

オテンシンIIに変換される。アンジオテンシンIIの増加は末梢血管を収縮させ血管抵抗を上げるため，人工心肺後の高血圧の一因となる[67]。一方，血中アルドステロン値は人工心肺時の変動が少なく，術後に上昇する。人工心肺時のレニン-アンジオテンシン-アルドステロン系の賦活化は高血圧，心機能低下の要因となるため十分に留意する必要がある。

(5) ナトリウム利尿ペプチドファミリー

ナトリウム利尿ペプチドのおもな薬理作用は①利尿作用，②血管拡張作用，③血管内から組織への水分移動調節作用，④ホルモン分泌調節作用，⑤細胞増殖調節作用があげられる。心房性ナトリウム利尿ペプチド（ANP）は心不全など心房圧が上昇する病態において分泌が促進され，尿中へのナトリウム排泄を増加させ，ナトリウム利尿により，循環血液量を減少させる。ANPは，人工心肺時に上昇し，終了時に最高値を示し，ナトリウム利尿に関与する[67]。

(6) 糖代謝

人工心肺時に血糖値は異常に上昇し，インスリンは十分な分泌を示さない（図9-12）。この変化は低体温で著明で，復温により回復に向かい，12時間以内には正常に復する（図9-15）[49,68]。

人工心肺時の高血糖は主に不十分なインスリン分泌に起因するが，不十分な末梢循環により細胞での糖利用が障害される事，低体温により解糖系酵素が阻害される事も原因と考えられている。

インスリンの分泌は膵島細胞機能に依存している。人工心肺時のインスリン分泌能の低下は膵組織血流の低下が一因であるが，主因は低体温による分泌機能低下と考えられる。また，人工心肺時に著明に上昇するアドレナリン（エピネフリン）はインスリン分泌を抑制するとともに，グリコーゲン分解を促進し，血糖値の上昇を助長する[69]。また，成長ホルモン，コルチゾールの影響も知られている。このように人工心肺時の糖代謝は正常を大きく逸脱するが，低体温においてより著明で

キーワード アンジオテンシン，ANP，インスリン

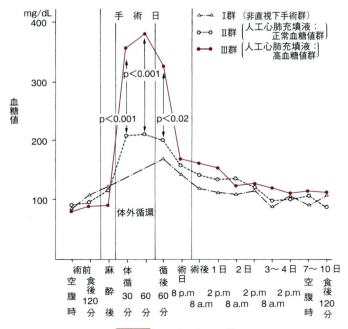

図9-15　血糖値の変動[49]

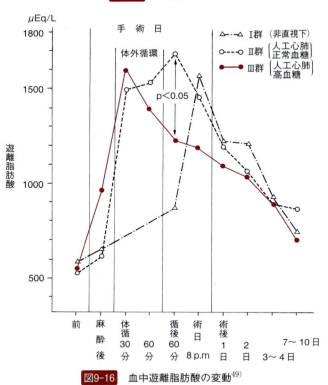

図9-16　血中遊離脂肪酸の変動[49]

あり，拍動流に比して定常流においてより顕著であることが報告されている[70,71]。

(7) 脂質代謝

人工心肺では高血糖であるにも関わらず，血中グルコースは十分なエネルギー源とはなり得ない。このため，脂肪組織から遊離脂肪酸が動員され，血糖値と血中遊離脂肪酸値がともに高値を示す外科的糖尿病の状態を呈する。遊離脂肪酸は人工心肺時に2〜4倍の増加を示し，第1病日まで正常値に復さない（図9-16）。遊離脂肪酸の増加は血中のカテコールアミン，成長ホルモン，ACTH，TSHなどの上昇によって生じる。ヘパリンにはlipoprotein lipaseを活性化する作用があり，遊離脂肪酸の増加に関与している[72]。一方，中性脂肪は手術中に低下する[49,72,73]。

(8) 副腎皮質ホルモン

人工心肺では様々なストレスにより，コルチゾールは一般外科手術よりも上昇が著しい。また，ピーク時には血中ACTH値は低く，ACTHによるコルチゾールの分泌促進は認められない副腎皮質機能亢進の状態にある[74]。血中コルチゾール値は人工心肺開始時の血液希釈により一旦低下するが，人工心肺時に上昇を示し，離脱後にも上昇

キーワード　遊離脂肪酸，コルチゾール

表9-1　体外循環に伴う各ホルモン値の変動[78]

ホルモン	麻酔導入時	体外循環開始	体外循環終了	術後早期	前値回復時期
バソプレッシン	↑	↑↑	↑	↑	第5病日
ACTH	↑	↓	N	↑	体外循環後1時間
アルドステロン	↑	↓その後↑	↑		
コルチゾール	↑	↓	↑↑	↑	第2～7病日
成長ホルモン	↑	↑	↑	↑／N	体外循環後6時間
アドレナリン	僅かに↓	↑↑	↑	↑↓	術後数日
ノルアドレナリン	僅かに↓	↑	↑	↑↓	術後数日
インスリン	↓	↓	↑	↑	第7病日
副甲状腺ホルモン	N	↓	↑	N	
T4	N	↓／N	↓／N	↓／N	
T3	N	↓↓	↓	↓	第5～7病日
TSH	N	↓	↑／N	↓／N	

を続け，術後48時間以降まで高値を保つ[74]。

（9）　甲状腺ホルモン

人工心肺では T3，free T3 ともに著明に減少し，T4 値は変動しないが，free T4 が増加する[75]。free T4 の増加にはヘパリンによる分泌促進が考えられる[76]。甲状腺ホルモンとしては T4 よりも T3 が優位なため，人工心肺時は甲状腺機能低下の状態にある。一方，TSH は常温では変動しないが，低体温では上昇する[77]。T3 は細網内皮系の Ca^{2+}–ATP ase 活性を上昇させることで，心筋の拡張期弛緩能を改善し，虚血再灌流に伴うカルシウム過負荷を軽減する。術後に心収縮力低下を示す症例では，甲状腺機能低下が原因である場合もあり，適宜，甲状腺機能検査を施行すべきである。

⑽　人工心肺中の各種血中ホルモン値の変動

人工心肺中には，既に詳述したようにそれぞれのホルモンが各々の変動を示す。表9-1に総括を示す[78]。

7　免疫系の変動

人工心肺を用いた開心術では免疫能は特異的な変動をみせ，術後の炎症性病態や感染症発生にも影響を及ぼす。また，リンパ球の増殖反応性と関連が指摘されている。

（1）　液性免疫の変動

①　免疫グロブリンの変動

血液中の IgG，IgA，IgM はいずれも人工心肺時に減少し，その影響は術後もしばらく続くが，ほぼ1週間で正常に復する（図9-17左列）。この変動はおもに人工心肺回路における血液の機械的障害や蛋白変性の影響と考えられている[79]。

②　補体の変動

キーワード　free T3，free T4，TSH

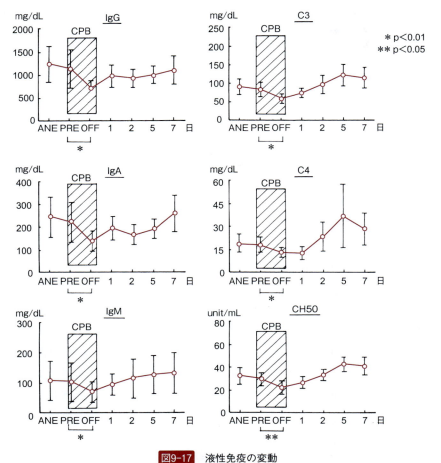

図9-17 液性免疫の変動

ANE：麻酔開始，CPB：体外循環。

血液中の補体C3，C4および血清補体価CH50は免疫グロブリンと同様に人工心肺時に減少し，術後も低値を示した後，約1週間で回復する（図9-17右列）。但しこの減少は免疫グロブリンのように人工肺による蛋白変性や吸着によるだけではなく，血液の人工肺や回路表面との接触などで自己の免疫系が活性化を受け，補体活性が高まり血中補体が消費されることも大きく影響している[80]。

③ サイトカインの変動

免疫系を調節する液性因子として，サイトカインがある。サイトカインは免疫系のみならず炎症系，神経内分泌系，造血系などにも大きく影響する。サイトカインはインターロイキン（IL），ケモカイン，造血因子（G-CSF; granulocyte colony stimulating factor, エリスロポエチンなど），細胞傷害性因子（TNF-αなど），インターフェロン（IFN）などに分類され数多く存在する。サイトカインは1つ1つが複数の生理活性をもち（pleiotropy），且つ異なるサイトカインが同一の作用を有し（redundancy），また各サイトカインの作用は相乗的であったり，拮抗的であったりする[81]。人工心

キーワード　CH50，インターロイキン

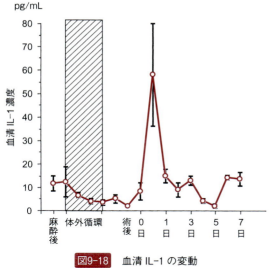

図9-18 血清IL-1の変動

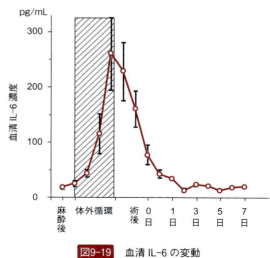

図9-19 血清IL-6の変動

肺ではIL-1，IL-6，TNF-αなどの炎症性サイトカインが上昇する．

ⅰ）IL-1：エンドトキシンなどの刺激により活性化された単球やマクロファージから産生される．IL-1βの血中濃度は人工心肺時には上昇せず，術後早期に一過性の有意な上昇を示す．この増加は術後1日目には消失して術前値に復する[82]（図9-18）．

ⅱ）IL-2：主にTh1型のCD4陽性T細胞（ヘルパー1）で産生される．人工心肺時に増加傾向を示し，人工心肺終了後に比較的速やかに低下する[83]．

ⅲ）IL-4：主にTh2型のCD4細胞（ヘルパー2）をはじめとする多種多様の細胞で産

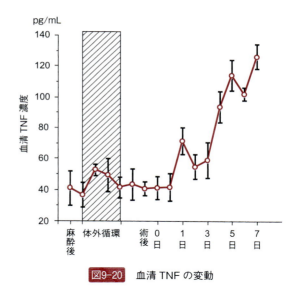

図9-20 血清TNFの変動

生される．IL-4の血中濃度は人工心肺終了時に上昇傾向を示し，手術終了後3時間ほどで下降する[83]．

ⅳ）IL-6：Bリンパ球に作用し抗体産生を誘導し，Tリンパ球に作用してキラーT細胞へ分化させたり，巨核球を分化させ血小板増加を引き起こし，急性炎症をもたらす．人工心肺時に急激な血中濃度の上昇を示し，人工心肺終了とともに速やかに減少し第1病日以降は術前値に戻る[82]（図9-19）．OPCABでも手術終了時に一過性上昇がみられ[84]，手術侵襲を反映している．

ⅴ）IL-10：ヘルパー2細胞やマクロファージ，メラニン細胞などさまざまな種類の細胞より産

キーワード IL-1，IL-2，IL-6

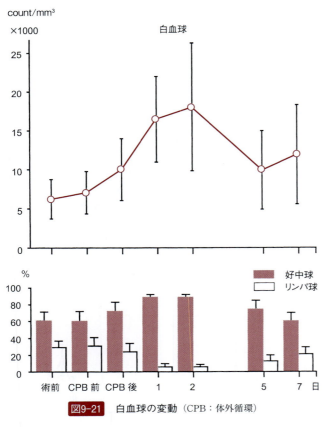

図9-21　白血球の変動（CPB：体外循環）

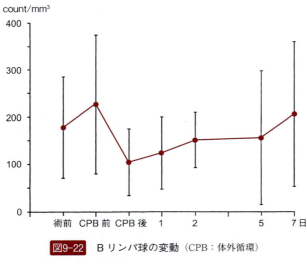

図9-22　Bリンパ球の変動（CPB：体外循環）

生される抑制性サイトカインの一種で，人工心肺時は僅かな上昇に留まるが，大動脈遮断解除後に一過性に上昇する．この反応はOPCABではほとんど認められない[84]．

vi）**TNF-α**：主に活性化されたマクロファージや単球で産生される．人工心肺時を含め手術中および手術当日は血中濃度の上昇を示さず，術後1日目から緩やかに上昇し，1週間目には術前値の3倍近くになる[82]（図9-20）．

④　エンドトキシン

エンドトキシンは細菌の細胞膜の構造成分（リポ多糖類）で，生体に炎症反応を引き起こす．人工心肺時のエンドトキシンは患者の腸管から発生するものが大部分である[85]．

(2) 細胞性免疫の変動

人工心肺時の白血球数は血液希釈にかかわらずほとんど減少せず，増加傾向にある．術後1日目から数日間に白血球数は著明な増加を示し，好中球の比率が増大している（図9-21）．これは手術による微生物の侵入や人工心肺といった異物との接触に対して，生体が正常に反応した結果と考えられる．一方狭義の細胞性免疫担当細胞であるリンパ球は，人工心肺時および術後1週間は白血球全体に占める比率が著しく低下する[86]．この比率の低下は好中球の増加による相対的な減少であり，実際数の減少を示すものではない[87]．

① Bリンパ球の変動

Bリンパ球（CD19細胞）は人工心肺時に著明に減少する．手術翌日から回復を示すが術後1週間以内は低値を示す（図9-22）．

キーワード　TNF-α，Bリンパ球

② Tリンパ球の変動

Tリンパ球全体（CD3細胞）は人工心肺時に減少する傾向を示すが明確ではない。術後第1日にTリンパ球は著しく減少し，その後徐々に回復して1週間目にはおよそ手術前の値に回復する（図9-23）。

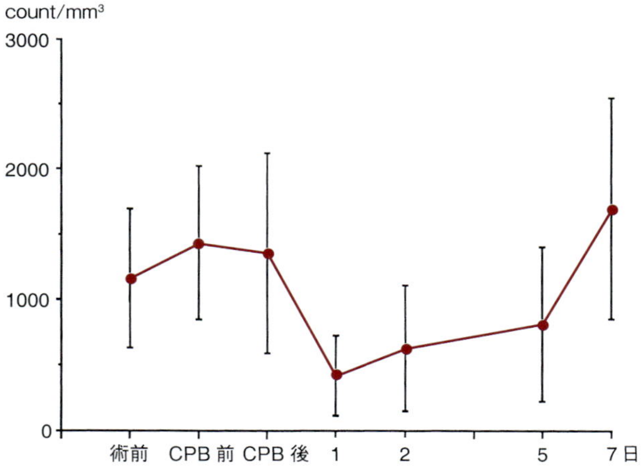

ⅰ）ヘルパー／インデューサーT細胞（CD4細胞）：ヘルパー（helper）T細胞もしくはインデューサー（inducer）T細胞は人工心肺時から若干減少し，手術翌日にさらに低下する。その後徐々に回復し，1週間で術前値に戻るかあるいは術前以上に増加する。

ⅱ）サイトトキシック／レギュレタリーT細胞（CD8細胞）：サイトトキシック（cytotoxic）T細胞もしくはレギュレタリー（regulatory）T細胞は人工心肺時に短時間で大きく増加する。しかし翌日には人工心肺前値以下に減少し，しばらく低値のまま推移するが，術後1週間目には術前値レベルに回復する。

③ NK（natural killer）細胞の変動

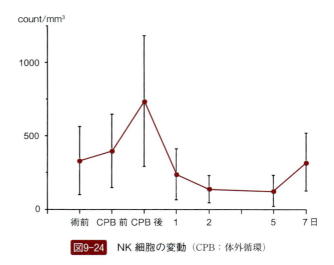

図9-23　Tリンパ球の変動（CPB：体外循環）

図9-24　NK細胞の変動（CPB：体外循環）

NK細胞はT細胞にもB細胞にも属さず，単独で細胞傷害活性を持つ null cell（non T, non B）に属するリンパ球であるが，人工心肺時に著明に増加し，翌日から反対に減少する。この減少はさらに数日続き術後5日目までかなり低値が続くが，1週間目にはほとんど術前値まで回復している（図9-24）。

液性免疫においては人工心肺中の補体活性化という事実が確認されている。機能的側面はK-562細胞（癌細胞）に対する傷害性で調べたNK活性が人工心肺時に上昇し（図9-25），非特異的な細胞性免疫能も活性化される。

これまで人工心肺は免疫能を低下させるとされてきたが，一部免疫が活性化される要素も存在する。このことは感染防御の面で合目的であるが，他方で過剰な炎症反応や組織傷害という生体にとって不利な状況を生み出すことになる。いずれの変化も正常な術後経過をたどれば術後1週間で

キーワード　Tリンパ球，NK細胞

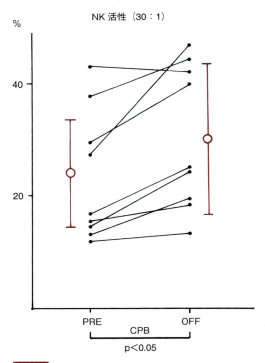

図9-25 体外循環前後の NK 活性（CPB：体外循環）

ほぼその影響は回復するようである。

> **セルフチェック**
> ■ Autoregulation が最も強く起こる臓器は何か？
> ■ ヘパリンの抗凝固作用はどのように発現するのか？
> ■ 人工心肺では血中 K^+ 値はどのように変化するのか？
> ■ 免疫系の特異的な変動は術後何日目ぐらいまで継続するのか？
> ■ 人工心肺時に急激に上昇するサイトカインは何か？

文献

1) Philbin DM: Pulsatile blood flow. Cardiopulmonary bypass (Gravlee GP, Davis RF, Utley JR ed), p33, Williams & Wilkins, Baltimore, 1993.
2) Boucher JK, Rudy LW, Edmunds LH Jr: Organ blood flow during pulsatile cardiopulmonary bypass. J Appl Physiol **36**: 86, 1974.
3) Tominaga R, Smith WA, Massiello A, et al: Chronic nonpulsatile blood flow: Cerebral autoregulation in chronic nonpulsatile biventricular bypass. Carotid blood flow response to hypercapnia. J Thorac Cardiovasc Surg **108**: 907, 1994.

キーワード

4）Prys-Roberts C : Regulation of the circulation. The circulation in anesthesia（Prys-Roberts C ed），p179, Oxford, Blackwell, 1980.

5）東上震一，内藤泰顕，藤原慶一ほか：低体温体外循環に関する研究―血液配分（Blood distribution）の変化について．麻酔と蘇生 **24**：405，1988.

6）丸古臣苗，豊平均，西村明大ほか：低体温体外循環中の腕頭動脈血流量―20℃までの臨床研究．人工臓器会誌 **18**：1000，1989.

7）Fog M : Cerebral circulation. The reaction of the pial arteries to a fall in blood pressure. Arch Meurol Psychiat **37** : 351, 1937.

8）Govier AV, Reves JG, McKay RD, et al : Relationship of cerebral blood flow and perfusion pressure during cardiopulmonary bypass. Anesthesiology **59** : A70, 1983.

9）廣谷隆：体外循環中の脳血流量及び脳分離体外循環時の脳血流量に関する臨床研究．日胸外会誌 **37**：591，1989.

10）Tuman KJ, McCarthy RJ, Najafi H, et al : Differential effects of advanced age on neurologic and cardiac risks of coronary artery operations. J Thorac Cardiovasc Surg **104** : 1510, 1992.

11）Clark RE, Brillman J, Davis DA, et al : Microemboli during coronary bypass grafting. J Thorac Cardiovasc Surg **109** : 249, 1995.

12）Murkin JM : The role of CPB management in neurobehavioral outcomes after cardiac surgery. Ann Thorac Surg **59** : 1308, 1995.

13）Rogers AT, Newman SP, Stump DA, et al : Neurologic effects of cardiopulmonary bypass. Cardiopulmonary bypass（Gravlee GP, Davis RF, Utley JR ed），p642, Williams & Wilkins, Baltimore, 1993.

14）Feindt PR, Walcher S, Volkmer I, et al : Effects of high-dose aprotinin on renal function in aortocoronary bypass grafting. Ann Thorac Surg **60** : 1076, 1995.

15）Abel RM, Buckley MJ, Austen WG, et al : Etiology, incidence and prognosis of renal failure following cardiac operations : Results of a prospective analysis of 500 consecutive patients. J Thorac Cardiovasc Surg **71** : 32, 1976.

16）Utley JR : Pathophysiology and techniques of cardiopulmonary bypass. Vol1, p40, Williams & Wilkins, Baltimore, 1982.

17）瀬瀬顕：体外循環灌流圧の腎血行動態および腎内循環に及ぼす影響．日胸外会誌 **26**：141，1978.

18）Senning A, Andres J, Borustein P, et al : Renal function during extracorporeal circulation at high and low flow rates : Experimental studies in dogs. Ann Surg **151** : 63, 1960.

19）Replogie RL, Gross RE : Renal circulatory response to cardiopulmonary bypass. Surg Forum **11** : 224, 1960.

20）Hampton WW, Townsend MC, Shirmer WG, et al : Effective hepatic blood flow during cardiopulmonary bypass. Arch Surg **124** : 458, 1989.

21）黒岩常泰：人工心肺による体外循環の臨床研究―とくに名大Ⅵ型人工心肺装置の灌流成績ならびに適正灌流の考察．日胸外会誌 **14**：1153，1966.

22）大石喜六，星野芳弘，諌本義雄ほか：体外循環における溶血防止剤としての Poloxamer 188（Exocorpol）の二重盲検法による臨床評価．胸部外科 **34**：346，1981.

23）小山富生，村瀬允也，前田正信ほか：低陰圧吸引法を利用した体外循環の有用性．人工臓器 **24**：595，1995.

24）Murakami F, Usui A, Hiroura M, et al : Clinical study of totally roller pumpless cardiopulmonary bypass system. Artif Organs **21** : 803, 1997.

25）Koller T, Hawrylenko A : Contribution to the in vitro testing of pumps for extracorporeal circulation. J Thorac Cardiovasc Surg **54** : 22, 1967.

26）Galletti PM, Brecher GA : Hematologic problems. Heart-lung bypass ; principles and techniques of extracorporeal circulation, p268, Grune & Stratton, New York, 1962.

27）de Jong JCF, ten Duis HJ, Smit Sibinga CT, et al : Hematologic aspects of cardiotomy suction in cardiac operations. J Thorac Cardiovasc Surg **79** : 227, 1980.

28）Gollub S : Unexplained bleeding after open-heart surgery. Ann NY Acad Sci **115** : 199, 1964.

29）Wildevuur CRH : Towards safer cardiopulmonary bypass. Towards safer cardiac surgery（Longmore DB ed），p293, MTP, Lancaster, 1981.

30）Breslow A, Kaufmann RM, Lawsky AR : The effect of surgery on the concentration of circulating megakaryocytes and platelets. Blood **32** : 393, 1968.

31）冨田康裕，阿部稔雄，村瀬允也：心臓外科領域における抗血小板療法の基礎と臨床．抗血小板療法の基礎と臨床（蔵本淳ほか編），p67，金芳堂，1993.

32）Kunishima S, Hattori M, Kobayashi S, et al : Activation and destruction of platelets in patients with rheumatic heart disease. Eur Heart J **15**: 335, 1994.

33) Kusserow B, Larrow R, Nichols J: Perfusion and surface induced injury in leucocytes. Fed Proc **30**: 1516, 1971.

34) Boggs DR: The kinetics of neutrophil leucocytosis in health and disease. Semin Haematol **4**: 359, 1967.

35) Usui A, Kawamura M, Hibi M, et al: Blood concentrations of G-CSF and myelopoiesis in patients undergoing aorto-coronary bypass surgery. Ann Hematology **74**: 169, 1997.

36) Anderson MN: Studies during prolonged extracorporeal circulation. J Thorac Cardiovasc Surg **41**: 244, 1961.

37) Woltjes J, ten Duis HJ, de Jong JCF, et al: Behavior of leukocytes in extracorporeal circuits (ECC). Proc Int Soc Artif Organs. August 26–28, 1977.

38) Halie MR, Deggeler K, Wildevuur CRH: Extracorporeal circulation, damage to white blood cells and postoperative infection. Proc 3rd Ann Symp Workshop on Blood Transfusion. Groningen Drenthe, 107, 1978.

39) Hattersley P: Activated coagulation time of whole blood. JAMA **136**: 436, 1966.

40) Shirota K, Watanabe T, Takagi Y, et al: Maintenance of blood heparin concentration rather than activated clotting time better preserves the coagulation system in hypothermic cardiopulmonary bypass. Artif Organs **24**: 49, 2000.

41) Murase M, Usui A, Tomita Y, et al: Nafamostat mesilate spares the blood during open heart surgery. Circulation (Suppl II) **88**: 432, 1993.

42) Chenoweth DE, Cooper SW, Hugli TE, et al: Complement activation during cardiopulmonary bypass: Evidence for generation of C3a and C5a anaphylatoxins. New Engl J Med **304**: 497, 1981.

43) Sims PJ: Plasma proteins: Complement. Hematology (Hoffman R, Benz EJ Jr, Shattil SJ, et al ed), p1582, Churchill-Livingstone, New York, 1991.

44) Hiroura M, Usui A, Kawamura M, et al: Nafamostat mesilate reduces blood cell adhesion to the cardiopulmonary bypass circuits; an in vitro study. Extra Corpo Tech **26**: 121, 1994.

45) Kirklin JK, Westaby S, Blackstone EH, et al: Complement and the damaging effects of cardiopulmonary bypass. J Thorac Cardiovasc Surg **86**: 845, 1983.

46) Reeves RB: An imidazole alpha-stat hypothesis for vertebrate acid-base regulation: Tissue carbon dioxide content and body temperature in bullfrogs. Respir Physiol **14**: 219, 1972.

47) Walesby RK, Goode AW, Bentall HH: Nutritional status of patients undergoing valve replacement by open heart surgery. Lancet **1**: 76, 1976.

48) Abe T, Nagata Y, Yoshioka K, et al: Hypopotassemia following open heart surgery by cardiopulmonary bypass. J Cardiovasc Surg **18**: 411, 1977.

49) Abe T: Influence of cardiac surgery using cardiopulmonary bypass on metabolic regulation. Jpn Circ J **38**: 13, 1974.

50) Barnard MS, Saunders SJ, Eales L, et al: Hypokalaemia during extracorporeal circulation. An experimental study. South Afr Med **40**: 1132, 1966.

51) Mandal AK, Callaghan JC, Dolan AM, et al: Potassium and cardiac surgery. Ann Thorac Surg **7**: 428, 1969.

52) Todd EP: Potassium kinetics during cardiopulmonary bypass. Pathophysiology and techniques of cardiopulmonary bypass (Utley JR, ed), Vol1, p182, Williams & Wilkins, Baltimore, 1982.

53) Henney RP, Riemenschneider TA, DeLand EC, et al: Prevention of hypokalemic cardiac arrhythmias associated with cardiopulmonary bypass and hemodilutiuon. Surg Forum **21**: 145, 1970.

54) 吉岡研二:体外循環開心術における電解質代謝の研究—とくに総 Ca, イオン化 Ca の変動. 日胸外会誌 **25**: 1421, 1977.

55) Smith EEJ, Naftel DC, Blackstone EH, et al: Microvascular permeability after cardiopulmonary bypass. J Thorac Cardiovasc Surg **94**: 225, 1987.

56) Pacifico AD, Digerness S, Kirklin JW: Acute alterations of body composition after open intracardiac operations. Circulation **41**: 331, 1970.

57) 天野謙, 田中稔, 阿部稔雄ほか:26℃低体温体外循環におけるストレス関連ホルモンおよびライソゾーム系酵素の変動. ICU と CCU **13**: 49, 1989.

58) Balasaraswathi K, Glisson SN, El-Etr AA, et al: Effect of priming volume on serum catecholamines during cardiopulmonary bypass. Can Anesth Soc J **27**: 135, 1980.

59) Downing SW, Edmunds LH Jr: Release of vasoactive substances during cardiopulmonary bypass. Ann Thorac Surg **54**: 1236, 1992.

60) Yokota H, Kawashima Y, Hashimoto S, et al: Plasma cortisol, luteinizing hormone and prolactin secretory responses to cardiopulmonary bypass. J Surg Res 23: 196, 1977.

61) Taylor KM, Bremner WF, Gray CE, et al: Anterior pituitary function during cardiopulmonary bypass. Br J Surg 63: 161, 1976.

62) Chevals WJ, Bestrian BR: Role of exogenous growth hormone and insulinlike growth factor I in malnutrition and acute metabolic stress. Crit Care Med 19: 1317, 1991.

63) Salter CP, Fluck DC, Stimmler L: Effect of heart surgery on growth hormone levels in man. Lancet 2: 853, 1972.

64) Heyndrickx GR, Boettcher DH, Vatner SF: Effects of angiotensin, vasopressin and methoxamine on cardiac function and blood flow distribution in conscious dogs. Am J Physiol 231: 1579, 1976.

65) Philbin DM, Levine FH, Emerson CW, et al: Plasma vasopressin levels and urinary flow during cardiopulmonary bypass in patients with valvular heart disease. J Thorac Cardiovasc Surg 78: 779, 1979.

66) 天野謙, 田中稔, 阿部稔雄ほか：開心術後の trypsin, thermolysin 処理による血中不活性型レニン値の評価. 呼吸と循環 37：301, 1989.

67) Schaff HV, Mashburn JP, McCarthy PM, et al: Natriuresis during and early after cardiopulmonary bypass: Relationship to atrial natriuretic factor, aldosterone and antidiuretic hormone. J Thorac Cardiovasc Surg 98: 979, 1989.

68) Landymore RW, Murphy DA, Longley WJ: Effect of cardiopulmonary bypass and hypothermia on pancreatic endocrine function and peripheral utilization of glucose. Can J Surg 22: 248, 1979.

69) Porte DJ, Graber AL, Kuzuya T, et al: The effect of epinephrine on immunoreactive insulin level in man. J Clin Invest 45: 228, 1966.

70) Andweson RE, Brismar K, Barr G, et al: Effects of cardiopulmonary bypass on glucose homeostasis after coronary artery bypass surgery. Eur J Cardiothorac Surg 28: 425, 2005.

71) Nagaoka H, Innami R, Watanabe M, et al: Preservation of pancreatic beta cell function with pulsatile cardiopulmonary bypass. Ann Thorac Surg 48: 798, 1989.

72) Arrants JE, Gadsden RH, Huggins MB, et al: Effects of extracorporeal circulation upon blood lipids. Ann Thorac Surg 15: 230, 1973.

73) Nuutinen L, Mononen P, Kairaluoma M, et al: The effect of cardiopulmonary bypass time on plasma lipids. Ann Chir Gynaecol 66: 90, 1977.

74) Taylor KM, Jones JV, Walker MS, et al: The cortisol response during heart-lung bypass. Circulation 54: 20, 1976.

75) Bremner WF, Taylor KM, Baird S, et al: Hypothalamo-pituitary-thyroid axis function during cardiopulmonary bypass. J Thorac Cardiovasc Surg 75: 392, 1978.

76) Saeed-Uz-Zafar M, Miller JM, Breneman GM, et al: Observations on the effect of heparin on free and total thyroxine. J Clin Endocrine Metab 32: 633, 1971.

77) Wilber JF, Baum D: Elevation of plasma TSH during surgical hypothermia. J Clin Endocrine Metab 31: 372, 1970.

78) Bannister CF, Finlayson DC: The endocrine system: Effect of cardiopulmonary bypass. Cardiopulmonary bypass（Mora CT, ed）, p180, Springer-Verlag, 1995.

79) 早瀬修平, 清水一之, 阿部稔雄ほか：体外循環下開心術の感染防御能に及ぼす影響—膜型人工肺と気泡型人工肺との比較. 日胸外会誌 30：357, 1982.

80) Jones HM, Matthews RS, Vaughan RS, et al: Cardiopulmonary bypass and complement activation. Anaesthesia 37: 629, 1982.

81) 宮坂信之：サイトカインとそのレセプター. 臨床免疫 27 [Suppl 16]：1, 1995.

82) 碓氷章彦, 田中稔, 竹内栄二ほか：開心術中のインターロイキン 1 (IL-1), インターロイキン 6 (IL-6) 血中値の変動. 日心外会誌 22：476, 1993.

83) Steinberg JB, Kapelnski DP, Olson JD, et al: Cytokine and complement levels in patients undergoing cardiopulmonary bypass. J Thorac Cardiovasc Surg 106: 1008, 1993.

84) Diegeler A, Doll N, Rauch T, et al: Humoral immune response during coronary artery bypass grafting: A comparison of limited approach,"Off-Pump"technique, and conventional cardiopulmonary bypass. Circulation 102: III-95-100, 2000.

85) Taggart DP, Sundaram S, McCartney C, et al: Endotaxic complement, and white blood cell activation in cardiac surgery, a randomized trial of laxatives and pulsatile perfusion. Ann Thorac Surg 57: 376, 1944.

86) 田嶋一喜, 山本文雄, 川副浩平ほか：開心術後感染症における術中免疫能変動の関与. 日胸外会誌 37：671,

1989.

87) Tajima K, Yamamoto F, Kawazoe K, et al : Cardiopulmonary bypass and cellular immunity : Changes in lymphocyte subsets and natural killer cell activity. Ann Thorac Surg **55** : 625, 1993.

(碓氷章彦，田嶋一喜，阿部稔雄)

第10章

心筋保護法とその注入回路

ポイント

近年の心臓手術の飛躍的な手術成績の向上は心筋保護法の発達を抜きにしては語れない。心筋保護法の導入により、心臓外科医は3〜4時間以内であれば、心停止下の無血静視野で安全確実な手術に専念することができるようになった。この章では、心筋保護法の歴史や詳しい理論は他の解説書[1, 2]に譲り、主に心筋保護法の実際的なことについて解説する。

1　心筋保護法とは

　心臓は単位重量当たりの酸素消費の最も大きい臓器で、心臓手術時の単純常温阻血の安全限界は30分未満とされている。そのような時間の制約下で可能な心臓手術は限られ、また安全確実な手術も困難になる。このため、阻血時間の安全限界の延長を求めて種々の心筋保護法（myocardial protection）が考案され、基礎的・臨床的検討がなされてきた。

　現在、心筋保護法としては、高カリウム・低温による心停止を主体とする低温化学的心筋保護法（cold chemical cardioplegia）が主として用いられている。低温化学的心筋保護法は血液を含むか否かで晶質液性心筋保護法（crystaloid cardioplegia）と血液併用心筋保護法（blood cardioplegia）に分けられる。大動脈もしくは冠動脈口から心筋保護液を投与する方法を順行性心筋保護法（antegrade cardioplegia）、冠静脈洞より逆行性に心筋保護液を注入する方法を逆行性心筋保護法（retrograde cardioplegia）と呼ぶ。

　常温に暖めた高カリウム血液併用心筋保護液を持続的に（時に無血静視野を確保するため間欠的に）投与する常温心筋保護法がToronto大学のSalerno[3]らにより推奨され、再灌流後の心機能の低下が少なく回復が速やかである点が低温心筋保護法より優れているという。しかし、体外循環も常温が用いられるので、脳合併症の頻度が高いとの報告がある[4]。30℃前後の微温心筋保護法（tepid cardioplegia）でもエネルギー産生は維持されるので、30℃の軽度低体温体外循環と合わせて用いられることが多い。これらの手法は主として冠動脈バイパス術で用いられてきた。

キーワード　晶質液性心筋保護法（crystaloid cardioplegia）、血液併用心筋保護法（blood cardioplegia）、微温心筋保護法（tepid cardioplegia）

2　低温化学的心筋保護法

　現在広く開心術に用いられている低温化学的心筋保護法（cold chemical cardioplegia）は，施設により細部は異なるものの，以下に記述する3原則を基本にしている[5]。

　ⅰ）**化学的心停止**：急速な化学的心停止を介してのエネルギー保存，および持続的心停止によるエネルギー消費の抑制。高カリウム液による心停止が基本であるが，無ナトリウム液，無カルシウム液によっても心臓は停止する。化学的心停止により心筋酸素消費量は約1/10となる（図10-1）[6]。

　ⅱ）**低温**：図10-1[6]に示すように低温になるに従い，心筋の酸素消費は著しく減少し，代謝は抑制される。また，恒温動物では20℃以下で細胞膜の脂質の相転移が起こり，分子輸送における透過性現象，細胞膜結合性細胞質酵素活性は著しく低下し，それと共に心筋保護効果も著しく増加する[7]。

　ⅲ）**付加的保護**：特異な保護物質を添加し細胞傷害を防止する。

　以下，項目別に記す。

　a．主としてエネルギー代謝に作用するもの
　　① 好気的エネルギー産生を維持するための酸素供給（赤血球の添加，晶質液の酸素化）
　　② 嫌気的エネルギー産生を促進するためのグルコースとインスリンの添加
　　③ 細胞エネルギーの温存を補助する ATP やクレアチニンリン酸の投与
　b．主として細胞内外イオン動態（Na^+, K^+, Ca^{2+}, H^+, etc.）に作用するもの
　　① 細胞内カルシウム，ナトリウムの蓄積とマグネシウム，カリウム喪失を防止するための細胞外液イオン組成の変更
　　② カルシウム拮抗剤の体外循環充填液，心筋保護液への添加
　　③ 局所麻酔剤（Na^+ channel blocker）の心筋保護液への添加
　　④ 虚血中のアシドーシスを抑制する緩衝剤の投与
　c．再灌流後の回復を促進するような物質，補助因子の投与
　　① 活性酸素の産生抑制，もしくは消去を促進する物質，酵素の投与
　　② 再灌流後のエネルギー代謝を速やかに回復させる基質（glutamate, aspartate, pyruvate など）の投与
　d．細胞膜の安定化をはかるもの
　　① 細胞膜，リソソーム膜の安定化をはかるステロイドの投与

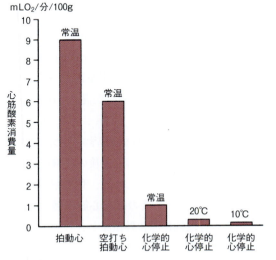

図10-1　心拍の状態・温度と心筋酸素消費量[6]

キーワード　化学的心停止，低温，付加的保護

② b. と同じく局所麻酔剤（Na^+ channel blocker）の心筋保護液への添加

e．その他

① 細胞浮腫に対する浸透圧性薬剤（マンニトールやその他の薬剤）や膠質浸透圧剤（アルブミン，ハイドロオキシスターチ）の投与

ⅲ）の付加的保護に関してはこれら多様な因子の組合せが無数にあり，各施設により異なった保護液が使用されている。

3　各種心筋保護液

(1)　晶質液性心筋保護液（crystaloid cardioplegia）

現在広く普及している方法であり，基礎的にも臨床的にも最も良く検討されている。イオン組成により細胞内液組成タイプと細胞外液組成タイプに大きく分類される。表10-1に細胞内液組成タイプの代表である GIK 液の組成を，表10-2に代表的な細胞外液組成タイプの St. Thomas 2 号液の組成を示す。

超低体温下（4℃）では，酵素活性が著しく低下しほとんどの細胞機能は停止し，イオンの濃度勾配による拡散が主たる変化となるため，細胞内液組成の保護液（University of Wisconsin solution など）が優れるが，臨床の場で得られる心筋温（10℃〜20℃前後）では，高カリウムによる血管平滑筋れん縮による冠血流低下が問題となる。通常の温度では Na^+/Ca^{2+} 交換機構が細胞内カルシウムの細胞外への主たる汲み出しを担っているので，細胞外に Na^+ が少ない細胞内液組成は不利になる。St. Thomas 2 号液はミオテクター（Miotecter® 持田製薬）として，現在，心筋保護液として国内で唯一市販されている。通常 4℃ に冷却し初回 20 mL/kg，以降 20〜30 分ごとに 10 mL/kg を注入する。2 時間以内の大動脈遮断時間であれば十分な心筋保護効果を有する。ただし，未熟心筋

表10-1　GIK 液

5%ブドウ糖液	500 mL	Na^+	10 mEq/L
KCl	10 mL	K^+	20 mEq/L
7%重炭酸ナトリウム（メイロン®）	5 mL	Cl^-	20 mEq/L
マンニトール（20v/W%）	10 mL	glucose	277.8 mEq/L
regular insulin	0.25 mL（5U）	mannitol	10.7mM
		regular insulin	10 U/L

表10-2　St. Thomas 2 号液

塩化ナトリウム	110.0 mM	Na^+	120.0 mEq/L
塩化カリウム	16.0 mM	K^+	16.0 mEq/L
塩化マグネシウム	16.0 mM	Mg^{2+}	16.0 mEq/L
塩化カルシウム	1.2 mM	Cl^-	150.4 mEq/L
重炭酸ナトリウム	10.0 mM	HCO_3^-	10.0 mEq/L

キーワード　GIK 液，St. Thomas 2 号液

に対する多回投与法による心筋保護効果は不十分とされ（後述），新生児開心術に対する適応は注意が必要である。

(2) 血液併用心筋保護液（blood cardioplegia）

　高カリウム・低温併用による心停止の維持，代謝の抑制は晶質液性心筋保護法と同様だが，血液の併用による酸素運搬能，緩衝能力，膠質浸透圧の増大，適量の基質などの作用が加わり，優れた心筋保護効果がある。一方，低温下での赤血球の sludding の懸念，低温での赤血球酸素供給能低下の問題，心筋保護上不利益になる白血球，血小板，補体，内因性カテコールアミン，Ca^{2+} などの要因が含まれること，また組成が不均一となり易いなど短所もある。表10-3に名大病院で使用している血液併用心筋保護液の組成を示す。弁膜症・大血管手術では15℃の血液併用心筋保護液を初回 20 mL/kg，以降20〜30分ごとに 10 mL/kg を用いている。血液：晶質性心筋保護液の混合比率は，初回2：1，2回目以降3：1，terminal warm blood cardioplegia では4：1（37℃）としている。

　心停止を伴う冠動脈バイパス術では30℃前後の間欠的微温血液心筋保護液（tepid warm blood cardioplegia）も有用である。グラフト吻合ごと（10分前後）に順行性あるいは逆行性に微温心筋保護液を注入する。30℃では細胞のエネルギー産生が維持されるので，ATP を用いる Na^+/K^+ ATP ポンプ，筋小胞体 Ca^{2+} ポンプなどの機能が維持され，細胞内カルシウムが拡張期レベルで維持されるために心筋は非常に柔らかくなる。このため回旋枝領域の吻合に際しては心臓の脱転・ひねりが大きくでき房室間溝（AV groove）に近い深い領域への吻合が容易になる。常温血液心筋保護法では，人工心肺血にカリウム，マグネシウムを添加するだけの心筋保護液（microplegia）を使用している施設が多い。これは持続的に心筋保護液を注入するため心筋保護液の注入量が大量になるためである。

表10-3　血液併用心筋保護液（名大病院）

5%ブドウ糖液	1000 mL
20%マンニトール	200 mL
アスパラギン酸カリウム（アスパラ K）	40 mL
硫酸マグネシウム（コンクライト Mg）	20 mL
メイロン	40 mL
2%キシロカイン	1 mL
ヘルベッサー注（初回のみ）	4 mL（4 mg）

＊血液：晶質性心筋保護液の混合比率は，初回2：1，2回目以降3：1，terminal warm blood cardioplegia では4：1（37℃）としている。
＊＊ Terminal warm blood cardioplegia は 500 mL を注入圧 50 mmHg で5分間程度で注入する。

4　心筋保護法の実際

　実際の心筋保護効果を左右するのは心筋保護液の細かな組成の差よりも，心筋保護液を心臓全体に均一に注入し，設定した温度を保持できるかという注入法にむしろ依存している。注入法に関する項目として以下の点がある。

　(1)　注入経路
　(2)　注入量
　(3)　注入間隔

キーワード　terminal warm blood cardioplegia，microplegia

(4) 注入圧
(5) 注入温度
(6) 局所冷却
(7) Terminal warm blood cardioplegia
(8) Initial warm blood induction
(9) Warm or Tepid blood cardioplegia
(10) 再灌流（温度，圧）

またこれらを制御するシステム・注入回路（注入ポンプ，冷温水槽，圧モニター，回路，カニューレ）がある．別途心筋保護法回路（5節）で解説する．

(1) 注入経路

① 大動脈基部からの注入：順行性心筋保護 (antegrade cardioplegia)

大動脈基始部に心筋保護カニューレを挿入し，大動脈遮断下に心筋保護液を注入する．中等度以上の大動脈弁閉鎖不全のある場合は適応できない．また左房-左室ベントが入っている場合は，大動脈基部に陰圧がかかり大動脈弁が歪んでいる場合がある．このような場合は，心筋保護液を注入する際に大動脈弁閉鎖不全が生じ，心筋保護液が冠動脈に流れる前に左室に落ち込み心筋保護が不十分になる可能性がある．心筋保護液注入の際には，一旦注入速度を上げ大動脈基部の圧を上げ大動脈弁を閉鎖させてから必要量を注入するよう留意する．

図10-2に示すように各社から種々のカニューレが市販されている．心内操作の終了後は大動脈基部ベント（図b）として使用できるものが汎用されている．カニューレの先端圧がモニターできるタイプ（図c）もあり，大動脈弁閉鎖不全による灌流圧の低下や過度の注入圧を防止するためのモニターとして有用である．

② 冠動脈口からの選択的直接注入：選択的心筋保護 (direct coronary ostia perfusion)

大動脈弁閉鎖不全症や大動脈切開をする手術の際に，冠動脈口にカニューレを直接挿入し心筋保護液を注入する．そのためのカニューレには図10-3に示すように種々のものが市販されている．冠動脈カニューレによる冠動脈口の損傷には常に留意しなければならない．冠動脈口からの注入はjet effectsによる遠隔期の冠動脈末梢の狭窄が報

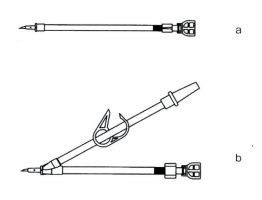

図10-2　順行性心筋保護カニューレ(a)，ベント付(b)，ベント・圧ライン付(c)

キーワード　順行性心筋保護，選択的心筋保護

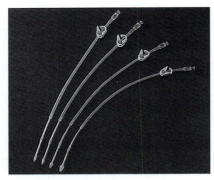
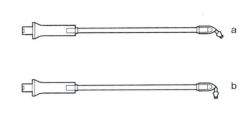

冠動脈カニューレ（住友ベークライト社）
シリコンシャフト
先端バルーンタイプ（留置型）

冠動脈カニューレ（LivaNova社）
a. 左冠動脈用
b. 右冠動脈用

図10-3 選択的冠動脈カニューレ

告されている。

③ 冠静脈洞からの逆行性注入：逆行性心筋保護（retrograde cardioplegia）

冠静脈洞から逆行性に心筋保護液を注入し心筋保護を行う方法である。

利点
(1) 冠動脈狭窄が存在する領域にも心筋保護液が到達する。
(2) 直接冠動脈口灌流をした後に生じる可能性のある冠動脈損傷，冠動脈狭窄を防ぐことができる。
(3) 大動脈弁，大動脈手術の際，手術操作を中断すること無く心筋保護の実施が可能である。

欠点
(1) 右室への心筋保護液灌流が不十分で右室の心筋温の低下が不良であるという意見がある。
(2) 右房切開を行わない挿入法（blind cannulation）では固定が難しい。浅ければカニューレが抜け，心筋保護液が漏れる。深ければ冠静脈洞口に近い分枝が灌流されず右室，後壁の心筋保護が不十分になりやすい。このため大動脈弁手術などで逆行性心筋保護だけで心筋保護を行う場合は，上下大静脈遮断下に右房切開を行い，冠静脈洞にタバコ縫合をかけ直視下にカニューレを入れ行うことが望ましい（open cannulation）。

注入手順
(1) カニューレ圧をモニターすることが重要なので，市販の圧モニター付き逆行性心筋保護カニューレを使用する（図10-4）。
(2) 冠静脈洞への固定：カニューレのバルーンを膨らませ少し引きぎみにして固定する。固定が不良の時は冠静脈洞口にタバコ縫合もしくはU字縫合をおく。右房切開を行わず右房のタバコ縫合部から挿入するカニューレでは，固定が難しいので深めの挿入となる。順行性心筋保護が併用できる冠動脈バイパス術で多用される。乱暴な操作では冠静脈穿破の危険があるので注

キーワード 逆行性心筋保護

意する．
(3) 注入圧：注入圧が 40 mmHg 以上になると冠静脈損傷，心筋出血・浮腫の危険があるとの実験的報告があり，一般的には 30 mmHg 以下に保つ[8]．

(2) 注入量
初回に 20 mL/kg，次回以降は 10 mL/kg を投与する．肥大心筋（大動脈弁狭窄・閉鎖不全，僧帽弁閉鎖不全）では初回，次回以降とも 1.5 倍量を注入している．

(3) 注入間隔
心筋温を一定温度以下に保つため，また代謝産物を洗い流すために心筋保護液は 20～30 分ごとに反復注入する．実際には，手術操作の区切りのついた時点で 10～30 分の間隔で注入することになる．冠動脈バイパス術時の tepid blood cardioplegia では吻合終了ごと（10～20 分ごと）に行う．

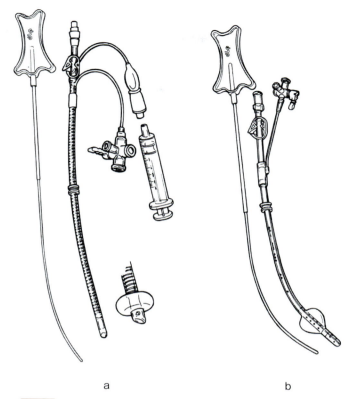

図10-4 冠静脈洞からの逆行性心筋保護カニューレ（Medtronic 社）
a：マニュアルインフレート，b：オートインフレート．

(4) 注入圧
正確には大動脈基部圧のモニターが望ましい．先端圧が測定できる心筋保護カニューレも市販されている（図10-2）．しかし圧ラインが増えることで術野が煩雑になる．用いる心筋保護カニューレサイズと注入速度からカニューレ内の圧力損失が算出できるので，回路内圧から引き算することにより大動脈基部圧を間接的に推測することが可能になる．通常の冠動脈バイパス術や心筋肥大の無い弁膜症手術では，大動脈基部圧が 80～100 mmHg 程度であることが望ましい．50 mmHg 以下の圧では心筋保護液が不均一に分布し易くなる．圧の低い場合は大動脈弁の逆流の可能性があり注意を要する．一方，大動脈基部圧が 150 mmHg 以上になると，大動脈解離の危険が増し，心筋浮腫をきたし易くなる．また，晶質液性心筋保護法では粘性度が低いため，Bretschneider や Hearse らは低めの圧（40～50 mmHg）で十分としているが，Tyers は 100～120 mmHg，Conti は 75 mmHg を推奨している[9]．血液併用心筋保護法では粘性度が上がる分，高めの設定となるが，回路内圧で 120 mmHg を超えないよう設定している．通常 300～400 mL/分の注入速度で圧力損失が 20～30 mmHg なので 70～90 mmHg の大動脈基部圧となる．また，大動脈基部の張りを触診で

キーワード 注入量，注入間隔，注入圧

チェックし，大動脈弁閉鎖不全による心筋保護液の注入不全を予防している。新生児では高い注入圧により容易に心筋浮腫を来すため，より低圧（30～50 mmHg）で注入している。逆行性心筋保護では 30 mmHg 以下の先端圧としている。

(5) 注入温度

St. Thomas 2 号液（Miotecter®）では冷温水槽を 4℃ に設定している。Cold blood cardioplegia では冷温水槽を 15℃，tepid blood cardioplegia では 30℃，terminal warm blood cardioplegia では 34～36℃ に設定している。

(6) 局所冷却

GIK 液による心筋保護を行っていた時代は，生理食塩水による ice slush を用いた局所冷却を併用していたが，血液併用心筋保護液に変更してからは，目標とする温度が異なることや過度の冷却による心筋傷害を生じている可能性もあり，現在では用いていない。Ice slush を用いる場合には，横隔膜神経麻痺を来すことがあり，冷却生理食塩水の循環が望ましい。心筋保護液の注入間隔の設定時間内（20～30 分ごと）に，心拍動あるいは細動を認めることがある。Non-coronary collateral flow による心筋保護液の洗い流しによるもので，局所冷却よりも心筋保護液の再注入がより確実で効果的である。

　一方，小開胸下の大動脈弁手術では，一旦大動脈を切開すると，心筋保護液の追加注入は，左右冠動脈口に直接カニューレを挿入して行うことになるが，狭い視野での右冠動脈口への直接注入は通常困難である。初回に多めの心筋保護液を注入し，局所冷却を併用して追加の心筋保護液注入を回避することは合目的である。欧州では心拍動が St. Thomas 液より再開しにくい細胞内液組成タイプの Bretschneider-HHS（histidine-tryptophan-ketoglutarate）液（Custodiol HTK：日本未発売）を用い，60 分を超える大動脈遮断でも心筋保護液を追加投与せず手術を行う施設もある。

(7) Terminal warm blood cardioplegia

　重症例や大動脈遮断が長時間に及んだ症例では，terminal warm blood cardioplegia が心機能の回復に有用であると Buckberg らは報告している[10, 11]。操作手順は大動脈遮断解除直前に 37℃ に加温した表 10-3 の組成の血液を 500 mL 注入している（hot shot）。われわれの経験では，大動脈遮断解除後から心拍動が再開するまでの時間は長くなるが，心拍動の自然再開の頻度は高くなり，カテコールアミンの使用量は明らかに減少した。

(8) Initial warm blood induction

　術前から心筋虚血が存在すると考えられる症例には，低温化学的心筋保護法施行の前に，高カリウムでグルタミン酸ナトリウム（glutamate）などの基質を含んだ常温の血液で心停止を図り，その後に低温の心筋保護液を導入することが心筋保護上優れているという報告がある[12]。しかし本邦では 2009 年 5 月より 20％グルタミン酸ナトリウム（アンコーマ 20 mL）の注射剤が販売中止となっているので，10％グルタミン酸アルギニン（アルギメート 200 mL）しかグルタミン酸製剤はない。

(9) Warm or Tepid blood cardioplegia

Salerno[3] らにより提唱された方法で，当初は血液にカリウムだけを加えて，持続的に逆行性に

キーワード　注入温度，局所冷却，terminal warm blood cardioplegia，initial warm blood induction

常温の心筋保護液を注入した。体外循環の灌流温も常温とした。一番の利点は，大動脈遮断解除後すぐに心拍動が正常化するため，体外循環からの離脱が早いことである。一方，術野には血液が入り込み易く，手術野の確保が煩雑となる。また，常温体外循環に伴い脳合併症が増えたとのEmory 大学 Guyton らの報告[4]もあり，30℃前後の tepid blood cardioplegia で 10〜20 分の間欠的（intermittent）心筋保護法が普及している[13]。通常は，血液と晶質液を 4：1〜1：1 で混合した血液心筋保護液が用いられるが，血液に 16 mEq 程度となるカリウムと 3 mEq のマグネシウムだけを追加し行う心筋保護法を microplegia と称し，長時間大動脈遮断を行う症例においても，心筋保護液による血液希釈がないところが優れているとの報告がある[14]。この方式では心筋保護液注入ラインの側管からカリウムを注入するが，心筋保護液中のカリウム濃度を正確に保つためには，注入速度と連動する Quest 社の MPS2 が必要になる。

⑩ **再灌流（大動脈遮断解除後の処置）**

虚血傷害は再灌流時に完成するため，再灌流時の条件はきわめて重要である。大動脈遮断解除前に左室・大動脈内の空気を徹底的に除去することもきわめて重要である。再灌流直後は，酸素負債を補うため大量の冠血流が流れる（post-ischemic hyperemia）。このとき冠動脈に空気塞栓を生じれば冠灌流は不均衡となり，心室細動の原因となる。さらに必要量の血液が流れないため心筋の回復が遅れる。再灌流直後 3 分間は大動脈圧を 50 mmHg 以下に維持している。また，図 10-5 に示すような高 Ca^{2+} による再灌流傷害を避ける目的で，大動脈遮断解除後 15 分間は Ca 製剤の投与は行わない。

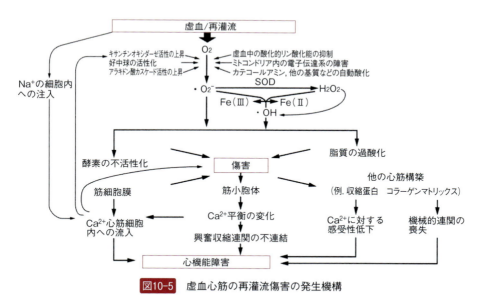

図10-5 虚血心筋の再灌流傷害の発生機構

キーワード 虚血再灌流傷害，再灌流

5 心筋保護液注入システムと注入回路

(1) 心筋保護液注入システム

　通常の低温心筋保護法では心筋保護液の冠血管系への注入により速やかな心停止と心筋温の低下が起こる。心筋保護液注入システムとして，心筋を速やかにかつ均一に冷やすことのできる充分な冷却能力と流量を出せる冷温水槽・ポンプ・回路を含めた装置が必要になる。さらに，注入圧警報機能，警報回避動作（自動減速，停止，加速），気泡センサーなどの安全装置を備えることが人工心肺本体と同様望まれる。現在，日本国内で市販されている3つの心筋保護システム（泉工医科工業TRUSYS，Technowood 社 CP-4000，Quest 社 MPS2（表10-4））は，これらの条件を満たしている。単純な晶質液性心筋保護法であれば，これらのシステムを用いずに，落差，加圧バッグあるいは1基のローラーポンプを用いて心筋保護を行うことも可能であるが，より安全に確実な心筋保護を行うにはこれら3つのシステムのどれかを用いることが望ましい。

(2) 注入回路

　晶質液性心筋保護法と血液併用心筋保護法とでは，回路に違いがある。心筋保護液の注入回路は，基本的には後述の図10-6〜8に示す装置（冷温水槽，制御ポンプ，圧モニター，回路，カニューレ）によって構成されている。

　i）冷却回路と冷却装置：極く短時間に心筋保護液の冷却，場合によっては加温を要するため優れた熱交換器が必要である。各社の熱交換器の比較を表10-5に示す。熱交換器単独の充填量は34〜52 mL で，どれも十分な適応血流量，熱交換能を有している。熱交換器は貯液槽もしくは注入

表10-4 心筋保護液注入ポンプ比較表（2023 年 11 月現在）

製造元	クエストメディカル	泉工医科工業	Technowood
商品名	MPS2	TRUSYS	CP-4000
クラス分類	クラス Ⅲ	クラス Ⅲ	クラス Ⅲ
保護の程度	CF 形機器	BF 形機器	BF 形機器
ポンプ部方式	ピストンポンプ方式	ローラーポンプ 2 基	ローラーポンプ 2 基
冷却方法	マニュアル（氷）	クーラー（コンプレッサー方式）	クーラー（コンプレッサー方式）
注入量設定	あり	あり	あり
加温方式	ヒーター内蔵	ヒーター内蔵	ヒーター内蔵
注入流量／回転数	0 〜 999 mL/分	0 〜 250 rpm（単独使用 200 rpm）	0 〜 150 rpm（単独使用 150 rpm）
注入比率設定	66:1 〜 2:1, 1:1 〜 1:9, 単独	マスタースレーブ機能 1 〜 120%	マスタースレーブ機能あり 1 〜 200%
プライミング方式	オート	マニュアル	マニュアル
注入圧警報機能	上限圧，下限圧	上限圧	上限圧，下限圧
薬液注入機能	心停止用，添加液用	なし	なし
オクルージョン調整	不要	必要	必要
気泡センサー機能	あり	あり	あり（オプション）
経過時間タイマー	あり	あり（0 〜 99 分）	あり（0 〜 999 分）
外寸H×W×D(mm)	470 × 180 × 620	857 × 490 × 602	880 × 282 × 600
重量（kg）	28	102.7 〜 105.7	80

キーワード　心筋保護液注入システム，注入回路

第10章　心筋保護法とその注入回路　**125**

表10-5　心筋保護回路の熱交換器比較表（2023年11月現在）

メーカー名	泉工医科工業	JMS	Technowood	LivaNova	テルモ	Medtronic	コスモテック
商品名	CP-FIVE/ HHE-66	HIPEX	VISION	VANGUARD	カーディオプレギア CX-CP-50	Myotherm XP	MPS2
適応血液量	500 mL/分	600 mL/分	1000 mL/分	500 mL/分	500 mL/分	500 mL/分	999 mL/分
フィルタースクリーン	96 μm	120 μm	なし	45 μm （テフロン）	96 μm （ポリエステル）	150 μm	
充填量（熱交換部）	38 mL	42 mL	34 mL	35 mL	52 mL	44 mL	38 mL
流入ポート	3/16″(4.7 mm)	6.0 mm	1/4″	1/4″(6.4 mm)	1/4″(6.4 mm)	1/4″(6.4 mm)	
流出ポート	3/16″(4.7 mm)	6.0 mm	1/4″	3/16″(4.8 mm)	3/16″(4.8 mm)	3/16″(4.7 mm)	
ベントポート	あり	あり	あり	あり	あり	あり	あり
熱交換水ポート	1/2″	1/2″(12.7 mm)	1/2″	1/2″(12.7 mm)	1/2″(12.7 mm)	1/2″(12.7 mm)	
圧力損失 （500 mL/分時）	25 mmHg	10 mmHg	10 mmHg 以下	10 mmHg 以下	10 mmHg 以下	20 mmHg	
血液側耐圧	66.6 kPa	0.4 kg/cm^2	500 mmHg (66.7 kPa)	100 kPa	500 mmHg (66.7 kPa)	158.6 kPa	
熱交換水側耐圧	2.45 kg/cm^2	1.3 kg/cm^2	137 kPa (20 psi)	552 kPa	2 atm (29 psi, 203 kPa)	310.3 kPa	
ハウジング材質	ポリカーボネイト	ポリカーボネイト	ポリカーボネイト	ポリカーボネイト	ポリカーボネイト	ポリカーボネイト	
熱交換部材質	ポリカーボネイト, ポリプロピレン	ステンレスパイプ	ステンレススチール	ステンレス	ステンレススチール	ステンレス	
熱交換有効面積	800 cm^2	628 cm^2	270 cm^2	500 cm^2	640 cm^2	記載なし	
リザーバー部最大容量	2000 mL	–	–	–	–	–	–

回路の途中におかれる。冷却装置も短時間のうちに心筋保護液を冷やせるよう充分な冷却能力が要求される。

ⅱ）**貯液槽**：hard shell type では注入量が正確にわかるので晶質液性心筋保護法では広く用いられる（泉工社 CP four）。血液併用心筋保護回路では，充填量を節減するため貯液槽をおかず，2つのポンプで心筋保護液と血液を任意に設定した混合比で注入できるシステムが望ましい。心筋保護液注入システムでは注入量を表示設定できるので，hard shell type の優位性も薄れている。晶質液性心筋保護用の貯液槽は酸素化のためガス注入口を備えている（泉工社 CP four）。

ⅲ）**注入ポンプ・冷温水槽**：独立したポンプ2台をもち，マイクロプロセッサーを内蔵することで，2台のポンプを連動させ種々の混合比の心筋保護液を注入できるシステムが市販されている。ほとんどのシステムで冷温水槽を内蔵している。各社のシステムの特徴を表10-4に示した。安全管理上，エアディテクタ，圧モニター，注入量表示機能を持ち，緊急時には停止するシステムが望ましい。

ⅳ）**モニター**：高い注入圧による心筋傷害を避けるため，注入圧を測定することが望ましい。また，確実な心筋保護効果を得るためには，心筋保護液の温度を測定するだけでなく，心筋温を測定することが望ましい。

ⅴ）**フィルター**：心筋保護液のなかには2～20 μm程度の微小粒子が混入している[15]。これらは細動脈や細静脈の攣縮を引き起こし，心筋保護液の均一な分布を妨げ，再灌流時の心機能の回復に障害をもたらす。名大病院では晶質液性心筋保護液では0.8 μm，血液併用心筋保護液では200 μm のフィルターを使用している。血液併用心筋保護法では再灌流傷害の原因となる白血球，血小板を取除く白血球フィルターが有用である[16]。

キーワード

vi）心筋保護液注入針：種々の注入カニューレが市販されている（図10-2〜4）。成人心臓手術では大動脈基部ベントとしても使えるカニューレ（図10-2b）が有用である。このカニューレでは大動脈基部圧は測定できないので，上記のように回路の注入圧モニターで代用することになる。

　これらの各要素で構成される注入回路には大きくnon-recirculating typeとrecirculating typeの2種がある。
　① 晶質液性心筋保護液注入回路
　i）non-recirculating type：最も簡便なものは，soft bagに入った心筋保護液を冷蔵庫で冷却しておいたものを，点滴台に吊り下げて加圧バッグで注入する方法であるが，心筋保護効果を左右する注入圧，注入量，注入温を正確には調整できない。これらの問題はローラーポンプを使い，冷却コイルを途中におくことで解決できるが，non-recirculatingであるために回路内に停滞した心筋保護液が次回の注入までの間に温まってしまい，手術室の室温に近くなって，毎回，最初に10〜50 mL注入されることになる。注入量の少ない新生児・乳児期の手術では心筋保護上の問題となる。
　ii）recirculating type：回路（図10-6）はやや複雑になるが，回路内の心筋保護液が冷却槽を循環するため，温度は一定に保たれて効果的な心筋保護法が行える。
　② 血液併用心筋保護液注入回路
　晶質液性心筋保護液と同様にnon-recirculating type（図10-7）とrecirculating type（図10-8）に分けられる。
　i）non-recirculating type（図10-7）：回路の途中であらかじめ用意した晶質液と血液とを混合して使用する。以前は，使用するチューブのサイズにより血液と晶質液との混合比を変更していたが，最近の注入ポンプは独立した2つのポンプを連動させて任意の混合比を設定でき，臨床上十分な加温・冷却能力をもち，貯液槽が無い分，priming volumeを軽減できる利点がある。

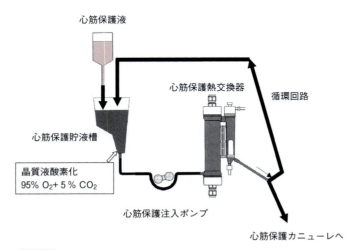

図10-6　循環式晶質液性心筋保護回路（JMS・HIPEX回路図より改変）

キーワード

第10章　心筋保護法とその注入回路　127

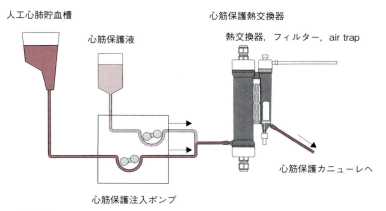

図10-7　ワン・パス方式血液心筋保護回路（JMS・HIPEX 回路図より改変）

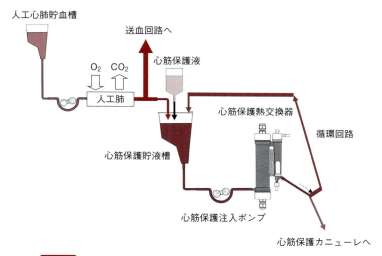

図10-8　循環式血液心筋保護回路（JMS・HIPEX 回路図より改変）

ⅱ）recirculating type（図10-8）：貯液槽に実際に投与する血液心筋保護液を作製したうえで注入する。よって，心筋保護液の組成をあらかじめ確認でき，保護液の血液ガス，電解質などを調整できる利点がある。その反面，無輸血充填では体外循環を開始しなければ血液の充填ができず時間的余裕がなく，また，充填量が増えて無輸血手術に不利となる。

安全管理の観点から名大病院で用いている心筋保護液と心筋保護液注入回路のマニュアルとチェックリストを図12-2（12章）に示す。各施設での組成，回路のチェックリストを作成し，用いることが望ましい。心筋保護法に関するトラブルシューティングは第12章に記載した。

キーワード

6　新生児・乳児期開心術時の心筋保護

　胎児循環という低酸素環境下に置かれていた新生児の心臓（未熟心筋）は，嫌気的糖代謝が成熟心筋に比べ活性が高く，低酸素に対してより耐性を示す。しかし，新生児開心術時において従来のSt. Thomas液による心筋保護法は乳児期以降に比べ効果が著しく劣ることが報告され[17]，新生児心筋保護法の確立が望まれた。名大病院も1989年以降，未熟心筋の特殊性という観点から，新生児心筋保護法の開発に取り組んできた[18, 19]。以下に未熟心筋の特殊性を概説し，未熟心筋保護上の問題につき解説する。

(1) 心筋保護に影響を与える未熟心筋の特殊性

　表10-6に未熟心筋が成熟心筋と異なる点を列挙した。成熟心筋ではそのエネルギー源を脂肪酸のβ酸化に依存しているが，未熟心筋では糖代謝により依存し，嫌気的糖代謝系酵素の活性も高い。したがって未熟心筋は低酸素環境には抵抗性を示す。しかし，虚血時にはこの嫌気的糖代謝のために細胞内がより酸性に傾き[20]，また成熟心筋に比べ活性の高いNa^+/H^+交換機構[21]を介して，虚血中に細胞内にNa^+が蓄積し易くなる。再灌流あるいは心筋保護液再注入時には，細胞内に蓄積したNa^+をNa^+/Ca^{2+}交換機構が細胞外に汲み出し，代りにCa^{2+}が細胞内に流入して，Ca^{2+}過負荷を起こし細胞傷害を引き起こす（図10-9）[22, 23]。

　未熟心筋では，嫌気的環境に置かれていたため活性酸素消去系（SOD, catalase, glutathione peroxidaseなど）の活性が成熟心筋に比べ低い。チアノーゼ性心疾患の開心術時においても，活性酸素による心筋の虚血再灌流傷害が関与している報告がある（図10-9）。人工心肺開始時には送血の酸素分圧を過度に上げない方が，虚血再灌流傷害を軽減できるとの報告もある[24]。われわれの実験でも，心筋保護液への鉄キレート剤（最も有害な活性酸素であるhydroxy radicalの産生を抑制する）の添加は良好な保護効果を示した[19]。

表10-6　虚血再灌流傷害／心筋保護法に影響を与える未熟心筋の特殊性

	未熟心筋	成熟心筋
エネルギー代謝	糖代謝	脂肪酸β酸化
活性酸素消去系	未発達	発達
カルシウム動態	筋小胞体未発達	筋小胞体発達
交感神経，副交感神経受容体	副交感優位	交感神経優位
心筋繊維形態	紡錘状	棒状

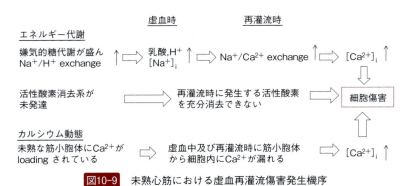

図10-9　未熟心筋における虚血再灌流傷害発生機序

キーワード　新生児・乳児期心筋保護，未熟心筋，嫌気的糖代謝，Na^+/H^+交換機構，Na^+/Ca^{2+}交換機構，活性酸素消去系

成熟心筋は細胞の径も大きく棍棒状であるが，未熟心筋は細胞が小さく紡錘状である。そのため，未熟心筋は体積に比し細胞膜の表面積が大きく，筋小胞体が未発達であることと相まって，細胞膜カルシウムチャンネルからのカルシウム流入により依存するとされる（図10-9）。われわれの実験結果からも，カルシウムチャンネル拮抗薬の用量反応曲線も未熟心筋はよりカルシウムチャンネル拮抗薬に感受性が高く，その心筋保護効果の至適濃度はより低濃度であった[18]。

未熟心筋では交感神経系の支配が未発達で，副交感神経系の発達は進んでいる。細胞内メッセンジャーである cAMP を産生する adenylate cyclase を活性化する交感神経 β1 受容体と Gs 蛋白の活性は低く，逆に抑制する副交感神経 muscarinic receptor と Gi 蛋白の活性は高い[25]。したがって最大限のカテコールアミン（β 刺激剤）を用いても最大の心筋収縮は得られない[26]。adenylate cyclase そのものは生下時すでに十分活性を持っているので[25]，β 受容体を介さず，直接 adenylate cyclase を活性化する forskolin 誘導体（アデール）を用いるか，cAMP の分解酵素である phospho-diesterase（PDE）阻害剤を β 刺激剤に併用する必要がある[26, 27]。

(2) 新生児・乳児期早期の心筋保護法の実際

① 心筋保護液

St. Thomas 液などの現在の心筋保護液は成熟心筋を用いた実験結果から導き出されており，未熟心筋の特殊性を考慮して作られているものではない。未熟心筋の特性に合わせた心筋保護液の開発が望まれるが，新生児開心術の症例数は成人の開心術ほど多くなく，また疾患も多様で，術前状態もさまざまであるために，未だに十分検討された報告はない。しかし，術前管理の進歩により安定した状態で手術に臨める症例が多くなり，晶質液性あるいは血液併用心筋保護法でも保護効果は得られるようになってきている。われわれが用いている心筋保護液の組成を表10-7に示す。

② 心筋保護法の実際

未熟心筋では心筋の筋原繊維の量が少なく，過伸展に対して脆弱である。したがって，体外循環時の不用意な心室容量過負荷（over distention）には十分注意が必要である。新生児期に開心術を要する疾患は，総肺静脈還流異常（TAPVR），大血管転位（TGA（Ⅰ型）），左心低形成症候群（HLHS），新生児エプシュタイン奇形などで，高度の低酸素血症，うっ血性心不全，末梢循環不全のため，人工呼吸管理，強心剤投与を受けていることが多い。このような場合，心筋の高エネルギーリン酸化合物（ATP など）が枯渇していて，虚血に対する耐性が低下する。大動脈遮断前に心筋の高エネルギーリン酸化合物が補充されるように，体外循環開始後はすぐに強心剤を切り，心臓をしばらく無負荷心拍動（non-working beating heart）にして休ませてから大動脈遮断をするか，initial warm blood cardioplegia を行う。また，心筋浮腫に陥りやすいので，心筋保護液の注入圧は成人より低く保つ（30〜50 mmHg）[28]。注入量は初回 20 mL/kg，以降は 20 分ごとに 10 mL/kg で行う。なお，晶質液性心筋保護法では成人にくらべ注入量が少なく，回路内での温度上昇を考慮し，恒温槽を

表10-7 新生児・乳児期早期で用いられる心筋保護液

5% ブドウ糖液	500 mL
生理食塩水	500 mL
25%アルブミン	40 mL
1 M KCl	20 mL
メイロン®	20 mL
20%マンニトール	20 mL
カルチコール®	3 mL
2%キシロカイン	5 mL
regular insulin	5 u

キーワード 交感神経，副交感神経

0℃近くに保ち，注入温で4℃になるようにしている。

7　心臓移植時の心筋保護

(1)　心保存液の理論的背景と心虚血許容時間

　名大病院では2017年4月より心臓移植を開始している。心臓移植はほとんどの場合ドナー心の運搬があり，心虚血時間が長くなる。ドナー心の運搬時は通常の心臓手術と異なり，心臓への側副血行は途絶し，低温に維持されるので単回の心筋保護液注入でも心虚血許容時間は延長するが，レシピアント選定基準では移植完了までの心虚血許容時間は4時間未満とされる。名大病院では心筋保護液はCelsior液（表10-8）を用いてドナー心を摘出し，十分な量の4℃乳酸リンゲル液に浸漬して移送する。ドナー心移送時間を計算し，到着時にはレシピアントの心臓剥離操作が終了するように手術プランニングを行っている。

　ドナー心運搬中は4℃前後に維持されるため，心筋細胞のエネルギー消費は著しく低下するが，エネルギー産生も著しく低下する。そのため濃度勾配に依存するイオン，物質移動が主体となる。その観点からは細胞内イオン環境が維持される細胞内液組成タイプ（UW液）の心保存液が有利であるが，ドナー心摘出時の高 K^+ による冠動脈攣縮が問題となる。九州大学では細胞外液組成タイプの心筋保護液で心停止を得た後，UW液に切り替えて単純浸漬保存による搬送をしているという[29]。動物実験における6時間，24時間の心保存後の心機能がCelsior液より良好と報告している[30]。もっとも，実臨床においてはレシピアント選定基準で心虚血許容時間は4時間未満とされているので，Celsior液で問題ないと考えている[31]。

(2)　心臓移植時心筋保護法の実際・手順[32]

①　執刀前にメチルプレドニゾロン（1 g），筋弛緩剤を投与する。

②　ドナー心摘出の剥離操作が終了後，ヘパリン量（400 U/kg）を投与する。

③　大動脈基部に心筋保護液注入カニューレを留置し，大動脈を遮断する。

④　Celsior液 30 mg/kgを60〜80 mmHgの灌流圧で投与する。その際に心保存液注入により大動脈基部がある程度張っていることを確認する。

⑤　心保存液投与開始後すぐに，肺摘出がある場合は左心耳切開もしくは左房下面切開で，肺摘出がない場合は右上肺静脈切開で，左心系の減圧・ドレナージを開始し，左心系が減圧されているのを確認してから，肺摘出がある場合は肺灌流液の投与を開始する。

⑥　心保存液と肺灌流液の投与が全て終わるのを待ってから心臓を摘出する。

⑦　パッキングと搬送

表10-8　Celsior液組成

マンニトール	60 mM	(10.93 g/L)
ラクトビオン酸	80 mM	(28.66 g/L)
グルタミン酸	20 mM	(2.94 g/L)
ヒスチジン	30 mM	(4.65 g/L)
塩化カルシウム	0.25 mM	(0.04 g/L)
塩化カリウム	13 mM	(2.64 g/L)
水酸化ナトリウム	100 mM	(4 g/L)
還元型グルタチオン	3 mM	(0.92 g/L)

＊pH 7.3 at 20°C.

キーワード

第10章　心筋保護法とその注入回路　**131**

ⅰ）心保存液回路がついたまま摘出した心臓を心保存液回路ごとバックテーブルに移し，ベースンなどの上で心保存液回路をカニューレから外して冷保存液で表面や心腔内，大血管内の血液を洗い落とす。この際，見える範囲で心臓の異常の有無（卵円孔開存，弁尖の異常，など）を確認する。

ⅱ）心臓を滅菌アイソレーションバッグに入れ，心臓が完全に浸る量（500～1000 mL）の4℃乳酸リンゲル液を入れて，空気を十分に抜きながら紐で二重に縛って密封する。

> **セルフチェック**
> ■肥大のない心臓での標準的な心筋保護液注入量はどれだけか。
> ■許容される逆行性心筋保護法での注入圧（先端圧）はどれだけか。
> ■心筋保護液における心停止で，高カリウム，低ナトリウム，低カルシウム，高マグネシウムのうち関与がもっとも少ないものはどれか。

文　献

1）Hearse DJ, Braimbridge MV, Jynge P：Protection of the ischemic myocardium, Raven Press, 1981. 心筋保護法―基礎と臨床（阿部稔雄監訳）. 名古屋大学出版会, 1988.

2）日本心臓血管外科学会編：心筋保護法標準テキストブック. 文光堂, 2016.

3）Salerno TA, Houck J, Barrozo CAM, et al：Retrograde warm blood cardioplegia：A new concept in myocardial protection. Ann Thorac Surg **54**：245, 1991.

4）Martin TD, Craver JM, Gott JP, et al：Prospective, randomized trial of retrograde warm blood cardioplegia：Myocardial benefit and neurologic threat. Ann Thorac Surg **57**：298, 1994.

5）1）に同じ. 第5章　基本概念. p145.

6）阿部稔雄：心筋保護法の問題点とその対策. 綜合臨床 **43**：2717, 1991.

7）1）に同じ. 第6章　心筋保護法の基本原則, 6-1-4 膜リポ蛋白の相転移. p164.

8）Lolley DM, Hewitt RL：Myocardial distribution of asanguineous solutions retrograde perfused under low pressure through coronary sinus. J Cardiovasc Surg **21**：287, 1980.

9）1）に同じ. 第11章　臨床上の心筋保護液注入の技術的問題点, 11-3-2 初期注入の圧, 量, 時間. p351.

10）Lazar HL, Buckberg GD, Manganaro AM, et al：Myocardial energy replenishment and reversal of ischemic damage by substrate blood cardioplegia with amino acids during reperfusion. J Thorac Cardiovasc Surg **80**：350, 1980.

11）阿部稔雄：心筋保護法の進歩―Terminal warm blood cardioplegia. 人工臓器 1993, p159, 中山書店, 1993.

12）Rosenkranz ER, Buckberg GD, Laks H, et al：Warm induction of cardioplegia with glutamate enriched blood in coronary patients with cardiogenic shock who are dependent on inotropic and intra aortic balloon support. J Thorac Cardiovasc Surg **86**：507, 1983.

13）Hayashida N, Weisel RN, Shirai T, et al：Tepid antegrade and retrograde cardioplegia. Ann Thorac Surg **59**：723, 1995.

14）Menasche P, Fleury JP, Veyssie L, et al：Limitation of vasodilation associated with warm heart operation by a "mini-cardioplegia" delivery technique. Ann Thorac Surg **56**：1148, 1993.

15）Hearse DJ, Erol C, Robinson LA, et al：Particle-induced coronary vasoconstriction during cardioplegia infusion. J Thorac Cardiovasc Surg **89**：428, 1985.

16）市原利彦, 保浦賢三, 阿部稔雄：好中球除去フィルターを用いた冷却血液併用心筋保護法の研究. 日胸外会誌 **42**：531, 1994.

17）Bull C, Cooper J, Stark J：Cardioplegic protection of the child's heart. J Thorac Cardiovasc Surg **88**：287, 1984.

18）Akita T, Abe T, Kato S, et al：Protective effects of diltiazem and ryanodine against ischemia-reperfusion injury in neonatal rabbit hearts. J Thorac Cardiovasc Surg **106**：55, 1993.

19）Katoh S, Toyama J, Kodama I, et al：Deferoxamine, an iron chelator, reduces myocardial injury and free radical generation in isolated neonatal rabbit hearts subjected to global ischaemia-reperfusion. J Mol Cell Cardiol **24**: 1267, 1992.

20) Chiu RCJ, Bindon W: Why are newborn hearts vulnerable to global ischemia? The lactate hypothesis. Circulation **6** (suppl V): V146, 1987.

21) Meno H, Jarmakani JM, Philipson KD: Developmental changes of sarcolemmal Na^+-H^+ exchange. J Moll Cell Cardiol **21**: 1179, 1989.

22) Tani M, Neely JR: Role of intracellular Na^+ in Ca^{2+} overload and depressed recovery of ventricular function of reperfused ischemic rat hearts. Possible involvement of H^+-Na^+ and Na^+-Ca^{2+} exchange. Circ Res **65**: 1045, 1989.

23) Murashita T, Yasuda K: The role of Na^+/H^+ exchange in the efficacy of multidose hypothermic cardioplegiain immature rabbit hearts. Eur J Cardiothorac Surg **22**: 944, 2002.

24) Ihnken K, Morita K, Buckberg GD: Delayed cardioplegic reoxygenation reduces reoxygenation injury in cyanotic immature hearts. Ann Thorac Surg **66**: 177, 1998.

25) Kumar R, Joyner RW, Hartzell HC, et al: Postnatal changes in the G-proteins, cyclic nucleotides and adenylyl cyclase activity in rabbit heart cells. J Mol Cell Cardiol **26**: 1537, 1994.

26) Akita T, Kumar R, Joyner RW: Developmental changes in modulation of contractility of rabbit hearts. J Cardiovasc Pharmacol **25**: 240, 1995.

27) Akita T, Joyner RW, Lu C, et al: Developmental changes in modulation of calcium currents of rabbit ventricular cells by phosphodiesterase inhibitors. Circulation **90**: 469, 1994.

28) Kronon T, Kirk SM, Allen BS, et al: The importance of cardioplegic infusion pressure in neonatal myocardial protection. Ann Thorac Surg **66**: 1358, 1998.

29) 田ノ上禎久, 肥後太基, 山村健一郎ほか: 九州大学病院ハートセンターにおける心臓移植補助人工心臓の現状. 心臓 **45**: 74, 2013.

30) Kajihara N, Morita S, Tanoue Y, et al: The UW solution has greater potential for longer preservation periods than the Celsior solution: Comparative study for ventricular and coronary endothelial function after 24-h heart preservation. Eur J Cardiothorac Surg **29**: 784, 2006.

31) Boku N, Tanoue Y, Kajihara N, et al: A comparative study of cardiac preservation with Celsior or University of Wisconsin Solution with or without prior administration of cardioplegia. J Heart Lung Transplant **25**: 219, 2006.

32) 木下修, 小野稔, 福嶌教偉: 心採取術マニュアル. 日本移植学会, 改訂版 2021. https://www.asas.or.jp/jst/pdf/manual2021/003.pdf

（秋田利明, 後藤和大）

第11章

人工心肺操作の実際

ポイント

　人工心肺装置の進歩と体外循環の病態生理の解明は，心筋保護法の進歩ならびに開心術時の麻酔法の進歩と相まって，人工心肺による開心術を非常に安全なものにした。さらに，臨床工学技士という医療職が確立してからは，臨床工学技士が人工心肺操作に大きく関与するようになり，現在では，臨床工学技士が行う業務の1つとして人工心肺操作は認識されている。本章では，人工心肺の準備から操作を，手術の進行の手順に従って概説する。

1 準備

(1) 術前準備

　心臓外科の術前症例検討会等に参加し，症例の疾患名，疾患の重症度，術前合併症の有無，臨床検査データなどの患者の全身状態を把握するとともに，手術手技，人工心肺に必要な情報を収集し，心臓外科医らと情報共有しながら至適な体外循環の方法を検討する。また，人工心肺操作に必要なデータから，人工肺や回路の選択，適正なサイズのカニューレを選定し準備する。

(2) 人工心肺回路の組み立て

　使用される人工心肺装置・使用材料は各施設で異なるため，準備の手順は異なると思われるが，ここでは名古屋大学（名大）病院で行われている方法を示す。人工心肺回路（図11-1）は，清潔包装の術者側と，開放された器械側回路からなり，器械側は，貯血槽，送血ポンプ，人工肺，動脈フィルター，これらをつなぐ回路チューブ，吸引回路チューブ，各種ベント回路チューブである。通常これら各構成材料を組み立てて準備する必要があるが，近年は，人工肺に動脈フィルターが内蔵されたものが主流であり，また，全て組み立てた状態で滅菌，梱包されたプレコネクト回路も一般的になっている。

　(1)　患者が入室する前に使用材料を準備し，製造番号の記載および確認を行う。これは，何らかの問題が発生した場合に，迅速な原因究明と不具合等の拡大を防止できるからである。また，

キーワード　人工心肺回路，プレコネクト回路

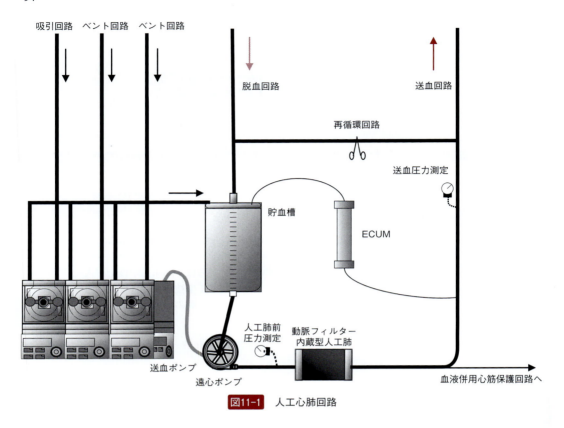

図11-1　人工心肺回路

梱包に使われている段ボール箱は不衛生であるので，手術室外で箱から出して室内に搬入する．

(2) 人工心肺回路の組み立てを行う前に，滅菌包装されていることを確認し，チューブの折れ・亀裂・回路外れや，構成材料の破損などの目視確認を行う．また，包装から取り出す際には，チューブや三方活栓などのキャップ外れに気を付け，不潔にならないように十分注意する．

(3) 各構成材料の位置を決め，ズレや脱落が生じないようにホルダーに確実に固定を行う．各構成材料の位置関係や固定の程度により，充填液量の増減や，チューブのねじれや外れ等が生じるため注意が必要である．また，貯血槽より人工肺の位置が高いと，貯血槽液面との落差圧により人工肺より空気を引き込むことがあるので注意する．

(4) 人工肺の熱交換器水流入部に給水回路を接続し，水を循環させて水漏れのないことを確認する．

(5) 回路は血液の流れに沿って順番に組み立てるのが基本であり，回路チューブを，貯血槽から送血ポンプ，人工肺，送血回路，再循環回路を経て脱血回路へ接続する．回路チューブが不潔にならないように接続するのは当然であるが，誤接続，ねじれなどにも注意して接続する．また，送血ポンプにローラーポンプを使用する場合や，脳分離体外循環などの際に使用する分離

キーワード

送血用ローラーポンプは，仮の適正圧閉度調節を行っておく。

(6) 回路の組み立てが終わると，送血側および脱血側チューブに鉗子を2本ずつ噛んでおく。これは，人工肺やフィルターの空気抜きを行うときに鉗子がはずれ充填液が漏れ出る可能性があるためである。また，このタイミングで，回路内の空気抜きが容易となるように回路内二酸化炭素ガス置換を行う施設もある。

(7) 充填液（後述表11-1）を回路に充填し，回路内の空気抜きを行う。主ポンプに遠心ポンプを使用するときは，ポンプ出口側に鉗子を噛み，ポンプヘッド内の空気を抜き，次に，ポンプ出口側の鉗子を外し，落差を用いて人工肺を満たす。一方，ローラーポンプを使用するときは，貯血槽に貯めた液に微細な気泡を作らないように，ゆっくりポンプの回転数（流量）を上げ人工肺を満たす。回路全体の充填が終了したら，人工肺やコネクター部を手や打腱器などで叩いてしっかりと気泡の除去を行う。なお鉗子や木槌など硬い素材のものは破損の危険性があるため使用しない。

(8) 回路内の空気を抜いた後，ローラーポンプの適正圧閉度調節を行う。方法は「人工心肺装置の標準的接続方法およびそれに応じた安全教育に関するガイドライン」[1]において，以下の4種類が記載されている。

　ⅰ）**輸液セットの滴下による適正圧閉度試験**（日本産業規格 JIS T1603）[2]：ポンプチューブに標準輸液セットを取り付け，1 m水柱の圧力をかけたときに輸液セットに毎分5〜10滴の滴下が認められるように圧閉度を調節するとある。規格が策定された当時の標準輸液セットは15滴/mLであるのに対し，現在の標準輸液セットは20滴/mLであるので，滴下数は約7〜13滴（約0.3〜0.7 mL）に換算する必要がある[3]（図11-2）。

　ⅱ）**回路液面降下による適正圧閉度試験**：送血回路を約1 mの高さに掲げたときに，回路の液面が毎分1 cm降下するように調節する（図11-3）。

　ⅲ）**圧力低下速度による適正圧閉度試験**：回路を遮断し，送血回路に一定の圧力を加え，これが降下する速度で調節する。250 mmHgまで上昇させ，10秒当たり5 mmHg程度で減圧するようにする（図11-4）。

　ⅳ）**圧閉部の模様による適正圧閉度試験**：チューブの圧閉部に生じる円形模様の大きさで調節する（図11-5）。

　名大病院では，ⅲ）の方法を採用している。また，各ベント回路，吸引回路においては，便宜上，回路を遮断してローラーポンプにて陰圧をかけ，チューブの形が自然に復元する点より若干強めになるよう圧閉度調節を行っている

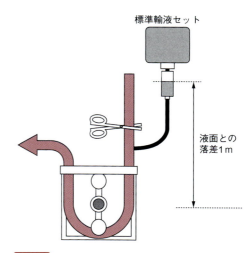

図11-2　輸液セットの滴下による適正圧閉度試験

キーワード　適正圧閉度

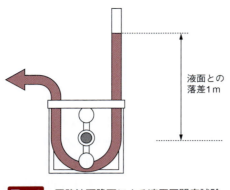

図11-3 回路液面降下による適正圧閉度試験

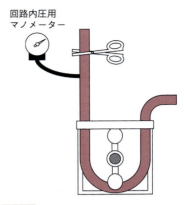

図11-4 圧力低下速度による適正圧閉度試験

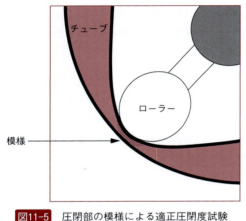

図11-5 圧閉部の模様による適正圧閉度試験

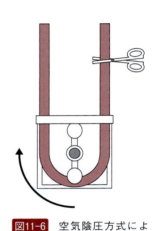

図11-6 空気陰圧方式による適正圧閉度試験

（図11-6）。

(9) 術者側回路の充填を行い，不潔にならないよう注意しながら術者側回路を術野に手渡す。この時，術者，手術台の上下移動，送脱血カニューレ部位に配慮し，ねじれ・屈曲などが生じない余裕を保っておく。

(10) 医療用ガス配管のアウトレット（酸素および空気）と酸素ブレンダーのホースを接続し，酸素ブレンダーと人工肺をチューブで接続する。接続するチューブは人工心肺回路と視覚的に識別できるように色のついたものを使用し，人工肺の接続はガスのイン・アウトを確認し逆に接続しないよう注意する。人工心肺開始まで，酸素混合ガスは吹送しない。

(11) その他の注意：患者の血行動態を把握しながら準備を進める。手術の進行具合に留意して準備を進める。消毒用アルコールが付着するとひび割れる材質があるので注意する。器械周辺の異音に気を付ける。鉗子は，噛み合わせの悪いものは使用せず，また本数の確認をしておく。

キーワード

第11章 人工心肺操作の実際 **137**

濡れている箇所があれば，回路の破損等を疑い，その原因を確認する。チェックリスト（第12章）などを用い回路のチェックを行う。各種センサー類がONになっていることを確認し，動作テストを行う。

2 充填液

患者の状態，身体所見，予定手術により充填液の組成，充填量は異なる。近年，人工心肺回路の充填には，無輸血手術を目的として，できる限り血液を使用しないようにしている。

充填液の組成は，各施設により様々な工夫がなされ異なるが，表11-1に名大病院の組成を示す。

表11-1 充填液

> 1) 重炭酸リンゲル液，または，濾過型人工腎臓用補液
>   ：充填量－（血液量＋添加薬剤）
>   輸血充填時には，血液を濾過型人工腎臓用補液にて洗浄する
> 2) マンニトール：5 mL/kg
> 3) ヘパリン：成人2 mL，小児1 mL，保存血1単位につき0.5 mL
> 4) 副腎皮質ホルモン：メチルプレドニゾロンコハク酸エステルナトリウム2.5 mg/kg

※充填に血液を使用する場合，保存血1単位につき濾過型人工腎臓用補液1000 mLにて充填，洗浄する。余剰充填液は，血液濃縮回路にて濃縮する。
※抗生物質は2gを手術執刀前に麻酔科医より投与する。
※筋弛緩薬は体外循環開始時に麻酔科医より追加投与する。

3 適正灌流量と灌流条件

名大病院では，表11-2に示すように，標準的な至適灌流量として，成人2.2～2.5 L/分/m^2（体表面積），乳幼児2.5～2.8 L/分/m^2，新生児2.8～3.2 L/分/m^{2}を用いている。なお，低温時に灌流量を減らすこともあり，側副血行路の多い左右短絡疾患では灌流量を増やしている。また，頸部血管の狭窄や脳梗塞，腎不全を合併した症例では高流量（2.8 L/分/m^{2}以上）で灌流圧を維持したり，拍動流を併用することも有効とされる[4,5]。

完全体外循環中の灌流条件としては表11-3に示すように，成人では平均大動脈圧を50～80 mmHgに，また，頸動脈狭窄等の合併症のあるものでは80 mmHg以上に保つ。中心静脈圧（CVP）は上下大静脈ともに0 mmHg付近に保つ。動脈血ガス分析では，37℃に換算して，pH 7.35～7.45，PO$_2$ 150～250 mmHg，PCO$_2$ 35～45 mmHg，混合静脈血酸素飽和度は70%以上に保つように努めている。

電解質は，K 6.0 mmol/L以下で維持し，それ以上であれば随時，補正を行う必要がある。Caは大動脈遮断解除後に，1.0 mmol/L以上に補正する。

ヘマトクリット値（Ht）は20～25%，ヘモグロビン

表11-2 標準至適灌流量 （名古屋大学）

成　　人：2.2～2.5 L/分/m^2（体表面積）	
小　　児：2.5～2.8 L/分/m^2	
乳　　児：2.8～3.2 L/分/m^2	

キーワード 充填液，適正灌流量，至適灌流量

表11-3	完全灌流中の灌流条件（成人）
平均大動脈圧：	50～80 mmHg（症例により異なる）
CVP：	0 cmH$_2$O 付近（上下大静脈共に）
動脈血血液ガス（α stat）：	pH 7.35～7.45
	PO$_2$ 150～250 mmHg 以上
	PCO$_2$ 35～45 mmHg
混合静脈血酸素飽和度：	S$\bar{v}$O$_2$ 70% 以上
電解質：	K 6.0 mmol/L 以下
	Ca 1.0 mmol/L 以上（遮断解除後）
ヘマトクリット：	20～25%（Hb 7.0～9.0 g/dL）
ACT：	480 秒以上
尿量：	1 mL/時/kg 以上

（Hb）7.0～9.0 g/dL，活性化凝固時間（ACT）は 480 秒以上，そして尿量は 1 mL/時/kg 以上を保つようにしている。

近年では，酸素運搬量係数（DO$_2$i）272 mL/分/m^2 以上を目標とした目標指向型体外循環管理（goal directed perfusion：GDP）[6,7]も注目されている。DO$_2$i の計算式は以下のとおりである。

$$DO_2i\,(mL/分/m^2) =$$
$$10 \times 灌流量\,(L/分) \times BSA\,(m^2)^{-1} \times (Hb\,(mg/dL) \times 1.34 \times SaO_2\,(\%) + 0.003 \times PaO_2\,(mmHg))$$

4 人工心肺開始

(1) 人工心肺開始直前

予期せぬ出血や血行動態の破綻なども考えられるため，術者の指示があれば，いつでも人工心肺を開始できるように準備しておく。患者にヘパリンナトリウムが投与され，ACT の延長が確認（200 秒以上）された時点で吸引回路の吸引ポンプを回転させる事もあるが，安全のために体外循環開始可能である 480 秒以上になってから吸引を開始すべきである。回転数は 150 φのポンプでは 20 rpm 前後，100 φのポンプでは 30 rpm 前後，85 φのポンプでは 35 rpm 前後でよい。

ACT が 200 秒以上に延長して送血カニューレが上行大動脈に挿入された後，マノメーター式回路内圧計等を用い拍動を確認する。次に少し送液し，回路内圧の異常上昇がないかテストを行う（送血テスト）。これは送血カニューレの挿入位置や状態を判断するために必ず行う。不測の出血による血圧の低下など，患者の状態によっては早急に送血が必要になることもあり，その場合，回路内圧の拍動を確認した後，送血圧に注意しながらゆっくりと送血をする。この際，貯血槽の液面に注意し，CVP などを観察しつつ，必要量を送血する。

(2) 体外循環開始

上行大動脈に送血カニューレが，2 本脱血の場合は上下大静脈のどちらか一方に，1 本脱血の場合には右房に脱血カニューレが挿入された後に，術者の指示に従い，ACT 480 秒以上であることを確認したうえで体外循環を開始する。この際には，人工肺に吹送するガスの酸素濃度，酸素流量を設定してから，脱血ラインの鉗子をゆっくり開け，脱血が良好であることを確認し，回路内圧と貯血槽の液面レベルに注意しながらゆっくり送血する。なお，人工肺に吹送するガスの流量と酸素濃度については，これまで，多孔質性中空糸型ポリプロピレン膜を用いた膜型肺の場合，一般的に人工心肺開始時には，酸素濃度 100% とし，灌流量とガス流量を 1：1 の割合で吹送していた。しかし，現在の膜型肺はガス交換能が格段に向上しているため，名大病院では酸素濃度 60%，灌流

キーワード ACT，酸素運搬量係数（DO$_2$i），目標指向型体外循環管理（GDP）

量とガス流量の割合を 2：1 で吹送し体外循環を開始している。

　遠心ポンプ送血では送血ポンプを回転させた状態で鉗子を開けて送血を開始するが，思いもよらぬ流量が出たり，逆流したりすることもあるので，適切な回転数を保った状態で，送血チューブを遮断している鉗子をゆっくりと緩め，チューブを 1/2, 1/3 噛にしたり，オクルーダーを利用して緩やかにチューブ遮断を解放する工夫が必要である。また，人工心肺開始時に急な送脱血を行うと，体内の循環血液が急激に希釈されるため，ショック同様の状態になり，動脈圧が急激に低下する initial drop を生じることがある。そのため，開始時は脱血量と送血量のバランスを慎重にとりながら，送血流量を徐々に至適灌流量（total flow）まで増やしていく。さらに，送血開始直後は回路内圧にも留意して，異常を認めた場合は，送血による大動脈解離も考えられるため，直ちに送血を停止し術者に報告する。Total flow となったら，術者，麻酔科医にその旨を伝え人工呼吸を停止してもらう。Total flow 中は CVP が 0 mmHg 程度になるように十分脱血しておく必要がある。なお，十分に脱血ができない時は，脱血カニューレの位置不良，脱血チューブの折れ・曲がりがないかを確認し，術者に随時報告して対処する。Total flow の時点で，左房–左室ベントを挿入することがあるので，術者の指示に従って，脱血量を絞り，CVP を陽圧に保ち，患者の動脈圧と肺動脈圧に波形が現れたら，人工呼吸を止め，術者にベントカニューレを挿入してもらう。挿入が終わったらベント吸引を開始し，ベントラインから空気を引き込まない程度に調節する。

　人工心肺装置が完全に体循環を代行する完全体外循環（total bypass）状態に移行するためには，十分に脱血し，心臓の張りが無くなった後に，上下大静脈にポリエステル製テープをかけ，心臓外科手術用ターニケットに通し，脱血カニューレ上で絞める。こうすることで冠静脈洞への還流血を除く全ての血液は脱血カニューレで脱血され完全体外循環状態となる。この時点までの段階で，送脱血量の調節が安定した体外循環となることが欠かせないので，以後の心内操作に入る前に，各指標を確認することが肝要である。

　大動脈弁閉鎖不全を伴う症例については，十分に脱血し，左心の過伸展，あるいは心室細動への移行を避けなければならない。また，巨大左（右）房症例でも，十分に脱血を行う。もし貯血槽がオーバーフローしそうな場合には，血液採血バッグを用意するのも 1 つの方法である。

5　冷却灌流

　予定灌流量が得られると，術式や患者の状態に応じて，低体温体外循環を行う。冷却開始の指示が出たら，心電図，患者の動脈圧，送・脱血温，患者の体温を確認しながら冷却を行う。

　冷温水槽の設定値，実測値を確認し，急激に冷却しないように注意する。貯血槽内の血液温は冷却開始時，体温より 5℃ 低い温度とし，冷却開始とともに徐々に温度を下げる。送血温と体温との温度較差は 10℃ 以上に拡大しないようにする。

　冷却を続けると，膀胱温などの中枢温は血液温より少し遅れて降下するので，送血温は下げすぎないように注意する。また，室温，体温維持装置の調節を行う。

キーワード　initial drop，完全体外循環，低体温体外循環

6 完全（灌流）体外循環

　Total flow に達し，大動脈遮断の準備ができたら，大動脈を遮断する。大動脈を遮断する際には送血量を 1 L/分以下にし，灌流圧を 40 mmHg 以下に下げる。遮断鉗子で大動脈を遮断した後に，灌流圧および回路内圧に注意しながら元の送血量に戻す。これは，遮断による大動脈壁の損傷を予防するためや，遮断時の心筋負荷を軽減するために行うものである。また，送血量を元に戻す時に回路内圧が異常に高いときは，遮断による送血カニューレの異常が疑われるので，その旨を術者に速やかに伝え，遮断鉗子の噛み換えなどの対処をおこなってもらう。また，左心系ベントを挿入しない場合，術者によっては，大動脈遮断前に気道内圧を上げ，肺血管床に溜まった血液を左心系へ排出させた後に，大動脈を遮断することがある。これは左心系の容量負荷を避けるのに，肺血管床の血液容量を利用するためである。

　大動脈遮断後，速やかに心筋保護液を注入する。順行性心筋保護液は冠動脈より心筋各部へ行き渡り冠静脈洞より右房に還流する。心筋保護液は脱血カニューレにより貯血槽に導かれ血液量が増加するので，余剰血液は限外濾過（UF：ultrafiltration）を施行し濃縮を図る。

　完全（灌流）体外循環中には，3 節に記した条件を保つ。

　血液ガス，電解質，ACT などの検査は，total flow 到達後，大動脈遮断までの間に速やかに測定する。以降は，30〜60 分ごとに測定するが，それ以外に，灌流量およびガス流量の変更後や大動脈遮断解除後等に適宜測定する。なお，動脈血連続ガスモニターを回路内に組み込んでいる場合は，採血回数を減ずることが可能である。

7 完全体外循環中の循環管理

　完全体外循環中の循環管理の基本的な事項につき，項目別に記す。

(1) 平均動脈圧（MAP）

　成人では平均動脈圧（MAP）を 50〜80 mmHg に維持する。Initial drop からの回復が悪く，動脈圧が低いときには灌流量を若干増やす。逆に動脈圧が上昇傾向にある時には，積極的に血管拡張剤を投与して動脈圧を下降させる。また，頸部，脳内血管などに狭窄がある症例に対しては動脈圧を若干高く維持する場合がある。症例によっては，拍動流や IABP を併用して平均動脈圧を高く維持することもある。

(2) 中心静脈圧（CVP）

　上下大静脈系の中心静脈圧の測定が望ましいが，内頸静脈圧のみで行う場合が多い。CVP は 0 mmHg 付近になるように維持する。CVP が高い時は，脱血不良などが考えられるので，貯血槽の液面が低くなりすぎないように注意し，検査結果に応じて血漿代用液あるいは血液などの補液を適宜行う。また，左房−左室ベントの位置不良もあるので，吸引を監視し，左心の過伸展に注意する。左心の過伸展では，肺動脈圧も上昇する。また，脱血カニューレが折れ曲がったりすると，急激な

キーワード　大動脈遮断，平均動脈圧（MAP），中心静脈圧（CVP）

脱血不良により CVP が高くなるので注意して監視する。貯血槽の液面低下もなく CVP が低い，あるいはマイナスの値になっている場合には，静脈圧カテーテルの先端の位置が深すぎて，静脈脱血カニューレの近くにあることが多いので，この場合，静脈圧カテーテル先端の位置を浅くする，あるいは静脈圧カテーテルのルーメンの変更で対処する。

CVP が 20 mmHg 以上になると脳浮腫を合併する危険性があるので，注意して監視し，高値を示す場合には，その旨を術者に伝え，対処を求める。

（3） 血液ガス

体温が低下するにしたがって，PCO_2 は低下し，pH は上昇し，アルカローシスを呈する。一般に温度 1℃ の低下により，pH は 0.0147 上昇する。そのため，37℃ に補正した値を用いることが多い。低温時の適正な pH については，37℃ に補正した pH を正常値に保つようにするのが一般的である（アルファ・スタット）。PO_2 は冷却と共に上昇してくる。PCO_2 は吹送ガス流量で調節し，PCO_2 が低い場合には，吹送ガスに炭酸ガスを加えて調節することがある。

（4） 電解質

血中 K^+ 濃度は血液希釈や尿中への排泄，細胞への移行のため低値を示すことが多く，尿量が多いときはその減少が著しい。しかし，心筋保護液中の K^+ が体外循環液に回収されるために，K^+ 濃度は上昇することも多い。

Ca^{2+} も血液希釈等により体外循環中は低値を示すことが多い。強心剤を用いて体外循環を離脱するときには，Ca^{2+} が低値であると強心剤が反応しないために，補正を行う必要がある。

Mg^{2+} も血液希釈等により体外循環中は低値を示すことが多い。Mg^{2+} や K^+ 濃度が低値により不整脈が出るので，体外循環の離脱が困難な場合は，補正する必要がある。

（5） ヘマトクリット値（Ht），ヘモグロビン（Hb）

体外循環中は Ht 20% 以上，Hb 7.0 g/dL 以上を維持する。術前状態が悪い場合や著しい血液希釈では，しばしば，Ht 20% 以下，Hb 7.0 g/dL 以下になることがある。また，無輸血充填時には著しく希釈されることがあるので注意し，限外濾過で濃縮を図る。限外濾過で対処できないときは輸血を要するため，麻酔科医，術者にその旨を伝え，対処する。

（6） 活性化凝固時間（ACT）

過去には体外循環中に確保すべき ACT 値は 400 秒以上とされていたが，多くの要因で ACT 測定に影響を受ける可能性を考慮し，480 秒以上が推奨されている。一般にヘパリンは体外循環開始前に 300～500 単位/kg 投与される。名大病院では成人に対しては体表面積×9000 単位としている。300 秒以下になると回路内凝固などの危険もあるので 480 秒以下にしてはならない。また，輸血充填をするとき，濃厚赤血球 1 単位に対してヘパリン 500 単位を加える。

ACT の正常値は 81～133 秒であり，凝固第Ⅲ因子以外の欠乏で延長し，血小板数が減少しても ACT 値は延長しない。また，低体温では著明に延長する。ヘパリンは通常，初回の投与後 1 時間ごとに 100 単位/kg 追加する。以上の操作で ACT 値を 480 秒以上に維持できることが多いが，手術の進行とともに複数回の ACT 検査は不可欠であり，必要に応じてヘパリンを投与する。

キーワード 血液ガス，電解質，ヘマトクリット値（Ht），ヘモグロビン（Hb），活性化凝固時間（ACT）

(7) 尿量

手術開始より人工心肺開始までの尿量が少なくても，人工心肺開始後は，灌流量が増加し，血液が希釈されるため，著明に増加することが多い。尿量が多い場合には，K^+の低下，貯血槽液面の低下に注意する。逆に，体外循環中に尿量が少ない場合には，至適灌流量でも動脈圧が低すぎることがあり，灌流量を増加し，平均動脈圧を上昇させる。また，送血ポンプを拍動流にすることもある。これらの方法によっても尿量の不十分な場合には，利尿剤を使用する。

(8) 計時・記録

体外循環時間，心筋虚血時間や循環停止時間などをタイマーで計測する。大動脈遮断中は20分ごとに術者に伝え，心筋保護液注入の時間を知らせる。一定時間ごと，また変動のあったときに，体外循環中の動脈圧，上下大静脈圧，肺動脈圧，血液温（送血，脱血），鼻咽頭温，膀胱温，末梢温，ガス吹送量，使用薬剤，輸血量などを記録する。最近では，自動記録や電子カルテとの連動が一般的であり，より多くの情報をリアルタイムで記録することが可能となっている。

8　人工心肺時の注意点

(1) 動脈圧

モニターのデジタル表示だけでなく，動脈圧波形にも注意し，動脈ラインよりの採血あるいは穿刺針の位置などの不良で，動脈圧が正確に表示されないことがあるので，動脈圧波形に異常が見られた場合，動脈ラインの確認を行う。また，末梢血管の収縮などにより動脈圧が低く計測されることがあるので注意する。この場合，大動脈の中枢圧や大腿動脈圧などを測定することも有用である。

(2) 血液の確保

術前に輸血用血液がどの程度準備されているのか確認し，輸血を使用した場合には残量を念頭に置き，血液不足が予想される場合には，早めに追加血液を確保する。また，血液保存液内の抗凝固剤中のクエン酸ナトリウムが Ca と結合するため，血清 Ca^{2+} 濃度を測定しつつ補正する。

(3) 吸引

無理な吸引圧，無駄な吸引は溶血の原因となるので，吸引を使用しない時には，吸引の陰圧を弱く（吸引ポンプの回転数を下げておく）して使用する。最近では，貯血槽に -20 mmHg 程度の低陰圧を持続的にかけて，ローラーポンプを介さずに体外循環回路に戻す方法もある。

(4) ベント回路

ベント回路は常に十分に吸引し，左室の過伸展を起こさないように注意する。特に右−左シャントの多い先天性心疾患の場合は側副血行路からの心腔内還流血液量が多いので注意する。

(5) 尿量

尿の流出が悪い場合には，膀胱留置バルーンカテーテル，定量筒のルート閉塞にも注意する。ルートに大きな気泡があると air block の状態になることがあるので点検し対処する。

キーワード　尿量，溶血，過伸展

(6) 電源コード，回路など

　種々の医療機器の電源コードなどが複雑に絡まらないように注意し，電源コードが抜けないように固定しておく。また，バッテリーの搭載されていない生命維持管理装置の電源は，必ず決められた無停電電源に接続するようにする。

　送脱血回路やベント回路，吸引回路が術者の動きで折れ曲がらないように注意，監視する。

■9　復温灌流

　心内操作が終了に近づいたら，術者と連絡を取り，復温を開始する。復温開始時期は原則として大動脈遮断解除直前であるが，復温には時間がかかり，体外循環時間も延長するので，心内操作終了の少し前に，術者と連絡を取り復温を開始する。

　冷温水槽の設定温を変更し復温を開始する。この時，冷温水槽の温水の温度に注意し，決して42℃以上にしてはならない。また，復温時の送脱血温の温度較差は，10℃以内とする。名大病院では復温時の障害を考え5℃以内としている。

　鼻咽頭温は早く上昇するが，膀胱温（中枢温）や末梢温の上昇には，かなりの時間を要する。また，大動脈遮断解除をするまでは，送血温は35℃を越えないように復温し，心筋温の上昇を抑える。

　ACT は復温するにつれて短縮することがあるため注意する[8,9]。

■10　大動脈遮断解除

　術者から大動脈遮断解除を行うとの連絡があったら，送血ポンプの送血量を 1 L/分以下にし，動脈圧を 40 mmHg 以下まで下げ，術者に連絡する。術者は右冠動脈基部を圧迫し冠動脈への空気塞栓を予防しつつ，また，脳の空気塞栓を予防するために手術台の頭部を低くして，ゆっくり遮断鉗子を開ける。そして，遮断鉗子が外されたことを確認して，元の灌流量まで徐々に戻す。遮断解除と同時に左房−左室ベントと大動脈基部ベントを十分に吸引する。左房−左室ベントは，左室機能が十分回復するまで，左室仕事量を減少させ，左室の過伸展を予防することを目的とする。

　大動脈遮断解除早期には左室からの拍出が無い程度，いわゆる non working beating heart（空打ち拍動心）にして左室機能の回復を待つ。大動脈基部ベントは，上行大動脈，心腔内に残っている空気を排除する目的でも使用する。

　遮断解除と共に，冠動脈に血流が再開され自己拍動が出る。上下大静脈の遮断テープを緩め，部分体外循環にすることにより心腔内に血液が流入し，貯血槽液面レベルは低下し，平均動脈圧もやや下降気味になるのが一般的である。

　大動脈遮断解除から人工心肺の離脱開始までには，術野において，種々の操作が行われているので，この間に中枢温のみならず，末梢温も十分復温を行う。

キーワード　復温，大動脈遮断解除

十分に復温できたら，体外循環離脱の準備を行う。術野では，左房-左室ベントカニューレを抜く準備をする。この時，脱血回路を鉗子で軽く噛み，貯血槽の血液を患者側に送り込む。そして，心臓内に血液を充満させて，自己の動脈圧波形を出す。ベントカニューレを抜く時には，左房内に空気が入らないように人工呼吸を一時停止する必要がある。

11　人工心肺離脱

人工心肺離脱のための諸条件（表11-4）が整っていることを確認し，離脱を開始する（表11-5）。人工心肺離脱のためのタイムアウト（呼吸再開の確認，瞳孔確認，心電図アラーム再開など）は有用である。

最初に脱血回路を鉗子やオクルーダーでゆっくりと狭窄させて，貯血槽液面レベルを下げて，心臓に静脈還流血液を送り込む。CVP，肺動脈圧が上昇すると，動脈圧波形に心拍出による圧波形が出現してくる。CVP，肺動脈圧がある程度落ち着いたら，液面のふらつきの無いように脱血量を固定する。術者に心臓の"張り具合"や，麻酔科医に経食道心エコーによる心臓内の容量や動きを尋ね，心臓が過伸展しないことを確認する。血液の量が足らない場合は胸腔等に貯まっている事もあるので併せて確認する。心電図のQRSが狭まり，動脈圧，肺動脈圧，CVPが安定したら，液面レベルを維持しながら送血量を少しずつ慎重に減らしていく。

術者，麻酔科医と肺動脈圧，CVPの適正値について連絡を取り，肉眼的および経食道心エコー下での心臓の"張り具合"と"動き"の監視を続けつつ，脱血量と送血量のバランスを保ちながら，徐々に両者を減少させる。この時，貯血槽の液面レベルが降下しすぎないように注意する。

大動脈圧が十分に得られず，肺動脈圧，CVPが上昇する場合には，心機能の回復が不十分なことが多く，むやみに送血量を減少させてはならない。一旦，脱血量を増加させ，CVP，肺動脈圧を下げ，心臓の過伸展を避けつつ，強心剤などの投与を開始する。また，心房あるいは心室刺激伝導系の回復の悪いときには，体外式ペースメーカーを一時的に使用する。

これらの処置により，良好な心収縮が認められ，安定した循環動態が得られ，脱血量，送血量の減少が可能であれば，

表11-4　人工心肺離脱の条件

1) 手術野の止血確認
2) 送血温37℃，鼻咽頭温37℃，膀胱温36℃
　　（循環停止症例：鼻咽頭温35℃，膀胱温34℃程度）
3) 血液ガス，電解質，ACTに異常のないこと
　　Hb　：7.0 g/dL以上
　　K^+　：4.0 mmol/L以上 6.0 mmol/L以下
　　Ca^{2+}：1.0 mmol/L以上
4) 動脈圧，CVP，肺動脈圧等の各種圧/波形
5) カテコールアミン等の薬剤確認

表11-5　人工心肺離脱における注意

1) 患者の人工呼吸の再開
2) 決して離脱を急いではならない。操作は慎重にそして徐々に行う
3) 常に貯血槽液面レベルに注意し，気泡を送り込まない
4) 心臓の"張り具合"の確認
5) 動脈圧，CVPの安定
6) 橈骨動脈圧と中枢大動脈圧の差の確認

キーワード

第 11 章　人工心肺操作の実際　　145

さらに脱血回路を狭窄させて，脱血を徐々に減少させ，さらに脱血を完全に停止する。それと同時に送血量も減少させ，最後に送血を停止する。

　動脈圧は，一般的に橈骨動脈で測定しているが，人工心肺停止時に非観血的動脈圧と末梢動脈圧に差のあることがあり，橈骨動脈圧が低い場合，大動脈基部ベントをトランスデューサーに接続し，中枢動脈圧を測定し，末梢動脈圧との差を明確にすることは有用である。

12　人工心肺停止後の処置

　術野からの出血，末梢血管の拡張，多量の尿排泄により循環血液量が減少することが多いので，CVP，肺動脈圧を参考にしながら，貯血槽の残血を，少しずつ送血して補う必要がある。脱血カニューレより先に，送血カニューレを抜去する時は，再循環回路を介して脱血回路から返血できるように鉗子を噛み換える。

　止血が確認できたら，硫酸プロタミンを投与し，ヘパリンナトリウムを中和する。プロタミンは体外循環開始前のヘパリン投与量と同量とし，その後 ACT を参考に過剰投与とならないように慎重に追加を行う。Medtronic 社製 HMS PLUS は血中のヘパリン濃度が測定できるため，必要プロタミン量を算出する事が可能であり，プロタミンの過剰投与・過小投与を防ぐことができる。プロタミンの投与が予定量の 1/3〜1/2 に達した時点で，人工心肺装置の吸引は中止し，自己血回収装置か壁吸引を使用する。

　硫酸プロタミン投与により，動脈圧の低下をきたすことがあり，慎重な投与が必要である。静脈内投与よりも左心系への投与の方が動脈圧の変動が少ないという意見もある。

　以上で，人工心肺は終了するが，不意の出血，または何らかの理由で循環動態が悪くなり，再び体外循環を要することもあるので，手術チームの承諾が得られるまでは人工心肺装置は患者側に置き，体外循環の再開可能な状態で備える。その後も患者の循環動態が安定していれば，回路内の血液の回収を行い，回収血は濃縮，または自己血回収装置にて処理し，返血できるようにする。

　体外循環の記録，水分バランスの計算を行い，麻酔科医，術者に報告し，人工心肺は終了する。しかし，患者が手術室を退出するまでは，臨床工学技士は，待機，または連絡のできる状態にしておく。

13　体外循環の記録

　人工心肺を実施している施設では，内容に多少の相違はあるものの，何らかの形で人工心肺の経過を記録している。体外循環記録は診療録同様に公式記録となるため，その内容は後で検証できるよう正確かつ詳細でなければならない。また，簡単に改ざんができないよう複数枚の複写になっているのが一般的である。現在では診療録の電子化に伴い，体外循環記録の電子化も普及しつつあり，より正確で詳細な記録が可能となっている。

キーワード　プロタミン

表11-6 人工心肺記録

第 11 章　人工心肺操作の実際　**147**

　体外循環記録は過去の症例との比較資料として，稀少症例における参考資料として価値が高く，体外循環の質の向上を進めていく上でも重要な意義を持つ．今後，施設ごとに記録項目が異なっている体外循環記録を全国的に標準化することで，質の高いレジストリの蓄積が可能となり，それを分析することで日本の体外循環のエビデンス（evidence based perfusion：EBP）が確立されてくるものと思われる．現在，既に関係学会などでこのような動きが始まっている．

　名大病院における自動記録画面を表 11-6 に示す．

セルフチェック

■完全（灌流）体外循環灌流中の循環管理のために推奨される以下の条件は？
　平均動脈圧，中心静脈圧，血液ガス，電解質，ヘモグロビン（Hb），活性化凝固時間（ACT）
■体外循環離脱時の各条件と留意点は？

文　献

1 ）日本心臓血管外科学会，日本胸部外科学会，日本医療機器工学会ほか：人工心肺装置の標準的接続方法およびそれに応じた安全教育等に関するガイドライン．厚生労働省，2007，p8-10．

2 ）日本規格協会編：人工心肺用電動式血流ポンプ．JIS T 1603，1992．

3 ）後藤和大，野川渚，長谷川静香ほか：ガイドラインに準じた適正圧閉度調整における施行者による誤差の検討．体外循環技術 **37**：46，2010．

4 ）西田慎一，上屋敷繁樹，染谷忠男ほか：遠心ポンプにおける拍動流体外循環の効果．体外循環技術 **26**：48，1999．

5 ）開正宏，服部敏之，山鹿章ほか：体外循環拍動流率の違いによる乳酸，BE，anion gap の検討．体外循環技術 **27**：43，2000．

6 ）Ranucci M：Perioperative renal failure：Hypoperfusion during cardiopulmonary bypass?. Seminars in cardiothoracic and vascular anesthesia **11**(4)：265, 2007.

7 ）de Somer F, Mulholland JW, Ranucci M, et al：O2 delivery and CO2 production during cardiopulmonary bypass as determinants of acute kidney injury：Time for a goal-directed perfusion management? Crit Care **15**(4)：R192, 2011.

8 ）Stapelfeldt WH, Bjerke RJ, Labuda M, et al：Effect of hypothermia on the thromboelastogram. Anesthesiology **81**(3A)：A192, 1994.

9 ）Douning LK, Ramsay MA, Swygert TH, et al：Temperature corrected thrombelastography in hypothermic patients. Anesth Analg **81**：608, 1995.

（後藤和大）

キーワード

第12章

人工心肺操作の安全管理と
トラブルシューティング

> **ポイント**
>
> 　人工心肺装置を用いた体外循環は，呼吸循環機能を機械的に代行しているため，操作上の小さなミスや機械的トラブルは，生命に直結する重大な結果をもたらす。そのため，トラブルを回避するための安全管理と，トラブルが発生した際の迅速かつ適確な対処法の習得が必要不可欠となる。この章では，名大病院における，人工心肺操作の安全管理と，トラブルシューティングの実際について記す。

1　人工心肺準備・操作の安全管理

　体外循環操作中の事故のほとんどは，システムに関する問題であり，対策を講じていれば未然に防げるものが多い。そこで，各関連学会から提言されたガイドラインや勧告，報告書等[1~4]（表12-1，表12-2，表12-3）に準拠して回路レイアウトや安全装置の設置を行うのは当然であるが，さらに，安全かつ円滑に体外循環を実施するために，操作マニュアル，開始前チェックリスト，薬剤チェックリストなどを作成して活用する必要がある。

　① 　操作マニュアル

　操作マニュアルはルーチンワークの統一化と知識の共有を目的としており，すべての臨床工学技士が同等の技術と知識を臨床に提供することを可能にする。言うまでもなく，技士間で手技が異なることはあってはならない。

　② 　開始前チェックリスト

　チェックリスト（図12-1，図12-2，図12-3）は，安全かつシンプルに実施できるよう，図を採用している。図を組み込むことにより，各チェック項目を視覚的に捉えやすくなり，誤認防止につながる。このリストによるチェックは，実際に人工心肺操作を行うスタッフと周辺業務を行うスタッフの2名で行っている。このダブルチェックにより双方の思い込みによるミスの防止ができる。なお，このチェック項目は毎回順番を入れ替えて，実際の回路と図を照らし合わせながら記入するこ

キーワード　マニュアル，チェックリスト，ダブルチェック

第12章　人工心肺操作の安全管理とトラブルシューティング　**149**

表12-1　人工心肺における安全装置設置基準[1, 2]（一部変更）

1. 静脈血酸素飽和度（$S\bar{v}_{O_2}$）を常時モニターすることを必須とする。
　1-1. 動脈血ガス分析の値を常時モニターすることを推奨する。
2. レベルセンサーを貯血槽に設置することを必須とする。
　2-1. レベルセンサーによる送血ポンプの制御を強く推奨する。
3. 気泡検出器を送血回路に設置することを必須とする。
　3-1. 気泡検出による送血ポンプの制御を強く推奨する。
4. 送血圧力計は送血ポンプと人工肺の間に設置し常時モニターすることを必須とする。
　4-1. 高圧時のアラーム機能を必須とする。
　4-2. ローラーポンプ送血では高圧時の制御を強く推奨する。
　4-3. 遠心ポンプ送血も高圧時の制御を推奨する。
　4-4. 送血圧とは別に送血フィルターの入口圧の常時モニターも推奨する。
　4-5. 送血フィルター入口圧は切り替えもしくは追加的にモニターできることを必須とする。
　4-6. 送血フィルターと送血カニューレの間の圧を追加的にモニターできることを推奨する。
5. 遠心ポンプ送血では流量計の取り付けを必須とする。
　5-1. 低流量アラームの設定を推奨する。
6. 遠心ポンプでは逆流防止策を強く推奨する。
7. 送血フィルターもしくはエアトラップを送血回路に取り付けることを必須とする。
　7-1. 送血フィルターの取り付けを強く推奨する。
8. ポンプベントではベント回路に逆流防止弁の取り付けを強く推奨する。
9. 送血フィルター，人工肺の気泡抜き回路に逆流防止弁の取り付けを推奨する。
10. ポンプで注入する心筋保護液回路には注入圧力計（アラーム付き）の取り付けを必須とする。
　10-1. 心筋保護液注入圧で注入ポンプの制御を強く推奨する。
11. ポンプで注入する心筋保護液回路には気泡検出器の取り付けを必須とする。
　11-1. 気泡検出器による注入ポンプの制御を推奨する。
12. 送血ポンプの手動装置の常備を必須とする。
　12-1. 送血ポンプではバッテリーの内蔵を必須とする。
　12-2. ポンプシステム全体のバッテリー内蔵を強く推奨する。
　12-3. ポンプシステムの予備の電源コードの常備を推奨する。
　12-4. 予備のポンプの常備を推奨する。
　12-5. 心筋保護ポンプを含めすべてのポンプの手動操作ができることを強く推奨する。
13. 予備のセンサーの常備を推奨する。

表12-2　陰圧吸引補助脱血体外循環における勧告[3]（一部抜粋）

1. 陰圧吸引補助ラインにはガスフィルターを使用せず，ウォータートラップを装着する。
2. 陰圧吸引補助ラインは毎回滅菌された新しい回路を使用する。
3. 貯血槽には陽圧アラーム付きの圧モニター並びに陽圧防止弁を装着する。
4. 陰圧吸引補助を施行する際には微調整の効く専用の陰圧コントローラーを使用する。

とが原則である。

③　薬剤チェックリスト

　薬剤のチェックは，調剤者とは別に確認者を設けて行っている。用意する薬剤は，トレイにラミネート加工した原寸大の写真を敷き，その上に調剤者が薬剤を並べ，確認者がチェックしている（図12-4）。薬剤チェックリスト（図12-2右下）に確認者がサインを行った後，調剤者は一剤ずつ再度チェックしながら作成している。

キーワード

表12-3 人工心肺を用いた心臓血管外科手術中の人工肺内圧上昇に関する報告書[4]（一部抜粋）

【人工肺内圧上昇に伴う問題を低減するための提案】
a. 人工心肺開始時 ACT の新しい基準とヘパリン投与量
・人工心肺開始時の ACT 480 秒以上
・初期ヘパリン投与量 300 単位/kg 以上
・人工心肺開始 10 分以上前に投与が完了
b. 人工肺手前圧上昇に伴う人工肺交換の判断に有用なモニタリングと指標
・臨床的人工肺送血抵抗ΔP 値のモニタリング
・[人工肺手前圧−送血管手前圧またはフィルター手前圧＝ΔP 値]
・人工肺手前圧の異常上昇判断：ΔP 値が通常の２倍以上
・人工肺手前圧単独で判断する場合は 400 mmHg 以上
・[少なくとも 400 mmHg 以下では人工肺交換は不要]
c. 術前に実施すべき凝固系検査項目の追加と情報のチーム共有
・抗凝固についての情報を，事前に執刀医，麻酔科医，技士を含めた体外循環チームで情報共有
・APTT（活性化部分トロンボプラスチン時間）や PT（プロトロンビン時間）の測定

　安全管理上の基本として，これら操作マニュアルやチェックリストは，新たな問題が生じた場合も含め定期的に見直している。また，一個人で判断せずスタッフ間で検討し，改訂ごとに改訂内容を周知徹底している。記憶して，順序よくチェックすることは，必ずしも確認にはならない。

　これらの事故防止策は，常に患者中心の医療であることを念頭に置くことが大前提である。そのためには，問題点を技士個人のインシデントとして捉えるのではなく，手術システム上のインシデントと捉え対応すべきである。したがって，常に全ての手術スタッフ間でコミュニケーションを取りながら，チームプレイに徹することが重要である。これは，航空業界のクルー・リソース・マネージメント（crew resource management：CRM）に準じ，執刀医・手術助手，看護師などの立場や職域を越えて，意見が自由に発せられるように手術室環境を協力して維持することが基盤となる。

　また，技士としての専門技術の向上や知識のアップデートを行いながら，安全性を追求していかなければならない。たとえ予期せぬ事故が発生したとしても，迅速に正確な判断・行動ができるように，トラブルに対するトレーニングを定期的に行うことが重要である。さらに人為的ミスの生じる余地が無いようにインシデントを集積して，日々システムを改善していくことが求められる。

2　トラブルシューティング

　心臓外科手術では，問題が発生あるいは予見できた段階で，まず手術室全体に聞こえる声で報告しなければならない。心臓外科手術チーム（心臓外科医，麻酔科医，看護師，臨床工学技士）は全員で速やかに原因を究明し，それらの除去・改善に当たる。しかし，人工心肺操作は，専門的な知識と高度な技術を要するため，操作中は原因究明に時間を割けないこともある。そのため，臨床工学技士は，チームの一員としてだけではなく，体外循環の専門家としても，あらゆるトラブル事例の知識と，それに対する迅速かつ適確な対処法をあらかじめ身につけておく必要がある。

キーワード

第12章 人工心肺操作の安全管理とトラブルシューティング

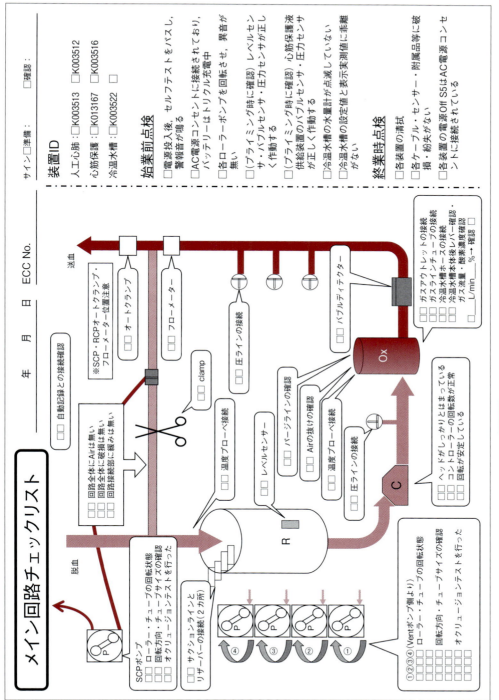

図12-1 メイン回路チェックリスト

R：貯血槽，P：ローラーポンプ，Ox：人工肺，C：遠心ポンプ．

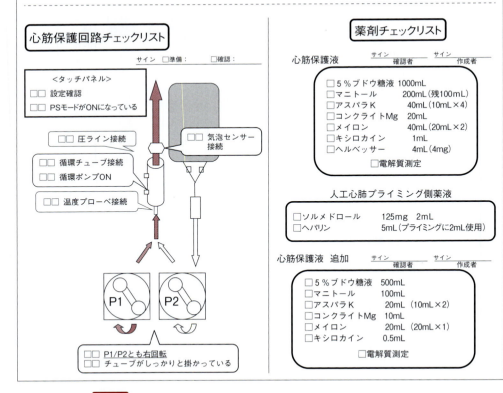

図12-2　心筋保護マニュアル，心筋保護回路および薬剤チェックリスト

第12章　人工心肺操作の安全管理とトラブルシューティング

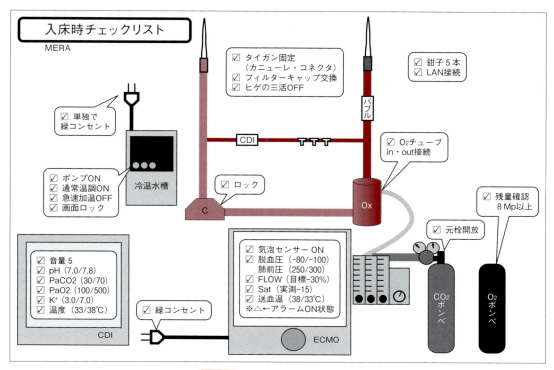

図12-3　ECMO チェックリスト

本節では，人工心肺操作の進行順に，これまで比較的多く報告されているインシデント[5～8]を中心に，原因と対処，対策を述べる（表12-4）。

(1) 送血圧異常（図12-5）

① 原因

人工心肺開始時では，まず送血管が大動脈内腔や鎖骨下（もしくは腋窩）動脈あるいは大腿動脈に正確に挿入，留置されているか，心臓から回路に伝わる拍動などを確認する。送血管先端が大動脈壁に当たっていると，大動脈解離を

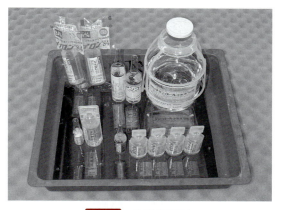

図12-4　薬剤確認写真

引き起こす可能性が高いので特に注意が必要である。まれではあるが，挿入時に大動脈壁が解離して，送血管の先端が解離腔にあることもある。送血管の遮断鉗子の開放忘れや，不適切な小口径の送血管，送血回路の屈曲などでは送血圧は異常に上昇する。また，過度なアルカローシスによって，いが状（spur cell）になった赤血球がフィルターや人工肺に凝集する事で，送血圧の上昇が起こる場合がある。

キーワード

表12-4 手術段階に応じたインシデントの分類とその対応（図番号で表示）

	術野側・麻酔側	人工心肺側
準備段階	血行動態悪化	物品初期不良 不潔操作 調剤ミス
開始段階	カニュレーション前のヘパリン注入忘れ⇒図14 カニュレーションの不良⇒図5, 6, 12 送脱血鉗子の開放忘れ⇒図5, 6	人工肺換気忘れ⇒図7
大動脈遮断時・遮断中	遮断不良	心筋保護からの空気誤送⇒図10
大動脈遮断解除時	大動脈基部の空気（気泡）残存⇒図8, 9, 10	過度なベント吸引による空気混入⇒図9 貯血槽レベルの急激な変化（低下）⇒図6
離脱時	換気開始の遅れ 心室過伸展	血液ガス，電解質，Hb，温度等の正常化忘れ
離脱後	心電図の変化（心室細動，徐脈，ST上昇） 再体外循環⇒図16	シャント回路等からの脱血 プロタミン投与後の吸引ポンプ回転⇒図16
共通	送脱血管の位置異常⇒図5, 6, 12 感染（患者・スタッフ）	施設でのトラブル（電気，ガスなど）⇒図7, 13 機器不良（周辺機器含む）⇒図7, 13 器材不良（回路関係部品）⇒図7, 13, 14 空気誤送⇒図8, 9, 10, 11 鉗子の誤操作⇒図5, 6 回路内凝固⇒図14, 15, 16 感染（患者・スタッフ）

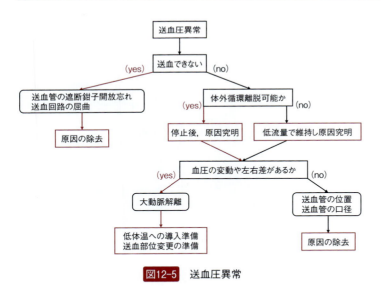

図12-5 送血圧異常

② 対処

人工心肺を停止できる段階であれば，ただちに停止する。停止できなければ送血流量を下げ，低圧にして早急に原因究明を行う。

全く送血できない場合は，送血管の遮断鉗子開放忘れや，送血回路の屈曲が考えられるので，術野へ確認を促しつつ回路を確認し，原因を取り除く。送血できるが，高圧になる場合のほとんどでは，送血管の位置を変更すれば改善するが，血圧の変動・左右差が認められる場合は大動脈解離の可能性があるので，血管壁の色調確認や経食道エコーで下行大動脈の形態を確認する。さらに，epiaortic echoで送血部位前後の血管性状を確認する事も重要である。

大動脈解離が発生していれば，送血部位変更の準備や，低体温の導入準備など，執刀医と緊密に

キーワード 大動脈解離

連絡を取りながら迅速に対応していく。送血圧の上昇には，赤血球形態の変化（エチノサイト）により血液粘稠度が上昇する可逆的なものと，不可逆的なものがある。不可逆的なものには，人工肺の交換が必要である。

③ 予防策

収縮期圧 100 mmHg 以下で慎重に送血管を挿入し，回路と接続した後に，送血圧の拍動を送血圧モニターで確認する。術野では回路内への血液の逆流を確認する。また，人工心肺中の急な異常変動に備え，送血圧の監視と高圧アラームの設定を行う。過度なアルカローシスは赤血球形態の変化をきたすため，重炭酸ナトリウム溶液などの投与は滴下で行うことが必要である。

(2) 脱血不良（図12-6）

① 原因

人工心肺開始時には，術野側での脱血管の遮断鉗子の開放忘れや，不適切な脱血管の位置（例えば下大静脈ではなく，先端が肝静脈に位置している），不適切な小口径の脱血管が選択されていないかなどを疑う。脱血不良の主な原因は，心臓の脱転などによる脱血管の移動や，脱血管の先当たり，脱血回路の屈曲などであるが，出血による循環血液量の不足などでも発生する。

② 対処

脱血不良は，その原因の多くは術野側にあるため，ただちに執刀医に報告して原因を究明し取り除く。人工心肺時に中心静脈圧が陰圧となる場合は，循環血液量の不足が考えられるので，補液を行い中心静脈圧を適切な値に維持する。

また，中心静脈圧や肺動脈圧が陽圧の場合や目標流量に到達できない場合は，貯血槽を下げるか，陰圧補助脱血を使用する。特にエアーブロックとなった時は，貯血槽の急激な液面レベルの低下が予測され，送血回路への空気誤送につながるので，液面レベルに応じた送血流量の減量を行いながら脱血回路内のエアー除去を行い，急速充填を行う。

③ 予防策

脱血管を適切な位置に挿入する，確実な固定・接続を行う，適切なサイズの脱血管を選択する，中心静脈圧を適切に維持するなどの予防策がある。特に，人工心肺開始時の調節がその後の安定した体外循環に欠かせないので，心内操作に入る前に安定した体外循環が維持できているか，執刀医，体外循環技士の双方で声を掛け合い確認することが重要である。また，運転中は，レベルセンサーを必ず使用し，加えて目視での貯血槽の監視を怠ることなく

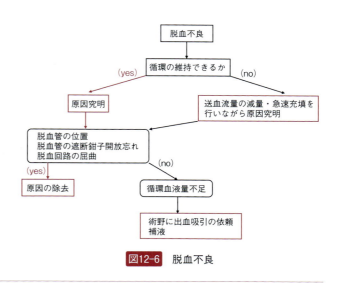

図12-6 脱血不良

キーワード アルカローシス，陰圧補助脱血，エアーブロック，レベルセンサー

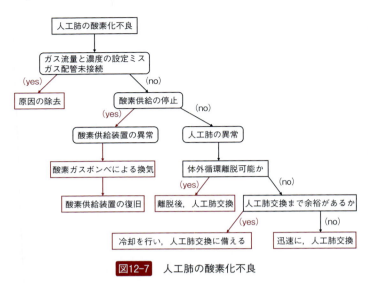

図12-7　人工肺の酸素化不良

行い，脱血不良を見逃さない操作を心がける。

(3) 人工肺の酸素化不良（図12-7）

① 原因

人工肺の酸素化不良には，人工肺への酸素チューブ接続忘れや屈曲，医療ガスアウトレットへの接続忘れ，流量の設定ミス（閉鎖のままを含む），酸素供給装置の故障や人工肺の目詰まり，人工肺の結露などさまざまな原因が考えられる。

② 対処

送血液のPO_2の上昇または色変化がなければ，ただちに酸素流量と濃度，酸素チューブと医療ガスアウトレットの接続を点検し，酸素が供給されているかどうかを確認する。供給されていなければ，酸素供給装置の異常と判断し，酸素ガスボンベを使用する。酸素ガスボンベがすぐに用意できない場合は，酸素チューブから息を吹き込むか，酸素チューブをローラーポンプに装着して空気を送る。この間，すみやかに酸素供給装置の復旧を図る。

酸素が供給されているにもかかわらず酸素化不良の場合は，人工肺の製品不良あるいは長時間使用による wet lung 等の原因による急激な性能低下が考えられる。この場合，人工肺の交換も考慮しなければいけないが，人工肺の交換には循環停止を要したり，気泡混入や不潔操作になる危険性など多くの問題がある。そこで，交換までに若干の時間の余裕がある場合は，例えば大動脈遮断前や解除後であれば人工心肺からいったん離脱し，心内操作中であれば交換に備え頭部や体外循環血液の冷却を行うなど，人工肺酸素化能や手術の進行具合に応じた適切かつ迅速な対処が必要である。

③ 予防策

人工心肺開始前に，酸素チューブの屈曲や医療ガスアウトレットへの接続を確認し，酸素が実際に流れているかを確認する。また，体外循環開始直後に，流量計の確認や送脱血の色の変化などで酸素化を目視することを欠かしてはならない。体外循環施行中は常に送脱血の色や静脈血酸素飽和度をモニターし，こまめに血液ガス分析を行うか，連続的血液学的パラメーターモニタリングを行う。また回路を足や操作でひっかけないよう，手術室内の整理整頓の工夫が重要である。

(4) 送血回路への気泡誤送（図12-8）

① 原因

送血回路への気泡誤送の多くは，急激な脱血不良により貯血槽が空になることから発生する。

キーワード　酸素供給装置，循環停止

② 対処

ただちに人工心肺を停止し，執刀医に報告する。患者まで気泡を誤送しているかを確認し，誤送しているようならば，直ちにトレンデレンブルグ体位をとり，気泡を除去できるよう送血カニューレを抜去し開放しておく。回路内血液の冷却を行いながら再循環回路（リサーキュレーション回路）にて人工心肺回路内の気泡を除去し，鉗子を噛み換えたのち，執刀医の指示で脱血回路から逆行性脳灌流を速やかに開始する。また，その際には，脳保護のために，マンニトールやバルビツレイトなどの投与を行い，患者の頭部を冷却する。

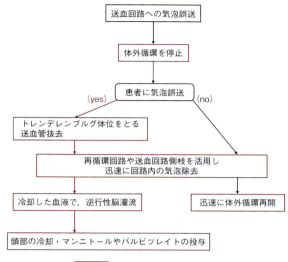

図12-8　送血回路への気泡誤送

幸いにも患者に気泡を誤送していない場合は，再循環回路や送血回路側枝を活用し，迅速に回路内の気泡を除去する。気泡が除去されている事を確認した後に，体外循環を再開し，徐々に流量を回復させる。

③ 予防策

貯血槽の常時監視は当然であるが，ポンプ制御機能付貯血槽のレベルセンサーや，回路に気泡センサーを取り付ける。また，気泡除去に優れた人工肺や動脈フィルターを回路に組み込んでおくなどの配慮が必要である。

(5) ベント回路からの気泡誤送（図12-9）

① 原因

チューブのポンプヘッドへの掛け間違いや，ポンプの回転方向間違いにより発生する。または，過度のベント吸引によるベント挿入部からの空気の吸い込みが考えられる。

② 対処

ただちにベントポンプを停止し，原因を取り除く。トレンデレンブルグ体位をとり，改めてベントポンプを回転させ，経食道エコーで気泡の有無を確認しながら吸引する。

大量の気泡を送った場合は，送血回路への気泡誤送時の対処に準ずる。

③ 予防策

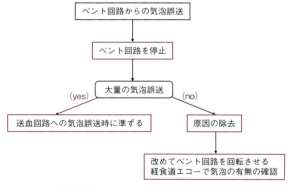

図12-9　ベント回路からの気泡誤送

キーワード　トレンデレンブルグ体位，逆行性脳灌流

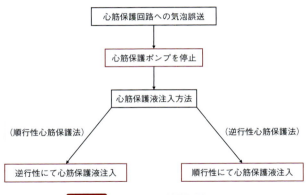

図12-10　心筋保護回路への気泡誤送

順行性に心筋保護液を注入する。

③　予防策

心筋保護回路にポンプ制御機能付気泡センサーを取り付ける。

(7) 脱血回路への気泡逆送（図12-11）

① 原因

陰圧補助脱血時，陰圧補助装置の故障やシステムのトラブル，陰圧補助回路の屈曲などによって貯血槽が閉鎖状態に陥ると，吸引・ベントポンプで回収された空気で貯血槽内が陽圧になることにより発生する。陰圧補助脱血時以外でも，貯血槽のエアベントポートの閉塞により，同じ現象が発生する。

② 対処

貯血槽を大気開放にし，吸引・ベントポンプの回転数を下げる。原因が取り除けたら，積極的に脱血し，右房内の気泡を除去する。

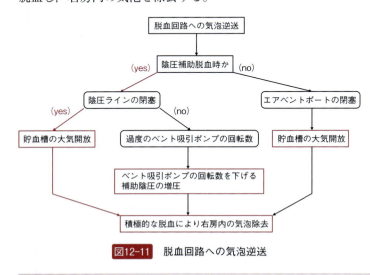

図12-11　脱血回路への気泡逆送

ベント回路に逆流防止弁や陰圧安全弁を取り付け，ベントカニューレ接続前に生理食塩水などで吸引試験を行う。

(6) 心筋保護回路への気泡誤送（図12-10）

① 原因

心筋保護液切れにより発生する。

② 対処

ただちに心筋保護ポンプを停止する。回路内の気泡を除去した後，順行性注入時ならば逆行性に，逆行性注入時ならば

③　予防策

ガスフィルターではなくウォータートラップを用いる。さらに，貯血槽に陽圧防止弁を取り付け，貯血槽内の圧を常時モニタリングする[3]。

(8) 脱血回路への気泡混入（図12-12）

① 原因

人工心肺回路と脱血カニューレとの接続が緩かったり，コネクターもしくはチューブが破損して

キーワード　逆流防止弁，吸引試験，ウォータートラップ，陽圧防止弁

いたり，タバコ縫合のターニケットが締まっていない，上下大静脈のテーピングで後壁を損傷している，無名静脈本幹が裂けているなどが原因として考えられる．

② 対処

術者に報告し，脱血回路の傷や接続部の緩みの確認を行う．挿入部位でターニケットを締めても気泡が入るなら，結紮の追加などが必要となる．テーピングよりも遠位側から引き込むことがあり，意外に無名静脈からの気泡の混入が多い．

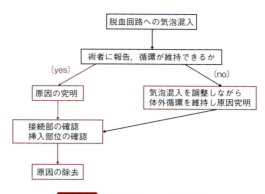

図12-12　脱血回路への気泡混入

③ 予防策

コネクターは奥までしっかりと押し込み，空気抜きをする際は鉗子で叩いたりしない．回路を噛むときは，チューブを傷つけないように鉗子の根元で挟まないように気をつける．テーピングを行う際は，むやみに引っ張り上げたりしない．

(9) 送血ポンプの停止（図12-13）

① 原因

送血ポンプの停止の原因は，大きく分類すると，電力の遮断，人工心肺装置自体のトラブル，遠心ポンプヘッドの故障やポンプチューブの破裂等が挙げられる．

② 対処

電力の遮断が原因の場合，停電時はまず，バッテリー駆動かハンドクランクを用いて手動運転にて循環を維持し，患者の安全を考慮し循環血液を冷却する．手術室への電力遮断が原因であれば，病院施設課などに連絡し復旧を待つ．メインブレーカー作動によるものならば，最低限必要な機器以外は電源を切り，メインブレーカーをリセットする．コンセントのブレーカー作動によるものであれば，コンセントの差し替えを行う．

人工心肺装置自体が原因の場合も，まず手動運転にて循環を維持する．一部のポンプの故障なら交換を，装置全体の故障ならば，別の人工心肺装置を準備する必要がある．予備の装置がない場合は，PCPS装置で代用する．とにかく循環の確保に努める．

遠心ポンプヘッドの故障やポンプチュー

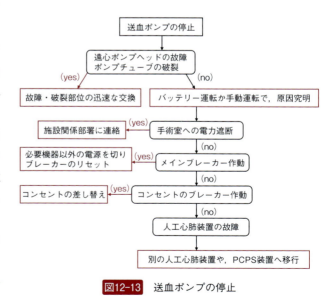

図12-13　送血ポンプの停止

キーワード　バッテリー

ブの破損が原因で，循環の維持が不可能な場合は，ただちにそれらの交換を行う．この時，循環は完全に停止することになるので，できる限り循環血液を冷却し，迅速に交換する必要がある．

③ 予防策

基本は，無停電電源に単独で接続することと，コンセントをロック式にする．室内で使用している機器の電力消費量の確認・把握をしておく．また，ハンドクランクや予備のポンプヘッドやポンプチューブを身近に配置しておく．

⑽ 回路内の血液凝固（図12-14）

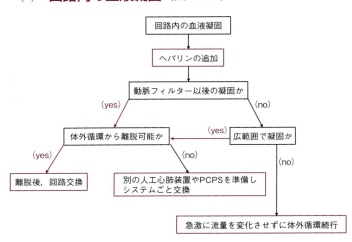

図12-14 回路内の血液凝固

① 原因

ヘパリン不足やプロタミン誤投与によるACTの短縮，血流のよどみ，血液凝集塊や組織片の吸引などで発生する．ヘパリン起因性血小板減少症（HIT）や寒冷凝集素反応も原因となる．

② 対処

まずヘパリンを追加投与し，ACT測定を行う．同時に血液が凝固している部位とその程度を確認する．動脈フィルター以前で少量の凝固であれば，交換するよりも，急激に流量を変化させずに体外循環を続行するほうが安全な場合がある．逆に，凝固が広範囲に認められた場合は回路全体を交換しなければならない．この場合，人工肺の交換や動脈フィルターの交換のように数分間の循環停止というわけにはいかないので，別の人工心肺装置やPCPS装置の準備が必要となる．また，心腔内血吸引貯血槽部の目詰まりならば，心腔内血吸引貯血槽単体を追加するだけで対応できる．

③ 予防策

術前に凝固能や寒冷凝集素の検査を行い，体外循環中は最低でも1時間ごとにACTの測定を行う．血液凝集塊や組織片混入の可能性のある出血は，自己血回収装置や壁吸引を使用して吸引する．

⑾ 人工肺内圧の上昇[4]（図12-15，表12-3）

① 原因

現時点では人工肺内圧上昇に関して原因の特定には至っていないため，人工肺手前圧と送血管手前圧の差（ΔP値）を常時モニタリングしておく事が肝要である．

② 対処

ΔP値のモニタリングを行い，通常安定時と比べ2倍以上になっている，または人工肺手前圧が

キーワード　無停電電源，ハンドクランク，ヘパリン，プロタミン，ヘパリン起因性血小板減少症（HIT），寒冷凝集素

400 mmHg 以上であれば，人工肺の交換を考慮する必要がある。

人工肺の交換に関しては「(3)人工肺の酸素化不良」を参照とする。

③ 予防策

初期ヘパリン投与量は300単位/kg 以上とし，ACT 480秒以上かつ人工心肺開始の10分以上前に投与が完了している事を確認する。また，APTT（活性化部分トロンボプラスチン時間）やPT（プロトロンビン時間）の測定，アンチトロンビン III 活性など，抗凝固についての情報を執刀医，麻酔科医を含めた心臓手術チームで，予め情報共有しておくことが重要である。

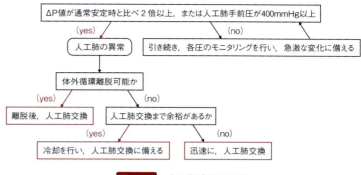

図12-15　人工肺内圧の上昇

⑿ 人工心肺終了後の回路内血液凝固（図12-16）

① 原因

プロタミン投与後の出血吸引や，体外循環終了後の放置により発生する。

② 対処

凝固した残血は送血せず，凝固していない血液のみをバッグなどに回収し，返血する場合はフィルター付き輸血回路を用いる。体外循環再開に備えて，新品の回路を待機させておく。

③ 予防策

プロタミンの投与が開始されたら，麻酔科医が必ずコールする。プロタミン予定量の1/3入った時点で，人工心肺装置の吸引を止める。体外循環の再導入の可能性がある場合は，再循環回路を用いて回路内血液や充填液を循環させておく。このとき酸素の吹送や限外濾過（UF）は停止しておく。急激な血液の濃縮やアルカローシスは血液の粘稠度の上昇を誘発するため，再循環中も定期的に循環血液の検査を行っておく。患者の状態が安定している場合は，外科医，麻酔科医に確認し，血液が凝固する前に残血をバッグに回収し，麻酔科医側から返血を行う。

⒀ 人工心肺終了後の予期しない脱血（図12-17）

① 原因

送血側や脱血側の鉗子やクランパーを誤って外したり，間違った箇所へ鉗子を掛けたり，パージラインや採血ポートの閉じ忘れがある。またボリューム

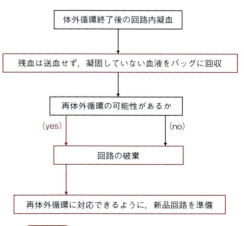

図12-16　体外循環終了後の回路内凝血

キーワード　アンチトロンビン III 活性，パージライン

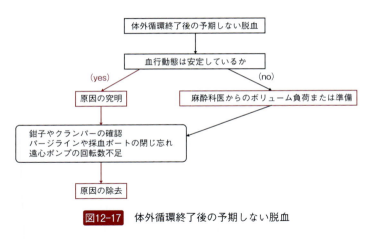

図12-17 体外循環終了後の予期しない脱血

負荷で遠心ポンプの回転数が低く逆流することが考えられる。

② 対処

送血回路や脱血回路からの返血，または麻酔科医に静脈ルートから輸血などのボリュームを送り込んでもらう。

③ 予防策

鉗子やクランパーを操作する際は，必ず確認する。できる限り人工肺出口以遠をクランプする。また外的要因で鉗子が外れる場合もあるため，2重に噛んでおく。遠心ポンプの際は回転数を下げ過ぎないようにする。

ここで述べた事例はほんの一部である。対処や対策は人工心肺のシステムや施設の特殊性により異なることもあるので，それぞれの施設にあったトラブルシューティングを考えておく必要がある。また，トラブルだけでなくヒヤリハット等の報告を適宜検討することで，更なるトラブルの発生を回避することができる。新しい注意点はトラブルシューティングに加筆し，マニュアルなどにも反映させる。さらに，定期的に練習を繰り返し，実際のトラブルの際，迅速に対処できるように備えておくべきである。

3 心筋保護のトラブルシューティング

(1) 注入圧が上昇しない

① 原因

回路の問題（圧閉度不足，接続の問題）がまず考えられる。その他，順行性心筋保護の場合には大動脈弁閉鎖不全，逆行性心筋保護の場合にはきちんと冠静脈洞にカニューレが留置されていない，などの原因がある。

② 対処

回路の再確認（ポンプ圧閉度，回路側術野側の三方活栓方向の確認）をまず行う。大動脈弁閉鎖不全が疑われる場合には，一旦左房-左室ベントを止め注入速度を上げ大動脈基部圧を上げて大動脈弁の接合を図る。逆行性心筋保護の場合には位置を確認し，カニューレをブラインドで挿入していた場合は右房切開し，冠静脈洞にタバコ縫合をかけて固定することも考慮する。

(2) 注入圧が高くなりすぎる

① 原因

キーワード

第 12 章　人工心肺操作の安全管理とトラブルシューティング　163

回路の屈曲・閉塞，大動脈基部カニューレの閉塞，大動脈解離などで発生する。

② 対処

回路の再確認（回路側術野側の三方活栓方向の確認，回路やカニューレ（逆行性心筋保護カニューレ）のクランプ確認），大動脈遮断鉗子と大動脈基部カニューレの確認を行う。目視，経食道エコー，epiaortic echo で大動脈解離発生有無の確認を行う。

(3) 心停止が得られない

① 原因

冠動脈狭窄の問題や大動脈弁閉鎖不全のため，心筋保護液が心臓に供給されていないことがある。また，心筋保護液のカリウム濃度が低いこともある。

② 対処

冠動脈狭窄の場合，順行性心筋保護に逆行性心筋保護を追加する。大動脈弁閉鎖不全の場合には，逆行性心筋保護から選択的心筋保護へ変更する。初回カリウム濃度を上げたり，局所冷却を併用する。

(4) 心拍がすぐ再開する

① 原因

大動脈遮断が不完全（体外循環血液が冠動脈に入る），側副血行路の血流が多い（チアノーゼ心疾患，虚血性心疾患）など。

② 対処

大動脈遮断鉗子を確認し，心筋保護液を追加する。送血温を下げたり，局所冷却を追加したりする。

(5) 大動脈遮断解除後も心拍が再開しない

① 原因

十分な冠動脈血流が再開されていない，完全房室ブロックの合併，術中心筋保護不良など。

② 対処

冠動脈血流（経食道心エコー）やグラフト流量を確認する。心室ペーシングを開始し，必要なら補助循環も追加する。

(6) 大動脈遮断解除後に心室細動となり除細動できない

① 原因

術中の心筋保護不全，冠動脈への空気塞栓，冠動脈血流不全など。

② 対処

キシロカイン投与（1 mg/kg），冠動脈血流やグラフト流量の確認，マグネシウム投与など。心室細動が持続する場合には，大動脈を再遮断し，心筋保護液で心停止を得た後，再解除する。IABPの挿入や，補助循環への移行も検討する。

いずれも起こってしまってからの対策を述べたが，本来はトラブルが起こらないよう十分準備し

キーワード

ておくことが大事である。

セルフチェック

■万が一患者に気泡誤送してしまった際の対処はどのように行うか？
■人工肺内圧の上昇に対する予防策と対処法を述べよ。

文　献

1）日本体外循環技術医学会：日本体外循環技術医学会勧告　人工心肺における安全装置設置基準（第6版）. 2020年11月27日．https://jasect.org/wp/wp-content/uploads/2020/12/cpb_safety_recommendation_2020.pdf
2）日本心臓血管外科学会，日本胸部外科学会，日本人工臓器学会ほか：人工心肺装置の標準的接続方法およびそれに応じた安全教育等に関するガイドライン．厚生労働省，2007.
3）日本胸部外科学会，日本心臓血管外科学会，日本人工臓器学会：陰圧吸引補助脱血体外循環検討委員会報告書，25，2003.
4）日本心臓外科学会　人工肺内圧上昇WG，日本体外循環技術医学会：人工心肺を用いた心臓血管外科手術中の人工肺内圧上昇に関する報告書，2016.
5）古瀬彰：人工心肺安全マニュアル．p117，じほう，2004.
6）百瀬直樹：人工心肺の危機管理．医療危機管理の実際―システムと技術（安達秀雄監修），p157，メディカル・サイエンス・インターナショナル，2002.
7）田林晄一：体外循環の合併症と対策．体外循環と補助循環，p57，日本人工臓器学会，2003.
8）一般社団法人 日本体外循環技術医学会 安全対策委員会：「人工心肺ならびに補助循環に関するインシデント・アクシデントおよび安全に関するアンケート2019」の結果報告．体外循環技術 49：42，2022.

（後藤和大，秋田利明）

第13章

新生児・乳幼児の人工心肺操作

> **ポイント**
>
> 　近年，新生児・乳幼児期開心術の成績は飛躍的に向上している。これには，手術手技の進歩はもちろんだが，体外循環技術の進歩も大きく寄与しており，ここで述べる乳幼児体外循環の病態解明，関連機材の改良，施行方法の工夫などによるところが大きい。さらには，乳幼児には成人とは異なる特異性があり，それを熟知した上で体外循環の操作を行うことが，安全性向上のために重要であり，その留意点について概説する。

1　新生児・乳幼児の特徴

　乳幼児は，成人と生理的，解剖学的に異なった特異性をもっているので，まずこれらの特徴を適切に把握しておく必要がある。

(1)　生理学的特異性

①　基礎代謝量

　乳児期の基礎代謝量は，重要臓器の占める割合が大きいことと，個体の生命維持に加え急速な成長を支えるのに必要な代謝が加わるため，発育を完了した成人に比しかなり大きな値を示している（第7章参照）。基礎代謝が大きいことは体表面積あたりの酸素消費量が大きいと言い換えられ，組織への酸素供給を十分に行うという観点から，体表面積あたりの流量を大きくとらなくてはならない。

②　循環血液量および細胞外液量

　乳児では循環血液量は体重あたり約 80 mL/kg といわれてきたが，実際の測定で，体重5 kg以下では55～60 mL/kg と，さらに小さいとの報告がある[1]。幼小児人工心肺回路の充填量を減量する努力は進んでいるが，乳児の循環血液量の充填量に対する割合は，成人に比してかなり小さい。さらに，新生児・乳児の細胞外液量の割合が成人に比し大きいことも特徴であり，水分出納のバランスの不均衡が容易に脱水や浮腫を作りうるという特徴がある。

キーワード　　基礎代謝量，循環血液量，充填量

③ 臓器の未熟性

とくに新生児では，主要臓器が未熟で，少しのストレスで腎機能，肝機能などに影響があらわれやすい。とりわけ術後の乏尿の頻度が多く，しばしば一時的な腹膜透析による対処が必要となることも特徴の1つである。

(2) 解剖学的および病態的特異性

先天性心疾患と正常心との大きな違いは，多くの疾患で体循環と肺循環が直列でなく，大血管間あるいは心内で両循環間の短絡があることである。とくに大動脈から肺循環に直接短絡がある場合には，短絡が遮断されていなければ，送血しても全てが有効に体循環に回らないばかりでなく，過度に肺循環に流れ肺傷害を起こしたり，左室が過伸展したりして心機能の低下をきたすことさえある。このため先天性心疾患の体外循環の施行に際しては，個々の疾患の血行動態，心内修復の方法および順序を，体外循環担当者も十分に理解していなければならない[2]。心奇形が複雑になればなるほど，手術の進行に合わせて体外循環の操作法を変える必要が生じてくる。以下に先天性心疾患の中で体外循環に影響を及ぼす解剖学的または主な病態的特徴を述べる。

① チアノーゼ群

右左短絡を有するチアノーゼ性心疾患は，一般的に体循環から肺循環への側副血行路が多く，年齢が高くなるほど発達している傾向があり，体血管床が豊富であるため体外循環中の灌流圧が低くなりすぎることがある。側副血行路を流れる血流は，直接組織灌流に関与せずに左房へ還流する。このため灌流圧を上昇させるために，側副血行路を流れる分の血液量を加えた灌流量を設定することが必要であり，少し太めの送血カニューレが必要となる。また左心系への還流血が多量となるため，少し太めのベントカニューレが必要となる。とくに，チアノーゼの強い症例や年長児以降の症例では，側副血行路の発達が著しい傾向にあり，対応が重要である。また，先天的な巨大化した側副血行路（MAPCA：major aorto-pulmonary collateral arteries）を伴う症例では，根治手術に向かう過程でMAPCAの肺動脈への統合手術や，外科的な閉鎖術，あるいはカテーテルによるコイル塞栓術が必要となるが，これらの処置を行う以前に体外循環が必要となった場合には，前述した側副血行路に対する対応が必須となる。さらに，多血症があると赤血球数は多いが，逆に凝固因子の割合が小さいため，心内奇形が複雑で修復に時間を要し体外循環時間が長くなると，術後出血傾向が起きやすくなる。

② 非チアノーゼ群

左右短絡を有する非チアノーゼ群においては，上行大動脈径は小さく，肺動脈径は大きいのが特徴である。執刀医は送血管の挿入に困難を感ずることも多く，特に低体重児の場合には，可能な範囲で細めの送血管の選択が望ましい。また肺高血圧を合併している症例は，術後の肺機能が悪いこともしばしばあるので，体外循環の離脱時には，血行動態の他に，呼吸機能に注意した管理が要求される。

③ 動脈管開存

全ての先天性心疾患の手術において，動脈管の開存の有無を術前に明確にしておく必要がある。

キーワード　短絡，チアノーゼ，側副血行路，動脈管開存

肺高血圧が存在する場合，動脈管の存在が心臓カテーテル検査，心エコー検査ともに見落とされることもあるので注意を要する。動脈管が開存していると，完全体外循環としても肺動脈に多くの血液が動脈管を介して流入し，適正な組織灌流が得られないばかりでなく，肺傷害につながったり，多量の血液が左心系へ還流するために左室が過伸展して術後の心機能を落としたり，術野確保が困難となったりする。動脈管が開存している症例では，体外循環開始直後の自己心拍が認められる時に動脈管の結紮を行う。有意な動脈管の開存があった場合には，結紮により灌流圧上昇を見ることができる。また，先行手術として体肺動脈短絡術によるシャントがある場合にも，動脈管と同じ血行動態となるため同様の対処が必要である。

④　左上大静脈遺残

左上大静脈遺残もしばしば先天性心疾患に合併して見られる。左上大静脈の多くは冠静脈洞に還流するが，bridging vein を介して右上大静脈にもつながる場合と，bridging vein が存在しない場合とがある。前者の場合，bridging vein が太ければ左上大静脈を一時遮断あるいは結紮しても構わないことがほとんどであるが，後者の場合は，別の脱血管を左上大静脈に挿入するか，冠静脈洞に還流してくる血液を吸引することが一般的である。左上大静脈に脱血管を挿入しなければならないか，一時的遮断でよいかは，左上大静脈の圧をモニターし，遮断して静脈圧が 20 mmHg 程度を越えなければ，あるいは右上大静脈の太さが左の 3 分の 2 以上あれば遮断しても問題はないとの報告がある[3]。しかし，脳循環への影響を考慮すると，とくに乳幼児では，静脈圧をできる限り生理的な範囲に維持できるように体外循環すべきと考えられる。また，左上大静脈の存在を知らずに，心房を切開すると，多量の血液の流入で，術野確保が困難となるので，術前検査で確認しておくことは重要である。左上大静脈の存在を術前に確認できていない場合でも，術野で軽く心臓を右側に圧排すれば，左肺動脈の前面を下行する静脈の有無を確認することができるので，右上大静脈が通常より細い場合には，心臓の切開を行う前に調べておくほうがよい。左上大静脈への脱血管挿入には，L 型脱血カニューレを直接挿入する方法と，右房切開の後，冠静脈洞からストレート脱血カニューレを挿入する方法があり，個々の症例に応じ選択する。左上大静脈遺残がある症例で，冠静脈洞から逆行性に心筋保護液を注入しようとする場合には，左上大静脈を心臓との接合部で遮断しておかなければならない。また冠静脈洞径が通常より太いためカニューレ先端のバルーン径が小さすぎて有効に灌流できない可能性があり，通常は選択的冠灌流による心筋保護液注入など別の心筋保護法を選択する方がよい。

⑤　下大静脈欠損

下大静脈欠損を伴う場合には，心房の尾側に接合する静脈は肝静脈のみで，それ以外の下半身血流は奇静脈を介して上大静脈を経由し心房に還流するため，上大静脈の脱血管を通常より太めなものとする必要がある。

⑥　大動脈縮窄および大動脈弓離断症

最近は大動脈縮窄複合または大動脈弓離断症複合に対して一期的根治手術を行うことも多くなってきたが，大動脈弓修復術中の下半身保護にはさまざまな方法が用いられている。下半身血流が動

キーワード　左上大静脈遺残，冠静脈洞，下半身，下大静脈欠損

脈管に依存している場合，上行大動脈または腕頭動脈に送血管を入れ（腕頭動脈に人工血管を吻合して送血する場合もある），別の送血管を主肺動脈末梢から動脈管経由で下行大動脈方向へ挿入して送血し，左右肺動脈または動脈管をターニケットで閉塞し，低体温としてから動脈管経由の送血管を抜去して下半身は循環停止とし，心内修復前に大動脈弓部を再建する方法が従来から用いられている[4]。しかし，左心低形成症候群に対する Norwood 手術などのように大動脈弓部再建に時間を要する症例などは，心尖部を少し挙上して心臓後面横隔膜上の下行大動脈に送血管を挿入すると，弓部再建中に下半身送血を常に続けることができるので，よい方法と考えている[5]。その際には上下半身の血流バランスに注意する必要があり，一方が過灌流，他方が低灌流とならないように，それぞれに動脈圧ラインをとってモニターし，同程度の圧になるように送血量を調節する必要がある。われわれの施設では送血用ポンプは 1 基のみで，送血回路を Y 字型に分枝させ，一方に流量計をつけて総流量とあわせて上下半身それぞれの流量をモニターしている。経験上多くの症例では，下半身の方の流量を上半身の 1.5 倍程度にすると同程度の血圧が得られる。この方法は時間を気にせずに弓部を再建することができ，体外循環中の下半身血流を完全に維持することができるので，重症症例には応用範囲は広いと考えられ，本邦を中心に広く用いられるようになっている。

⑦ 心臓の体循環系の位置に伴う問題

単心房例，心内短絡があって体心室が前方（仰臥位で上方）にある例，大動脈が前方（仰臥位で上方）の心室から起始している例などでは，心内に入ったわずかな空気でも重力の加減で容易に体循環に駆出されうる。修復術後であってもフォンタン術後や心房スイッチ術後では，心表面の心房は機能的左心房になっており，小さな損傷を生じた場合に空気塞栓をきたす危険性がある。とくに体外循環中で心房圧が低下していると，出血に気づかず持続的に空気を心内に吸引してしまう恐れがあり，術者，麻酔科医と密に連絡をとりながら，空気塞栓の予防や早期発見に留意する必要がある。

2 乳幼児体外循環の必要条件

乳幼児体外循環は原則的に成人と変わることはないが，前述の特異性を考慮して，いくつかの留意点に対する工夫が必要である。

(1) 循環血液量に比し相対的に体外循環回路が大きく，かつ体表面積あたりの体外循環流量は成人に比べて多くなければならないために，低容量充填回路と高流量が得られる体外循環システムが必要である。

(2) 成人開心術ではほとんど無輸血充填で行うことができるが，新生児などでは希釈率が大きくなりすぎるので，まず血液充填を行わなくてはならない。

(3) 成人であれば 1 つの回路でほぼ満足できる体外循環が可能となるが，乳幼児の場合は体重 3 kg ならば 3 kg 用の回路が，10 kg なら 10 kg 用の回路が必要となるため，可能な限り体の大きさにあった適切なサイズの人工心肺回路を用意する。

(4) 複雑心奇形が多く，小さな術野で，側副血行路からの血流が多い中で良好な視野を得なけれ

キーワード 下半身，希釈率

第 13 章　新生児・乳幼児の人工心肺操作　**169**

ばならないために，体外循環流量を落としたり，循環を停止したりすることが必要となるため，低体温を併用しなければならない症例も多い。

3　乳幼児体外循環の方式

乳幼児の特徴を考慮して，それぞれの施設で脱血・送血・吸引それぞれに種々の工夫を凝らしてきた経緯があり，乳幼児に対しては複数の体外循環法が行われている。

(1)　脱血方法

①　落差脱血

術野と貯血槽までの間に落差を設けてその落差圧で脱血を行う方法で，最も簡便で一般的である。術野と貯血槽の間に通常 40〜60 cm 程の落差を設けなければならないので，一般的に手術台を上げる必要がある。脱血の微妙な調節が難しいので，体外循環開始時または終了時に自己拍出と並行して少ない流量で体外循環を行うときにバランスがとり難い特徴がある。また多量の空気が脱血管内に入ると脱血不良となることがありうる。他の脱血法より若干太い脱血管や脱血チューブが必要である。

②　ポンプ脱血

ポンプ脱血は脱血量を完全にコントロールできるので，微妙な調整がしやすく，乳幼児では扱いやすい。また落差をつけなくてもよいので，手術台を上げる必要がなく，脱血管に多量の空気が混入しても，安定した脱血が得られる利点がある。しかし，脱血管が血管や心臓などの壁に当たると，強陰圧がかかり溶血の原因となる。また送血と脱血の 2 つのポンプを操作しなければならないので熟練を要する。

③　吸引補助脱血（VAVD：vacuum-assisted venous drainage）

吸引補助脱血では，落差が小さくなり回路の短縮ができ，空気の混入があっても安定した脱血が得られる。強陰圧がかからないために溶血も少ないと思われる。しかし，ハードシェル貯血槽が必須であり，吸引回路と組み合わせると陰圧を一定にするための工夫が必要である[6]。本法に関連して起こりうる合併症の予防には，貯血槽に陽圧防止弁やアラーム付き陽圧モニターを装着するなどの対策が必要である。

(2)　送血方法

①　ローラーポンプ

ローラーポンプはチューブサイズを選択することで，さまざまな患者に応用でき，高速でも低速でも流量コントロールし易いので，成人でも乳幼児でも従来から用いられている。送血の抵抗が高いと，高い圧が生じるので，一般にアラームをつけて対処している。

②　遠心ポンプ

遠心ポンプは送血に抵抗が急に生じたりしても，回路に過度の圧力はかからないので，閉鎖回路の補助循環などに適している。この特性を利用して，成人では開心術にも広く使用されるように

キーワード　落差脱血，ポンプ脱血，吸引補助脱血，溶血

なってきている。小児においては低流量の安定性にやや欠けるところがあるので，乳児の開心術への応用はあまり行われていないが，ポンプヘッドが小さいものが登場し，その簡便性からとくに補助循環では乳児でも多くの症例に使用されるようになった。

(3) 術野吸引およびベント

① ローラーポンプ

ローラーポンプ吸引は流量コントロールがしやすく，一般的に使用されている。術野吸引やベント吸引の先が血管や心臓などの壁にあたったり，閉塞したりすると強陰圧がかかり，溶血の原因となる。これを防止するためにベントなどは制御弁付きが一般に用いられている。

② 低陰圧吸引

壁吸引などを使用して一定陰圧を貯血槽にかけ，吸引する方式が低陰圧吸引であり，強陰圧がかからないので，溶血が少ない特徴がある。陰圧の強弱で，吸引，ベントなどが調節されるので，それぞれ独自のコントロールは困難である。脱血とあわせて行うと，脱血に影響を及ぼす可能性がありうる。われわれはこの回路を使用しているが，吸引圧の強弱で脱血が左右されることは実際にはほとんどない。ただし操作には習熟が必要であるが，慣れるとむしろ操作は楽である。この回路を使用した体外循環方式を後述する（本章8節）[6]。

(4) 限外濾過回路

貯血槽から血液をポンプで血液濾過膜に通し，貯血槽に戻すかそのまま送血回路に送る。限外濾過により心筋保護液・局所冷却液などの余剰水分を排出して，尿量などに左右されずに，適正な血液濃度を保つことができる。さらに最近では，サブラッドBSG®のような濾過型人工腎臓用補充液を使用し，その同量の水分を除水して，電解質の調整を行うとともに，炎症性物質などの有害物質の除去を積極的に行っている。

4　乳幼児体外循環の実際

安定した体外循環操作による適正な生体の循環維持は，手術の成否に係わる重要な要因である。特に新生児期においては，熟練した慎重な操作技術が必要であり，加えて術者と体外循環技士との密接な協働が必須である。貯血槽の液面レベル，灌流圧，回路内圧，中心静脈圧などの小さな変化を見逃さず，手術サイドに問題（例えばカニューレの不適切な位置による脱血不良）があれば，直ちに術者に伝えなくてはならない。逆に術者は，絶えず心臓の大きさに注意を払い，その状態を体外循環技士に伝えるというような，細やかな注意と密接な連携が必要である。

無輸血充填および血液充填の方法は後述するので，ここでは一般的な体外循環操作法を述べる。送脱血カニューレサイズは体表面積および予定灌流量より決定する（図13-1）。体外循環はバランスを崩さないようにゆっくりと開始する。患児の循環血液と人工心肺充填液とが一通り混合できた後に，所定の灌流量まで上げ維持する。血液充填では回路内充填液にあらかじめ血液濾過を施す。その操作を行ってからは安定した体外循環が開始できるようになり，体外循環開始直後の徐脈や心

キーワード　低陰圧吸引，限外濾過，血液濾過，カニューレサイズ

拡大をきたすことは全くなくなった。

また心内短絡がある症例では，脱血管挿入時あるいは体外循環開始後でも脱血管挿入部から体静脈や心房内に空気を吸い込むと，心内短絡を通じて大動脈に空気が拍出される危険性があるので注意が必要である。

乳幼児の体外循環の灌流量は，体表面積に比し成人の灌流量（2.0〜2.5 L/分/m^2）より多く，小児では2.6〜2.8 L/分/m^2，乳児では2.8〜3.2 L/分/m^2 が用いられる。Full flow が確立できれば，右上肺静脈または左心耳から左心ベントカニューレを挿入し，その後，冷却灌流に移行

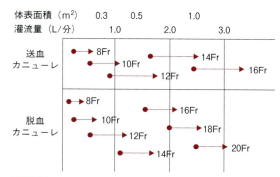

図13-1 体表面積および灌流量からの至適送脱血カニューレ
注：脱血カニューレは吸引脱血方式の2本脱血時の灌流量（落差脱血より1サイズ細い可能性あり）

する。上下大静脈をターニケットで閉鎖し，完全体外循環に移行する。なお，新生児などではほとんどの症例で卵円孔が開存しているので，細い肺静脈からベントカニューレを挿入するよりも，心停止後に右房を切開し，卵円孔から左心ベントカニューレを挿入することが多い。

高流量灌流で手術を行うことができれば，軽症例では35℃程度の常温または30〜32℃の軽度低体温を採用することが多いが，肺動静脈からの back flow が多く，流量を落とさなければならない症例では，中等度あるいは超低体温を併用する。Back flow のため十分な視野が得られず心停止時間が長くなってしまうよりは，低体温にして灌流量を減らし良好な視野で手術を遂行する方が，結果的に手術時間が短くなることも多い。低体温では生体の酸素需要は減少し，それに応じて灌流量を減らすことができる。灌流量は，中枢温25℃で2.0〜2.5 L/分/m^2，20℃で1.0〜1.5 L/分/m^2 と言われているが，高流量で灌流できる間は流量をあえて下げる必要はないと考えている。体外循環施行中は，動静脈血ガス分析を行い，適宜補正を行うが，流量が適切であればアシドーシスになることはほとんどない。アシドーシスに対しては，灌流量が少ないなどの原因を考え対処すべきであり，重炭酸ナトリウム（メイロン®）の追加で安心すべきではない。また，体外循環中の充填液量の減少に対しては，血液ヘモグロビン量を見ながら，血液または血漿蛋白製剤を追加するかを決定する。

心内操作を終了する少し前に，高流量が得られておれば復温を開始する。低流量や循環停止を併用した場合には，高度のアシドーシスとなるので補正する。しかし，軽度のものであれば十分な灌流量で次第に回復する。

大動脈遮断を解除し，自己心拍が再開し，中枢温が34℃に達した時点で，少量のカルシウム（グルコン酸カルシウム（カルチコール®）あるいは塩化カルシウム）を回路に加える。イオン化カルシウム濃度をモニターしながら投与するのが科学的と考えられるが，カルシウムをやや多めに投与しておいた方が，安定した血行動態が得られる印象である。

体外循環からの離脱法は，成人の場合とほぼ同様であり，われわれはカテコールアミンの第一選

キーワード 左心系ベント，灌流量，アシドーシス，カルシウム，カテコールアミン

択はドパミンまたはドブタミンとの混合液とし，さらにミルリノンを併用している。ただし，新生児例では少量のエピネフリンも積極的に使用している。また左室の小さい疾患など（Fallot 四徴症や総肺静脈還流異常症）では適正な心拍出量を得るために心拍数を上げる必要があり，イソプロテレノールを使用するよりは，一時的な心房ペーシングを使用している。心内修復を終了した時点で，重症例では心房・心室それぞれにペーシングワイヤーを装着している。部分体外循環として十分な心拍出量が得られ，末梢温と中枢温の較差が少なくなった時点で体外循環を停止する。乳幼児ではルチーンに大動脈基部圧をモニターして，心臓に過度な前負荷や後負荷がかからないよう，末梢血管がある程度しまった状態でも大動脈基部圧を指標に体外循環の離脱を行う。新生児などの低体重例では，相対的に太い送血管により大動脈狭窄をきたすことがあり，離脱時の血圧低下の原因の 1 つとして念頭においておく必要がある。このような場合も大動脈基部圧の測定が有用である。

5　超低体温循環停止

　成人例でも弓部大動脈手術などでは，超低体温循環停止法を施行することがあるが，主としては乳幼児開心術で，しばしば用いられてきた手技である[7]。循環停止を行えば，手術野は無血視野に近くなり，低体重児でも良好な術野が得られる。しかし，循環停止には時間的制約があり，循環停止に伴う脳合併症や臓器障害が問題となってくるので[8]，できれば通常の体外循環を行い，手術の続行が困難な場合に低流量体外循環を選択し，循環停止は最後の選択とすることが望ましい。また，低流量灌流あるいは循環停止を行っている場合でも，長時間になるのを避けるため，必要のない場合には高流量の灌流量とし，間欠的に低流量灌流あるいは循環停止を行うようにしている。

　最近は脱血管が肉薄で 8Fr までの小さいサイズが揃うようになり，直接上下大静脈に挿入できるので，カニュレーションのためだけに循環停止を必要とすることはほぼなくなった。しかし，総肺静脈還流異常症で左房と共通肺静脈吻合が必要な場合には，心臓を脱転し，心臓裏面の手術操作が必要となるため，循環停止を積極的に使用している。脱血管を抜去でき，無血で良好な視野が得られ，吻合もほとんどの場合 30 分程度で可能なため，循環停止法は非常に有用である。

　超低体温循環停止法では，送脱血の温度較差を 5℃ 以内とし，鼻咽頭温および直腸（膀胱）温を 15〜20℃ まで低下させ，循環を停止させ，脱血カニューレも抜去して手術を行う。頭部の氷による冷却は行うが，循環停止の許容時間はおおむね 40 分までとしている。循環再開にあたっては送血管内の空気混入がないことを確認した上で，脱血側も血液を満たしながら流量を戻していく。体外循環を開始するが，加温も冷却同様に送脱血の温度較差を 5℃ 以内とし，高流量灌流でアシドーシスの補正を行い，通常の体外循環に移行する。

キーワード　超低体温循環停止，温度較差

第13章　新生児・乳幼児の人工心肺操作　**173**

6　無輸血体外循環

(1)　無輸血の目的

　最近では輸血による合併症はかなり少なくなってきたとはいえ，小児・乳幼児先天性心疾患手術を無輸血で行うことは，何十年という将来を抱える幼小児において大きな意味を持っている。無輸血開心術を行うためには希釈体外循環を必要とするが，体外循環回路充填量に比し循環血液量の少ない幼小児へ無輸血手術を拡大するためには，希釈率を下げることが第一であり，低容量の体外循環回路が必要となる[6]。各施設それぞれ工夫を凝らし，総充填液量が 200 mL を切る低充填液量の体外循環回路も使用されている。

(2)　無輸血体外循環の実際

　無輸血手術の方法は，まず体表面積あたりの最大流量（通常 3.0～4.0 L/分/m^2）から人工肺および体外循環回路を選択し，充填液を無輸血充填した場合のヘモグロビン（Hb）値が 6 g/dL 以上（われわれの下限値）が維持できれば乳酸リンゲル液で充填する。チアノーゼ型疾患で Hb 値が高く，特に Fontan 型手術のように低蛋白血漿が術後浮腫を起こし得る症例に対しては，アルブミン製剤も使用している。追加薬剤としては主としてヘパリン・重炭酸ナトリウム・マンニトールおよび抗生剤程度であり，体外循環回路に限外濾過を併設して，体外循環を開始する。体外循環中は心筋保護液を体外循環回路で回収し限外濾過で除水して血液濃縮しながら貯血槽液面レベルを一定に保つようにする。その際 Hb 値が 6 g/dL 以上が維持できることを基準にしており，それ以下になったとき赤血球濃厚液の輸血を考慮する。体温はおおよそ 30～32℃ としているが，側副血行による肺動静脈からの back flow が多い例では，手術操作上の問題から低流量にするために 25～28℃ とする場合もある。

(3)　無輸血体外循環中の希釈安全限界

　体外循環中の Hb 値の最低値がどのぐらいが安全であるかという問題は，温度と流量によって左右されるが，低温中（30℃），灌流量が 2.5 L/分/m^2 の際，Hb 値が 5 g/dL 以下でも，混合静脈血酸素飽和度が 80% 以上あれば，組織への酸素供給は十分なされていると言える。しかし，加温すると（33℃），灌流量をさらに増加（3.0 L/分/m^2）しても，Hb 値が 5 g/dL 以下では，混合静脈血酸素飽和度は 50% 以下となってくるので，組織灌流の面からは 5 g/dL 以下にしない方が適切と考えられ（図 13-2），体外循環中の安全な Hb 下限値は 5 g/dL と考えられていた[6, 9]。しかし，多施設研究では，乳児の心室中隔欠損閉鎖の術後 1 年から 3 年での発達調査により，無輸血で行った群，特に体外循環中最低 Hb 値が 6 g/dL 以下群において，わずかではあるが発達指数が低い傾向にあった[10]。現在，われわれは最低 Hb 値を 6 g/dL 以上に確保するようにしている。2006 年の本邦での調査では，体外循環中安全と考える最低 Ht 値は 15～20%（最小 12%，最大 25%，平均 17.5%）とする施設が 95% を占めており，2002 年の調査より平均で 1.6% 高値となり，より安全な方にシフトしていた[11]。

　体外循環離脱前には Hb 値を高くするために限外濾過を施行して血液濃縮を行うが，離脱に際し

キーワード　無輸血，ヘモグロビン（Hb），限外濾過，混合静脈血酸素飽和度

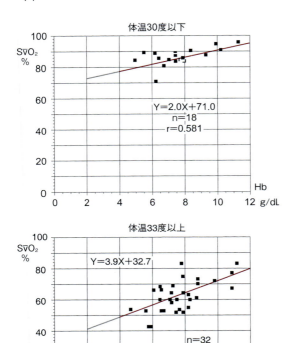

図13-2　Hb値とSv̄O₂値の関係

容量負荷を行う時期と重なるため，貯血槽液面レベルが下がり，十分な濃縮ができない。したがって，低いHb値のまま体外循環を終了することになり，回路残留血の返血を麻酔科医と連携して素早く行う必要がある。返血は早いほうが良いが，容量負荷がかかるので，左房圧または右房圧と尿量をみながら心機能の許容できる範囲内で行う必要がある。この際，ヘパリン血が返血されることになるので，プロタミンで中和した凝固能が再度悪化する可能性があり，プロタミンの追加が必要となる。最近では，体外循環離脱直後に後述する血液濾過（MUF：modified ultrafiltration）を行うことで，容量負荷をかけずに急速にHb値を上げるようにしており，有用と考えている。

(4) 術後の安全下限Hb値

返血終了後の安全なHb値は，得られる心拍出量によって異なってくるので，輸血の適応およびタイミングは各疾患別およびその重症度，またはその時の状態によって決定している。返血後の下限Hb値は一応の目安として，術後高心拍出量が期待できる心室中隔欠損症例などは7 g/dL，高心拍出量があまり期待できないFallot四徴症根治術などでは8〜9 g/dL以上が望ましく，低心拍出状態が必至と考えられるFontan手術例などではHb値が10 g/dL程度あった方が良いと思われる。血漿蛋白値が低い場合には，術後に胸水貯留し易いFallot四徴症手術やFontan手術後では血漿蛋白製剤を積極的に使用している。しかし，血漿蛋白製剤に胸水を減らす効果があるかどうかははっきりしていない。術後胸水が持続して漏出するような症例に対し，フィブリノゲンなどが枯渇した状況もあり得るので，新鮮凍結血漿などの投与を早めに決断した方が良いと思われる。

術後貧血は経口摂取が始まると急速に改善し始め，2〜3週間で回復する。この時期は内因性エリスロポエチンがかなり高値になっているので，鉄剤の投与だけで良いと思われる。

(5) 無輸血達成率

幼小児無輸血手術の現状は，心房中隔欠損症，軽症心室中隔欠損症などではほぼ全例で無輸血手術が達成できていた。最低体重例は5.4 kgで，無輸血手術を達成しているが，低体重の心室中隔欠損症例では，貧血が存在したり，肺高血圧のため術後管理が長くなることで術後の輸血例が少な

キーワード　MUF（modified ultrafiltration），無輸血，血漿蛋白

からず存在した。その他 Fallot 四徴症心内修復術では 60％程度，Fontan 手術では 55％程度の無輸血率であった[12]。しかし，輸血の安全性がかなり高くなったことと，無輸血例の発達指数が低い傾向にあることなどを考慮に入れて，輸血の適応を広くしてきているので，最近の無輸血率はやや低下している。本邦での 2006 年の調査では，体重 15 kg 以下の無輸血開心術の割合は 35.3％であった[11]。

　以上無輸血開心手術の概略を述べたが，無輸血にこだわるあまり合併症を作っては本末転倒になってしまうので，その見極めが最も大切であることを強調しておきたい。

7　体外循環における血液濾過

（1）　体外循環初期充填血液に対する血液濾過

　低体重児例などでは人工心肺充填液量が患児の循環血液量を大きく上まわり，血液希釈が大きくなるために，血液充填をしないと Hb 値が下限値（われわれの基準値：6 g/dL）以上を維持できないため，血液充填が必須となる。過去には，保存日数が経過した血液を充填したため，血清 K 値が高くなり，体外循環開始時に心電図が wide QRS になり，自己心の拍出がなくなり，時に心室細動や心停止となった。このため，保存血ではなく新鮮血液充填を行うことが多かった。しかし，新鮮血充填においては体外循環開始直後に initial drop（初期血圧低下）が認められ，また術後全身浮腫が起こることが通例であった。充填血液が生体に悪影響を及ぼすのではないかとの考えから，血液電解質の調整および有害物質の除去を目的に，体外循環前に充填血液に対して血液濾過（HF）を行うようになったところ，以下のような臨床的好結果が得られた[12, 13]。

①　血液濾過施行の方法

　人工心肺充填血液に対する HF の方法は，まず濾過型人工腎臓用補充液とヘパリンで回路を充填し空気抜きを行い，その後，赤血球濃厚液とアルブミン製剤を加え，血液 1 単位につき濾過型人工腎臓用補充液 1000 mL を投与しながら血液濾過を行い同量の排液をした後，重炭酸ナトリウムで pH を補正し，マンニトールと抗生剤を追加する。最近ではさらに K 値も 4.0 mEq/L 程度になるように積極的に補正している。

②　血液濾過の有用性

　体外循環初期充填液に対する HF 前後の変化をみると，K 値は 11.5 ± 4.5 から 2.4 ± 0.5 mEq/L へ，クエン酸値は 694 ± 247 から 19 ± 25 mg/dL へ，アンモニア値は 332 ± 129 から 49 ± 20 g/dL へと減少していた。補正した充填血液を使用すると，心臓の拍出は障害されず，initial drop が起こらなくなり，かえって血圧が上昇する現象が認められ（図 13-3），安定した血行動態が得られるようになった。また非施行例にみられた術後の浮腫が，HF 施行例にはほとんど認められなくなったことも大きな変化であった。この現象は，電解質の補正が大きな要因と考えられるが，それ以外に強い血管作動性物質が濾過されたと推測された。使用した濾過膜は 95％ cut off point が分子量 40,000 とされており，アルブミンは濾過されないが，中分子量領域の物質は濾過され，クエ

キーワード　血液濾過（HF），血液充填，initial drop，ブラディキニン

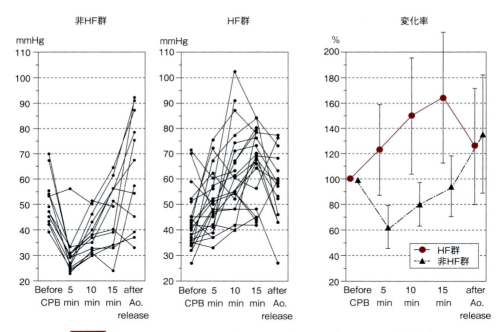

図13-3 充填血液に対する HF の有無による平均血圧の変化（CPB：体外循環）

ン酸，ヒスタミン，ブラディキニン，C3a，C5a，TXB$_2$，などを検討したが，最も大きく関与していると思われた物質はブラディキニンであった[12, 14]。

③ ブラディキニン

　ブラディキニンの産生は，血液が異物に接触した際（異物反応），第 XII 因子が XIIa となり，プレカリクレインをカリクレインに変換させ，これがグロブリン分画に含まれる高分子キニノーゲンに作用してブラディキニンを遊離する（97 頁の図 9-6 を参照）。ブラディキニンはアミノ酸 9 個のポリペプチドで，強い血管拡張作用（ヒスタミンの 10 倍）と強い血管透過性亢進作用（ヒスタミンの 15 倍）を有している。血漿中の生物学的半減期は 17 秒で，1 回の肺循環で 98％が不活化され，動脈内投与では静脈内投与の 20 倍の血圧降下作用を示す。ブラディキニンは局所で血管拡張および透過性亢進を起こし，炎症反応の初期段階を形成するが，静脈内に入っても，肺を循環して左心系に入った時にはその作用がほとんど不活化され，全身には影響を及ぼさない仕組みになっている。人工心肺はブラディキニンの産生に十分な素因を持っており，動脈系に直接送血することで，その作用は高度となり，生体の肺循環を経由しないため，不活化に時間がかかることになる[15]。

④ カリクレイン-キニン系

　血清中のカリクレイン-キニン系の各因子（第 XII 因子，プレカリクレイン，高分子キニノーゲン，ブラディキニン）を HF 前後で測定すると，充填血液を体外循環前に回路で循環した際に，第 XII 因子，プレカリクレイン，高分子キニノーゲンは減少し，ブラディキニンが産生され，高値になっていた。その後 HF を行うことでブラディキニンが濾過され，HF 後の血清値は決して低値ではな

キーワード　カリクレイン-キニン系，ブラディキニン，血液濾過（HF）

いが下がり，かなり多量のブラディキニンが濾過液に認められた。充填血液を体外循環前に回路内循環して，そのまま体外循環を開始した場合，高濃度のブラディキニンを一気に動脈系に送り出すことになり，血管の過拡張と透過性亢進のために急激な血圧低下と，浮腫がもたらされると推測される。体外循環前に回路循環して HF を行うことは，このブラディキニンの産生を体外で起こし，前駆物質である高分子キニノーゲンおよび活性化に寄与する第 XII 因子，プレカリクレインを枯渇させ，発生したブラディキニンを濾過して，その後に生体に使用することとなり，initial drop を回避し，術後浮腫の少ない安定した体外循環を導くものと考えられた[12, 14, 16, 17]。

(2) 体外循環中の血液濾過

体外循環終了後に HF を施行して，血液濃縮および有害物質除去に有効であったとの報告があるが[18, 19]，われわれは体外循環中を通して，HF 療法を行っている[1]。体外循環中の HF 療法に関する研究では，補体やインターロイキンなどの濾過による術中術後の諸臓器への良好な影響が報告されており[20]，HF 療法を持続で施行した方が，炎症ケミカルメディエーターを濾過できると思われる。また，体外循環開始後も自己の血液が異物反応を起こすため，発生する有害物質の除去を積極的に行うために，体外循環中も持続的に HF 療法を行った方がよいと考えている[1, 17]。

持続的 HF 療法は，置換液を貯血槽に注入しながら HF 膜を通して同量の排液を行う方法[1, 14, 17]であり，ECUM，あるいは dilutional ultrafiltration（DUF）と称される（図13-4 左）。術中の電解質と pH の補正と体液バランスを保つことができる。この方法は血液充填例ではもちろん，無血充填を行った症例でも行ったほうがよいと考えている。われわれは体外循環約 1 時間につき 1000 mL の濾過型人工腎臓用補充液を貯血槽に投与しながら，さらに術野からの水分吸引（心筋保護液，術操作のための生食水など）も合わせて血液濾過（HF）し，同量の水分の排液を行って，貯血槽液面レベルと Hb レベルを一定に保つようにしている。貯血槽からポンプ流量 100 mL/分程度で HF 膜を通して濾過を行い，貯血槽に戻す方式をとっているが，後述する体外循環後の MUF をしやすくするために，送血回路の側枝から HF 膜を通して濾過後貯血槽に返す方式をとっている施設もある。ポリアクリロニトリル膜は活性補体の吸着能があり，ポリプロピレン膜やポリスルホン膜に比べ体外循環中の C3a，C5a の低下と体外循環後早期のサイトカイン抑制に有効であるとして，ポリ

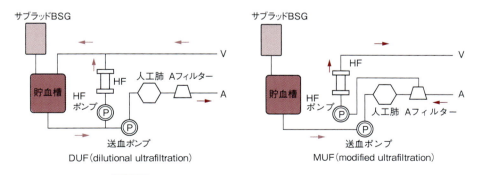

図13-4　体外循環中の DUF および体外循環後の MUF

キーワード　DUF（dilutional ultrafiltration）

アクリロニトリル膜による DUF を施行している施設もある[1]。HF 膜は理想的には除去したい物質の分子量にあった膜を使用したほうがよいことになるが，われわれは体外循環中の除水としてポリエーテルスルホン膜を使用している。

(3) 体外循環後の血液濾過（MUF：modified ultrafiltration）

体外循環終了後，送血管から脱血し HF 膜を通して血液濃縮し，右房に返血する modified ultrafiltration（MUF）という方法で，血行動態および術後肺機能の改善，加えて止血効果が得られるといわれている[18, 19]。MUF は，体外循環終了直後，上行大動脈に留置した送血管から脱血するとともに，置換液を補いながら貯血槽血も合わせて，ポンプを使用して HF 膜を通し，除水・濃縮しながら脱血側に送る方法で，プロタミンを投与する前に通常約 10 分間程行う（図 13-4 右。36 頁の図 4-4 を参照）。MUF は残血の血液濃縮を行いながら生体自身の血液濃縮を同時に行うことになるが，それ以外に有害なサイトカインなどのケミカルメディエーターの除去を行うことができると考えられる[20]。送血側からの血液を濾過して静脈に送ることは，一見血行動態的に不利かと思われるが，HF を行うことによって生じた異物反応のケミカルメディエーターを動脈側から全身に送るのではなく，静脈系に送ることで生体の肺を通して不活化でき，全身への影響を極力少なくできると思われる。MUF 流量を 20 mL/分/kg 以上にすると盗血現象により脳血流と脳混合静脈血酸素飽和度の減少をきたすことが示されており，それ以下の流量で行う必要がある[21]。また，V-V bypass で MUF を行う方法を推奨する施設もある。この MUF 操作は時間と煩雑性から，軽症例では省かれることが多いが，血行動態の改善と術後肺機能に対する好影響から，重症例や新生児例では行っておいたほうがよい。最近われわれは[22]，MUF 中さらに，患児の静脈点滴ラインから積極的に血漿および血小板を輸血することで，水分負荷をかけることなく凝固止血能を著明に改善させ，また，心筋保護回路の熱交換器を利用して返血することで体温低下を防ぎ，良好な結果を得ている。なお，本邦での 2006 年の調査では，術中の血液濾過は全施設が行っており，DUF は 79.3％で，MUF は 71.4％の施設で行われていた[11]。北米の小児病院での 2005 年の調査でも 75％の施設で MUF が行われており，うち 64％が A-V bypass での MUF を，11％が V-V bypass での MUF を行っていた[23]。

8 低圧持続吸引方式の体外循環

低圧持続吸引方式は壁吸引を利用して貯血槽に陰圧をかけ，その陰圧で吸引・ベントなどを貯血槽に引き込む回路である[6]。術野との落差がないため送脱血回路を短縮でき，送血用にポンプを 1 基使用するだけの単純な回路のため，体外循環中の実質充填液量を減量でき，限外濾過を併設して貯血槽レベルを 15 mL として，最小で 180 mL 程度まで充填液量を減量できた。われわれは，送血に内径 4.5 mm および 6 mm，脱血に 6 mm のチューブを使用し，150 mL（最大流量 1 L/分），180 mL（最大流量 1.5 L/分），300 mL（最大流量 2.8 L/分）の 3 種類の乳幼児人工心肺回路を使用している。この回路では，貯血槽内の陰圧が脱血および吸引，ベントを制御するので，吸引陰圧の強

キーワード MUF（modified ultrafiltration），低圧持続吸引

弱で脱血量に影響を生じる可能性がある。また吸引が開放状態になって空気だけを吸引している場合には，陰圧が弱くなり吸引，脱血に影響が生じる可能性がある。しかし，使用していない吸引回路を術野または心肺側で閉鎖することでほぼ対処でき，実際には吸引陰圧の強弱によって，脱血が大きく変わることはほとんどなく，あまり問題にはならなかった。ただし，とくに新生児では大動脈基部ベントが年長児に比べて相対的に太いため，大動脈基部ベントの引きすぎによる冠血流不全を生じることがあり，大動脈遮断解除後に心拍動の回復が緩徐な場合にはベント吸引量を制御する必要がある。一方，利点としては，第1に吸引回路の先端が術野内で閉塞しても，設定した陰圧以上の強陰圧はかからないので，赤血球破壊による溶血が少ないこと，第2は脱血管に空気を吸引しても脱血量には影響を与えず安定した脱血が得られることがあげられる。われわれのシステムでは，右室流出路再建などの再手術の際，空気の流入が多少あっても問題とはならないので，余分な剥離をせずに右房1本脱血で行うことが可能であった。またextracardiac TCPC手術の際，下大静脈離断後の人工血管との吻合では，下大静脈をsnareすると吻合操作が困難であったりする場合があり，snareなしに開放状態で吻合できるという利点がある。もちろん，多量に空気が混入すれば微小な気泡の塞栓症の可能性は否定できないため，注意は必要である。第3の利点はローラーポンプ1基だけを使用するので，心肺装置がコンパクトで安価に製作できることである。最近は吸引回路が開放になっても，一定の陰圧をかけることのできる装置が開発され，より使用し易くなっている。

セルフチェック

■乳幼児の特異性からくる体外循環の留意点は？
■先天性心疾患の解剖学的特性からくる体外循環の留意点は？
■無輸血体外循環における留意点は？
■体外循環回路血液充填液および体外循環中，後の血液濾過の有用性は？
■低圧持続吸引方式体外循環の留意点は？

文　献

1）高橋幸宏，前田正信，角秀秋ほか：小児人工心肺法．小児心臓外科の要点と盲点，p41，文光堂，2006.
2）渡辺孝，阿部稔雄：手術適応と術前管理—小児期心疾患．新外科学大系19A，p264，中山書店，1990.
3）大沢幹夫，小助川克次，臼田多佳夫ほか：左上大静脈遺残症とその血流処置：体外循環中の単純遮断と左房還流症における単純結紮術の安全性に関する再検討．日胸外会誌 24：1143，1976.
4）渡辺孝，田嶋一喜，下村毅ほか：新生児期の心室中隔欠損を伴う大動脈弓離断症に対する一期的根治手術．胸部外科 48：278，1995.
5）井本浩，角秀秋，塩川祐一ほか：大動脈縮窄・離断複合に対する無名動脈および下行大動脈送血による一期的根治術．日小循会誌 16：142，2000.
6）前田正信，小山富生，村瀬允也ほか：乳幼児無輸血開心術の適応と限界—低容量体外循環回路の臨床応用．日胸外会誌 42：1，1994.
7）Castaneda AR, Lamberti J, Sade RM, et al：Open heart surgery during the first three months of life. J

キーワード　大動脈基部ベント

Thorac Cardiovasc Surg **68**： 719, 1974.

8） Stevensen JG： Intellectual development of children subjected to prolonged circulatory arrest during hypothermic open heart surgery in infancy. Circulation（Suppl II）**50**： 54, 1974.

9） 前田正信，小山富生，村瀬允也ほか：新生児開心術の補助手段の工夫―全血充填液に対する HF の有用性. 日心外会誌 **22**：192, 1993.

10） 前田正信ほか：乳児期無輸血開心術術後遠隔期精神運動発達への影響―多施設による VSD 術後例の検討. 日小循会誌 **22**：232, 2006.

11） 龍野勝彦，松尾浩三：小児無輸血開心術の進歩と可能性―第2回全国アンケート調査結果. 小児無輸血開心術研究会, 2006.

12） 前田正信：乳幼児体外循環の工夫―無輸血開心術と体外循環初期充填液に対する血液濾過. 教育セミナーテキスト 16 号, p11, 日本体外循環技術研究会, 2000.

13） 前田正信，酒井喜正，櫻井一ほか：低圧持続吸引方式による乳幼児体外循環. 小児無輸血研究会 **1**：9, 2002.

14） 櫻井一，前田正信，中山雅人ほか：血液濾過を行った血液充填による体外循環中の接触因子の変化. 人工臓器 **27**：68, 1998.

15） 守屋寛，阿部圭志：カリクレイン・キニン. p42, 講談社, 1982.

16） Sakurai H, Maeda M, Murase M, et al： Hemofiltration removes bradykinin generated in the priming blood in cardiopulmonary bypass during circulation. Ann Thorac Cardiovasc Surg **4**： 59, 1998.

17） Sakurai H, Maeda M, Sai N, et al： Extended use of hemofiltration and high perfusion flow rate in cardiopulmonary bypass improves perioperative fluid balance in neonates and infants. Ann Thorac Cardiovasc Surg **5**： 94, 1999.

18） Naik SK, Knight A, Elliott MJ： A prospective randomized study of a modified technique of ultrafiltration during pediatric open-heart surgery. Circulation（Suppl III）**84**： 422, 1991.

19） Elliott MJ： Ultrafiltration and modified ultrafiltration in pediatric open-heart operation. Ann Thorac Surg **56**： 1518, 1993.

20） Saatvedt K, Lindberg H, Geiran OR, et al： Ultrafiltration after cardiopulmonary bypass in children： Effects on hemodynamics, cytokines and complement. Cardiovasc Res **31**： 596, 1996.

21） Rodriguez RA, Ruel M, Broecher L, et al： High flow rates during modified ultrafiltration decrease cerebral blood flow velocity and venous oxygen saturation in infants. Ann Thorac Surg **80**： 22, 2005.

22） 櫻井一，野中利通，櫻井寛久ほか：乳児期血液充填開心術例での成績改善における FFP, PC 投与併用 MUF の役割. 第 67 回日本胸部外科学会定期学術集会プログラム集：102, 2014.

23） Groom RC, Froebe S, Martin J, et al： Update on pediatric perfusion practice in North America： 2005 survey. J Extra Corp Tech **37**： 343, 2005.

（櫻井　一，前田正信，渡邊　孝，齋藤康孝，佐藤圭輔）

第14章

胸部大動脈手術の体外循環

ポイント

　胸部大動脈手術の補助手段としての体外循環は，一般開心術の人工心肺とは大きく異なる。胸部大動脈の手術範囲によって体外循環の方法が異なり，臓器保護のための補助手段の選択が重要となる。なかでも弓部大動脈手術は，脳，心臓，肺，腹部臓器を含めた全身の臓器保護を必要とする，現在においても最も困難な手術の1つとされる。

　本章では，胸部大動脈手術における体外循環法を，脳保護，脊髄保護，腹部臓器保護を中心に，部位別に上行大動脈，弓部大動脈，下行大動脈，胸腹部大動脈に分け，代表的な手術術式とともに概説する。

1　大動脈の解剖

　大動脈は左室流出路の大動脈弁輪部から起始し，大動脈弁のバルサルバ洞からは左右の冠動脈が分岐する（付録6）。上行大動脈は右頭側（右肩）の方向に向かうが，通常の開心術での大動脈送血部位として選択されるように，ほとんどが心囊内にある。上行大動脈は心膜翻転部を越えると弓状に反転して胸骨柄の右側から胸郭の背側左後方（左肩甲骨）へ向かい，この弓状の部分が弓部大動脈である。弓部大動脈では腕頭動脈，左総頸動脈，左鎖骨下動脈の順に分枝する。続いて胸郭の左後方を脊椎の左側に沿って下行し横隔膜に達するが，ここまでを胸部下行大動脈と称し，細い肋間動脈が2本ずつ対になって各肋間へ分岐する。横隔膜の大動脈裂孔を貫通して後腹膜腔に入ると，腹腔動脈，上腸間膜動脈，左右腎動脈，下腸間膜動脈，腰動脈を分枝しながら後腹膜腔を下行し，左右の総腸骨動脈に分かれる。ここまでを腹部大動脈と称する。なお，第8胸椎から第3腰椎にかけての肋間動脈と腰動脈のなかにAdamkiewicz動脈の名前で呼ばれる大前根動脈が分枝するが，この動脈は頭部からの前脊髄動脈と交通して，脊髄の血行に重要な役割を果している。

キーワード　Adamkiewicz動脈

2 体外循環を必要とする胸部大動脈疾患

補助手段として体外循環が必要な胸部大動脈疾患は，以下のものがある。

(1) 動脈硬化性真性瘤：真性瘤は遠位弓部に病変の頻度が高く，囊状瘤と紡錘状瘤の形態があり，一般には瘤径 5.5～6 cm 以上が手術の対象となる。

(2) 大動脈解離（急性解離および慢性解離性大動脈瘤）：Stanford A 型の急性大動脈解離は急性期死亡率が極めて高いことから緊急手術の対象となる。Stanford B 型解離では，急性期の切迫破裂や臓器灌流障害を認める場合にはステント治療を含む外科治療の適応で，6 cm を越える慢性解離性大動脈瘤も外科治療適応となる。

(3) 外傷による胸部大動脈損傷：鈍的外傷では動脈管索付近の断裂の頻度が高い。

(4) 大動脈縮窄症（成人）

(5) 腫瘍の大動脈浸潤

以上の疾患の体外循環の方法は，部位により，また大動脈解離の有無や遮断の可否に大きく影響される。たとえば，胸部下行大動脈の手術では，下行大動脈を遮断した際に遮断より中枢側では心臓の拍動により灌流を維持できるが，遮断より末梢側は体外循環により血流を維持しなくてはならない。さらに，遮断して切開された胸部大動脈内に含まれる分枝動脈に支配される臓器虚血をどのようにして回避するかが重要となる。

以下，手術術式別に補助手段を記す。

3 上行大動脈置換術

上行大動脈のみを人工血管で置換する場合には，上行大動脈の遠位を遮断して，通常の開心術と同様に心筋保護下での手術が可能である。しかし上行大動脈の性状が粥状硬化病変などで不良な場合や，急性大動脈解離症例に対しては遠位側吻合を open distal anastomosis で行う必要がある[1]。その場合の脳保護法として，従来は超低体温循環停止法が採用されていた。近年では逆行性脳灌流法（RCP）を併用する場合や，選択的順行性脳灌流法（SCP）を行う場合，右鎖骨下動脈送血下で腕頭動脈を遮断し片側順行性脳灌流法を行う場合など，各々の症例での動脈瘤の性状や形態に適した脳保護法を採用することが一般的である。

(1) 送血

使用可能な送血路として，上行大動脈，右鎖骨下動脈，大腿動脈などがある。送血路の選択は施設による方針もあるが，術前 CT 検査や術中エコー検査にて解離がある場合や，高度内膜肥厚，突出や可動性のある粥腫といった動脈内腔の性状が悪い部位には送血管挿入は避けるべきである。大動脈弓部に送血が可能で，open distal anastomosis が必要のない症例では大動脈遮断を行い心筋保護下に，通常の開心術と同様の体外循環での手術が可能である。以下に他の送血路の特徴について述べる。

キーワード 真性瘤，大動脈解離，open distal anastomosis

第 14 章　胸部大動脈手術の体外循環　183

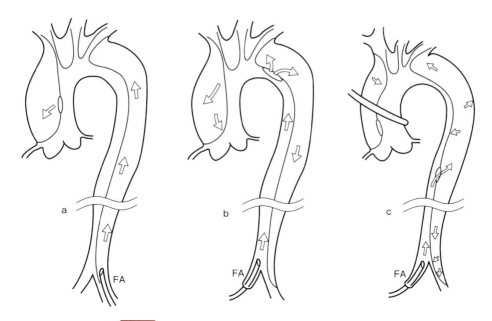

図14-1　急性大動脈解離における偽腔灌流・真腔圧排
白矢印は体内動脈血流を示す。FA：大腿動脈。
a．大腿動脈送血による偽腔灌流（自己心拍出量が減ずると発生）。
b．大腿動脈送血による真腔圧排。上行大動脈にエントリーがなく，自己心拍出量が減ずる場合。
c．上行大動脈遮断により上行大動脈のエントリーが排除された場合。

①　大腿動脈送血

　急性解離の場合は偽腔灌流[2]（真腔を圧迫し，腹部臓器や脳への灌流が障害される：図 14-1a，b）をきたすことがあるので，真腔および脳への血流維持をはかるため右鎖骨下動脈が送血部位として選択できる。あるいは大腿動脈との 2 カ所の送血が選択できる（図 14-2）。大腿動脈送血は逆行性送血になるため，動脈硬化性の真性瘤では粥腫や壁在血栓の飛散により脳塞栓を含めた臓器灌流障害の懸念があり注意が必要である。

②　右鎖骨下動脈送血

　順行性灌流が得られる点や，解離症例ではほとんどの症例で真腔灌流が得られる点が利点である。鎖骨の約 2〜3 cm 下方の皮膚を約 5〜7 cm 切開し，右鎖骨下静脈および右鎖骨下動脈〜腋窩動脈を露出する。ヘパリンを投与し，右鎖骨下動脈に 8 mm の人工血管（10〜20 cm 長）を端側に吻合する。血液の噴出，人工血管への拍動の伝搬のあることを確認して，体外循環の送血路を接続し，右橈骨動脈圧の良好な波形変化を確認する。実際に送血する際には末梢側へ過度に灌流する場合がある。右橈骨動脈圧をモニターし，過灌流が疑われる場合には吻合部末梢側をスネアするなどの調整も必要である。その他損傷による鎖骨下動脈解離や malperfusion，流量の制限などの懸念があり，血行動態の変化には厳重な注意が必要である[3]。なお，人工血管を縫合しないで，送血管を腋窩動脈に直接に挿入することも可能である。しかし直接挿入することで右上腕への灌流は減少

キーワード　大腿動脈送血，壁在血栓，粥腫，malperfusion

し，右橈骨動脈圧は循環の圧を反映しないので，他の動脈圧モニターを要する．

③ 上行大動脈送血

近年 epiaortic echo により大動脈内膜の性状を詳細に把握する事ができる．真性瘤において，病変である上行大動脈に送血可能な性状の部位がある場合には，同部位からの送血も考慮できる．偽腔開存型解離の症例では，多くの場合真腔は主肺動脈側に位置し，リアルタイムに epiaortic echo で確認して真腔にアプローチできると判断した場合は，同部位からセルジンガー法によってガイドワイヤーを挿入した上で送血管を挿入するセントラルカニュレーション法（中心送血法）を用いることがある．その際挿入した送血管の先端の頸部分枝への迷入を回避することと，経食道エコーでガイドワイヤーが下行大動脈真腔にあることを確認する必要がある．

(2) 脱血と体外循環の開始

上行大動脈瘤が大きく拡張した症例では右房が後下方に圧排されており，右心耳のみが到達可能であることが多い．Two-stage の 1 本脱血にするか，上下大静脈 2 本脱血にするかは，施設によっての考え方があるが，逆行性脳灌流を行うのであれば 2 本脱血が有利である．その際上大静脈への脱血管挿入は，上大静脈へ直接タバコ縫合をかけて挿入してもよいが，上行大動脈瘤の裏面となり上大静脈の到達が困難な場合には，まず右心耳から下大静脈用の脱血管を挿入して体外循環を開始し，ある程度脱血したあと上大静脈を露出し脱血管を挿入するとよい．また 2 本脱血の場合，右房内に逆行性心筋保護カニューレを直接留置できる利点がある．

体外循環を開始する際は，通常の開心術よりも回路圧・灌流圧に注意をはらいながら徐々に流量を上げる．経食道エコーで下行大動脈の flow を観察しながら慎重に流量を full flow とする．特に急性大動脈解離においては真腔と偽腔の径の変化や flow の向きには注意を要する．左右の橈骨動脈圧，および下肢の血圧に差のないことも確認する．左房-左室ベントを右上肺静脈から留置する．

急性大動脈解離における血行動態の不安定な症例や，上行大動脈や右室と胸骨との癒着が想定される症例では，胸骨正中切開前に人工心肺を確立する必要があり，大腿動脈送血と併せて大腿静脈

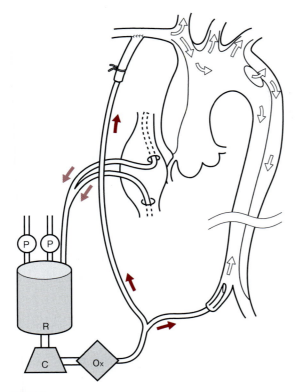

図14-2 急性大動脈解離における右鎖骨下動脈・大腿動脈送血

淡い色付き矢印は体外循環静脈血流，色付き矢印は体外循環動脈血流を示す．R：貯血槽，P：ローラーポンプ，C：遠心ポンプ，Ox：膜型人工肺．

キーワード epiaortic echo，セントラルカニュレーション法

脱血を用いる。なお，解離による大動脈弁交連の落ち込みから大動脈弁逆流を来たしている場合には，左室の過伸展を来たさないように確実に左房-左室ベントを挿入する。これでも体循環が維持できないような大動脈弁逆流であれば，解離した上行大動脈を遮断する。この際に，エントリーが排除されて大腿動脈からの送血では，リエントリーからの解離腔への血流が優位な偽腔灌流となって，真腔を閉塞することがある[2]（図14-2c）ので，注意して各部位の動脈圧を監視する必要がある。

(3) 中心冷却～循環停止

体外循環の流量を確保できれば，中心冷却を進める。体温（鼻咽頭温および膀胱温）と送血温，送血温と冷却水の温度較差は各々10℃以内に設定し，また鼻咽頭温と膀胱温との較差が5℃以上拡大しないように，均一な冷却を目指すことが重要である。積極的に血管拡張剤を使用して末梢血管抵抗の上昇を回避する。

中心冷却中に無名静脈の授動，上行大動脈の剥離を行う。目標の低体温は脳保護法によって異なる（SCP法：鼻

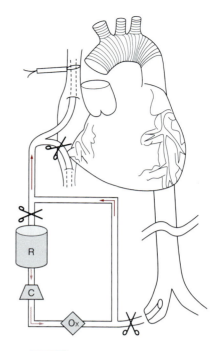

図14-3　逆行性脳灌流法（RCP）

咽頭温25℃，膀胱温28℃，RCP法：鼻咽頭温23℃，膀胱温25℃，単純循環停止法：鼻咽頭温20℃，膀胱温23℃が目安）。目標温度に到達したら骨盤高位（Trendelenburg位）を取り，上行大動脈を遮断し基部からの順行性または逆行性心筋保護液を注入する。真性瘤や，場合により解離症例においても大動脈の性状が許容すれば，上行大動脈遮断と心筋保護を先行させ，基部側の処置を中心冷却中に行う場合もある。

(4) Open distal anastomosis

弓部大動脈より末梢の循環を停止した状態で人工血管の遠位側吻合を行う。急性解離症例では大動脈の断端形成を行う場合も多い。鼻咽頭温18℃の中心冷却下では40分以内の循環停止時間であれば脳保護の観点において許容できる時間であるが[4]，血液凝固障害の影響もあり，手術の安全性を担保するために選択的または逆行性脳灌流を併用することが一般的である。循環停止を行う前にバルビツレート（イソゾール）500 mgとマンニトール150 mgを投与して脳保護効果を高める。投与後に循環停止にして大動脈を切開するが，その際の空気や塞栓子の引き込みを予防するために，上大静脈の脱血管を遮断して内頚静脈圧を10 mmHg程度に保った状態で循環停止とする。遠位側吻合部のトリミング終了後，選択的脳灌流法を併用する場合には，弓部分枝に選択的にカニューレを挿入する。血管内に空気などを送り込まないよう注意が必要である。逆行性脳灌流法を併用する場合には，脱血管を上下大静脈各々に留置し，上大静脈はテーピングをしてスネアが可能な状態にしておく。その後下大静脈脱血管を遮断し上大静脈の遮断は解除する。送血と脱血ラインの間に設

キーワード　超低体温循環停止，選択的脳灌流（SCP），逆行性脳灌流（RCP）

けたバイパスを介して，スネアされた上大静脈の脱血管に向けて酸素化血を逆行送血する（図14-3；図8-4も参照）[3]。この送血は内頚静脈圧を25 mmHg以下に維持することを目標にした低流量で，5 mL/分/kg（最大7 mL/分/kg）が経験的に得られた流量である。なお血液温は16℃程度に維持し，pHスタット法を採用する。この際，送気流量は1.5 L/分，FiO_2 60％，CO_2 100 mL/分位で開始し，血液ガス結果を見て適宜変更する。吻合完了前には，弓部分枝および下行大動脈内の空気やdebris（粥腫，脂肪片，血栓など）を排除する。この際，上大静脈への逆行性脳灌流法が有効である[1, 3]。

(5) 体外循環再開

　人工血管の末梢側吻合が完了すると，人工血管側枝あるいは鎖骨下動脈からの送血を再開し，空気を排除して人工血管を遮断し全身灌流を開始する。徐々に流量を上げてfull flowとし，これより復温を開始する。復温は，脱血温と熱交換器水温の温度較差が10℃以下になるように調節する。次に中枢側吻合を行い，吻合が終了すればterminal warm blood cardioplegiaを注入後に遮断解除し心拍を再開する。深部温が35℃付近まで復温したら，人工心肺離脱の準備にかかる。

4　弓部大動脈置換術

　真性瘤は左鎖骨下動脈が起始する付近の遠位弓部に病変の頻度が高く，また，大動脈解離の内膜損傷（エントリー）の部位は上行大動脈に限らず，弓部や遠位弓部にも認めることがあり，弓部大動脈置換の対象となる。

　弓部大動脈瘤への到達法は，主に胸骨正中切開法と，左後側方開胸に大別される。

　正中切開法では，上行から弓部大動脈と弓部分枝，近位下行大動脈に到達可能である。弓部大動脈瘤の径が大きい場合には，瘤内から肺門部付近の下行大動脈にまで到達できる。正中切開法は左開胸法に比較して肺内出血，呼吸器合併症が少ない利点を有している。

　しかし弓部から下行大動脈に病変が及ぶ広範囲弓部大動脈瘤の場合には正中切開法では到達することができず，一期的に治療する場合には，胸骨切開と左開胸を組み合わせることが必要である。胸骨正中切開＋左開胸，胸骨上部部分切開＋左前側方開胸（L字切開）法，ALPS（antero-lateral partial sternotomy）法，Clam-shell法（胸骨横断と両側開胸）などの術式が報告されている。これらの到達法は上行弓部から下行大動脈全体を展開することが可能で，通常の体外循環が使用できる点が大きな利点である。しかし側開胸を加えることで手術侵襲が大きくなり，呼吸器合併症の頻度が高くなることから手術適応に関しては慎重に選別されるべきである。

　近年では初回手術として，胸骨正中切開により到達可能な部位までの弓部大動脈置換と頚部分枝再建を行い，末梢測に残存する動脈瘤内に人工血管を挿入するelephant trunk（ET）法を採用し，二期的にETを利用した下行大動脈置換やTEVARを行う段階的手術や二期的ハイブリッド手術が行われるようになった。また急性大動脈解離においてET法で証明されている末梢側偽腔血栓化，真腔拡大を促進する目的にfrozen elephant trunk（FET）法が普及してきている。FET法は

キーワード

第 14 章　胸部大動脈手術の体外循環　**187**

末梢側吻合部の出血を軽減し，急性解離症例においては末梢側のエントリーを閉鎖することで下行大動脈の偽腔血栓化から remodeling が期待できるなどの利点がある。また，真性瘤では，FET 法により広範囲弓部大動脈瘤を一期的に治療可能であるが，本術式では脊髄損傷の合併率が比較的高いことが問題点である。

　一般的には大動脈病変の範囲に応じて到達法を決定する。しかし体外循環法や脳保護の補助手段が，それぞれの到達法により限定されることや，ハイブリッド手術や FET 法の普及などの理由により左開胸手術は減少傾向にある。

　本章では胸骨正中切開法と左後側方開胸法に焦点を当てて概説する。

(1)　正中切開からの弓部全置換術

①　送血・脱血

　胸骨正中切開を行い，前述（上行大動脈置換術参照）のように上行大動脈を術中エコー（経食道および epiaortic echo）で評価して，動脈硬化病変が軽度であれば上行大動脈基部を送血部位とする。上行大動脈に解離あるいは高度の動脈硬化病変を認めれば，本章 3 節に記載したように右鎖骨下動脈や大腿動脈を送血部位として選択する。脱血は通常は two-stage カニューレを用いる。

②　中心冷却

　体外循環による中心冷却中に，弓部瘤周囲を剥離するが，中心冷却は鼻咽頭温と膀胱温の較差が 5℃以上拡大しないように，均一な冷却を目指して行い，目標の低体温（上行大動脈置換術の項参照）とする。

　まず，前述の上行大動脈置換術で記載した通り，脱血を制限して上半身を軽度うっ血状態（内頸静脈圧 10 mmHg 程度）にしてから循環停止とし，大動脈を切開する。

③　脳保護法

　超低体温循環停止法は良好な術野が得られるという利点はあるが，時間的制約があり，弓部置換という複雑な手術では採用されることは少ない。また RCP 法は頸部分枝の操作を必要とせず，持続的に酸素化血を供給できる点や，空気や debris の除去が可能である点が利点である。しかし近年，RCP 法単独での循環停止時間の安全域は，従来考えられてきたものより短いとの報告があり，やはり時間的な制約があるという観点から RCP 法の単独使用も少ない。SCP 法は生理的な血流が得られることに加え，時間的制約が少なく，極端な低体温が必要ないことが凝固機能にとっても利点となる。しかし，頸部分枝に直接バルーン付きカニューレを挿入する必要があり，粥腫による塞栓症の危険がある点や，脳循環用回路を別に必要とする点に留意が必要である。

　SCP 法を用いた弓部置換術は，施設によりカニュレーションの部位や灌流の開始の時期に差異がある[5〜7]。一般的には低体温循環停止とし大動脈弓を開放して，動脈硬化の強い弓部分枝の起始部を避けて，1〜2 cm 末梢で分枝を離断する。離断した腕頭動脈および左総頸動脈の 2 枝[5,6] あるいは左鎖骨下動脈も含めた 3 枝[7] にバルーン付きカニューレを個別に挿入して SCP を開始する（図14-4）。弓部分枝起始部を含め大動脈内腔に高度の粥状硬化病変がある場合には，体外循環確立により粥腫が飛散する可能性がある。そういった場合には，両側鎖骨下動脈送血を行い腕頭動脈基部

キーワード　SCP 法

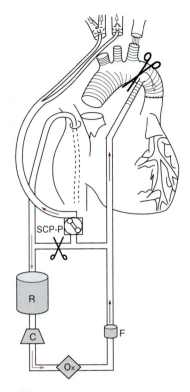

図14-4 選択的脳分離体外循環（SCP）
SCP-P：SCP用分離ポンプ，F：動脈フィルター．

および左鎖骨下動脈基部を遮断して左総頸動脈に送血することで脳血管の保護を行う方法もある．SCPの送血条件は灌流温25〜28℃で灌流量：10〜15 mL/分/kg，灌流圧（先端圧）：30〜50 mmHgという指標[5〜7]が一般的で，メイン送血ポンプとは別個のポンプで調節する．送血を行う場合，頸部分枝それぞれの流量が不明となるため，左右の橈骨動脈圧やカニューレ先端圧をモニタリングする必要がある．INVOSなどを用いて脳内局所酸素飽和度の左右差をモニタリングすることも有用である．また，SCP中は人工肺より空気を引き込む危険性があるので，メイン送血ポンプの流量や回転数に留意し，回路内圧が陰圧とならないようにする必要がある．

④ 人工血管吻合

下行大動脈以下は循環停止の状態で，弓部瘤の病変のない下行大動脈と人工血管をまず吻合する．吻合完了後は体外循環の送血ラインを弓部再建の人工血管の送血用側枝に接続し，下行大動脈への灌流を開始する．心臓を除く各臓器へ灌流が再開できた後，復温を行う．ET法やFETを用いたオープンステント法を用いる場合には瘤内にETまたはFETを挿入し吻合するので，遠位側吻合部はより近位側になる．FETを挿入する場合には，遠位側吻合中に大動脈遮断バルーン付きカテーテルをFET内に挿入し灌流することで，より早く下半身の灌流再開と復温も可能となる．

次に，人工血管中枢側を上行大動脈と吻合し，人工血管側枝から心臓への送血を再開する．SCPは続行しながら，弓部分枝を順次人工血管側枝と吻合して，弓部置換を完了する．

⑤ 体外循環離脱，閉胸

部分体外循環で復温しながら，止血操作を復温中に行う．鼻咽頭温36℃以上，膀胱温34℃程度で体外循環から離脱する．

(2) 左後側方開胸による遠位弓部置換術

右側臥位として左後側方開胸を行い，遠位弓部〜下行大動脈の病変部に到達する．

① 脱血

大腿静脈から右房まで脱血管を挿入する．解剖学的な観点から，椎体の上を超えて走行する左大腿静脈からよりも，右大腿静脈からの留置が容易である．なお，経食道エコーで脱血管の先端が右房に位置していることを確認しておく．

② 送血

キーワード

左右どちらでもよいが，脱血と同側の大腿動脈に送血管を挿入する．なお，大腿動脈の動脈硬化などで送血に問題があれば，下行大動脈を送血部に選択することもできる．下行大動脈に解離があり真腔への灌流を確保するため，あるいは動脈硬化病変のため，下行大動脈からの送血に問題あるときには，右鎖骨下動脈送血を行う．右側臥位のため，予め仰臥位で右鎖骨下動脈に人工血管を吻合しておくことなどの工夫が要求される．

③ 大腿静脈-大腿動脈バイパス法
(F-F バイパス) (図 14-5)

体外循環を開始して，中心冷却を行う．この場合に落差脱血で貯血槽に貯血してもよいが，貯血槽をバイパスして遠心ポンプに直接誘導することで，良好な流量が確保できる．もし，流量が不十分であれば，肺動脈ベントあるいは左房ベントを挿入して，脱血量を維持する．

④ Open proximal anastomosis (高本法) (図 14-5a, b)

食道温を 18～20℃ まで冷却した後，流量を下げて病変の末梢の下行大動脈を

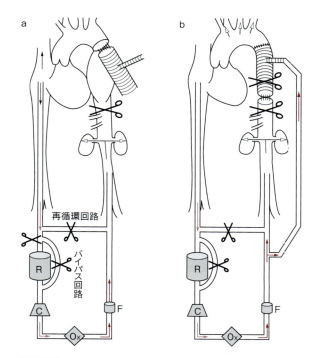

図14-5 左開胸からの弓部置換術 (高本らの逆行性脳灌流法)

a. 大腿動脈に送血管を，大腿静脈から右房まで脱血管を挿入して F-F バイパスを確立．超低体温となったところで，下行大動脈を遮断する．脱血を制限して中心静脈圧を 15 mmHg 程度に維持し，瘤を切開．右房に帰来する下半身を灌流した静脈血は低体温のため，依然高酸素飽和度を保っており，この血液が逆行性に脳灌流される．
b. 人工血管側枝から上行大動脈，弓部分枝への順行性送血を再開する．下行大動脈を遮断したまま人工血管遠位を吻合する場合には，頭部と下半身の分離体外循環として復温を開始する．

遮断する．同時に，脱血ラインを制限して中心静脈圧を 15 mmHg 程度に維持しながら，大腿動脈からの下半身灌流は低体温のまま続行する[8]．送血量は 1.5 L/分程度を維持する．骨盤高体位として遠位瘤を切開，遠位弓部内を検索する．上半身の循環停止中は，下半身を灌流して右房に還流する静脈血は低体温のため，高酸素飽和度を保っており，この血液が中心静脈圧 15 mmHg により，大気に開放された弓部 (0 mmHg) へ逆行性脳灌流される[8,9] (図 14-5)．

高本らの原法[8,9]では，ここで心筋保護のためバルーン付きカテーテルを上行大動脈に挿入して心筋保護液を注入しているが，弓部内部の debris が脱落するのを避けるため，弓部は non-touch で敢えて心室細動のままとし，低温による心筋保護のみで手術を施行することが多い．

側枝付き人工血管を遠位弓部に open proximal anastomosis を行う．吻合が完了すると，人工血管を遮断して予め準備しておいた送血ライン分枝を用いて人工血管側枝から上行大動脈，弓部分枝への順行性送血を再開する (図 14-5b)．

キーワード open proximal anastomosis

また中枢側吻合を行う際の脳と冠動脈灌流に関しては，切開した近位下行大動脈からバルーン付き送血管を弓部に挿入して，弓部大動脈をバルーン閉塞して灌流する場合や，弓部をオクルージョンバルーンまたは鉗子で遮断して右鎖骨下動脈送血により灌流する場合もある。

⑤　人工血管末梢側吻合

　下行大動脈を遮断したまま人工血管遠位を吻合できる場合には，頭部と下半身の分離体外循環として復温を開始する（図 14-5b）。一方，下行大動脈の遮断を解除して open distal anastomosis を要する場合には，今度は下半身を循環停止とするので，低体温を維持する。人工血管による血行再建が完了すると，復温するまで人工血管側枝からの送血による体外循環を行い，この間に止血操作を済ませて，離脱する。また，左鎖骨下動脈の再建を要する場合には送血用側枝を利用することもできる。

5　下行大動脈置換術

　近年の胸部大動脈ステント治療（thoracic endovascular aortic repair：TEVAR）の進歩により，胸部下行大動脈の限局した瘤に対しては，もっぱら TEVAR が行われることが多くなったため，開胸手術となる症例は減少した。しかし大動脈瘤が広範囲で landing zone がとれないなどの解剖学的理由で，TEVAR 不適症例もあり，本術式は未だ重要である。体位は右側臥位での左開胸法となるが，人工心肺のアクセスが鼠径部からとなるので，右半側臥位となる。胸部下行大動脈手術時の補助手段として，単純遮断法，一時的バイパス法，左心バイパス法，大腿静脈−大腿動脈バイパス法（部分体外循環），上下半身分離灌流法，超低体温循環停止法がある。これらの方法のうち，安全性，容易性，大量出血への対応の点で，部分体外循環法が頻用されている。すなわち，胸部下行大動脈を遮断し，中枢側の冠動脈や弓部分枝は自己心拍動で血流を維持しながら，遮断部位から末梢への血流は部分体外循環で維持する術式である。大腿静脈−大腿動脈バイパス法では大腿静脈から右房に留置した脱血管から脱血した静脈血を人工肺で酸素化血とし大腿動脈へ送血する。左心バイパス法では左房から脱血した動脈血を，遠心ポンプを用いて大腿動脈へ送血することで遮断部位より末梢側を灌流する。これらの部分体外循環法は，心臓が正常機能を保っていることが原則であり，血圧の低下や循環血液量の減少あるいは中心静脈圧の上昇など，循環動態が不安定となると破綻する。また，低体温になると心室細動を誘発し易くなるので，心電図をよく監視して不整脈，心室細動の発生に注意をしなければならない。

　部分体外循環法，左心バイパス法ともに，大動脈弁逆流を合併する症例では，左室への容量負荷を増大させる可能性があり，一般には禁忌とされているが，逆流が軽度であれば本法は採用可能である。しかし，逆流が軽度であっても，大動脈弁逆流のある症例に大動脈遮断を行う場合には，十分注意が必要である。

(1)　部分体外循環法

① 抗凝固療法

キーワード

開放型の貯血槽を採用して術野の出血を吸引回収するので，一般開心術と同様にヘパリン 300〜500 単位/kg を投与し，ACT を 480 秒以上に維持する。術野の出血はすべて吸引回路から貯血槽に返血することができ，大量出血の場合でも循環血液量の維持が比較的容易である。しかし，完全な抗凝固療法が必要なためヘパリン使用量が多くなり，術後の出血コントロールが困難となることがある。

② 送血・脱血

体位が右半側臥位であるので左鼠径部がアクセスしやすい。しかしながら，左大腿静脈から脱血管を挿入する場合，左腸骨静脈が椎体を超えて下大静脈に合流するため，しばしば脱血管が右房まで上がらない場合がある。ガイドワイヤー先行で留置するが，ガイドワイヤーが右房まで到達していることは経食道エコーで確認できるものの，太い脱血管が挿入困難な場合もある。ここで無理に押し込むと骨盤内での出血を合併することがあるので注意を要する。左鼠径部からのアプローチが困難であれば，躊躇なく右鼠径部に切り替えることが重要である。右鼠径部はあらかじめ消毒しておく必要があるが，脱血管であればセルジンガー法で挿入してもよい。カニューレの挿入方法は，実際には皮膚切開を加えて血管壁にタバコ縫合をおいて直視下にセルジンガー法で穿刺し，ガ

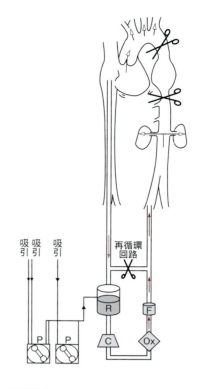

図14-6　心拍出下での胸部下行大動脈置換術の回路図

イドワイヤーで誘導する方法を用いることが多い。脱血管の先端が右房に到達していることを経食道エコーで確認する。送血カニューレは，大腿動脈の大腿深動脈分枝部より中枢側に挿入する。送血および脱血カニューレの挿入留置が完了したら，圧の伝搬に問題がないことを確認する。

右橈骨動脈圧，送血カニューレと反対側の足背動脈圧，中心静脈圧，直腸温および鼻咽頭温をモニターする。自己心機能を適正に維持するために，Swan-Ganz カテーテルを肺動脈に留置し，肺動脈楔入圧，肺動脈圧，連続心拍出量（CCO：continuous cardiac output），混合静脈血酸素飽和度（SvO_2）のモニターも行った方がよい。

③ 部分体外循環の開始と下行大動脈の遮断

左開胸での下行大動脈の剥離を行い，遮断部位が確保できれば部分体外循環を開始する（図14-6）。大腿動脈からの逆行性送血となり，腹部大動脈内の壁在粥腫や血栓が飛散する危険があるため，流量は徐々に上げる必要がある。また体外循環開始直後には循環動態が変動することがあるので注意を要する。右房から脱血された血液は，大腿動脈から送血され各臓器に灌流するが，その血液が再び静脈系に復帰するのに時間を要し，症例によってはしばらくの間上半身の血圧が低下して冠動脈や弓部分枝の灌流圧が低下する。復帰に時間を要すると判断した場合には，下半身の灌流は

キーワード

停止することになるが，一時的に大腿動脈からの送血を停止し，動脈ラインと静脈ラインの間の再循環用のバイパスを用い，脱血管に送血することで上半身の循環を安定させる。循環が安定したら流量を一時的に下げ，灌流圧を下げた状態で末梢側，中枢側の大動脈を遮断する。

　大動脈遮断後は，遮断中枢側血圧（橈骨動脈圧）が上昇し過ぎないよう，すなわち心臓の後負荷が増大しないように注意し，回路流量を上げることで前負荷を軽減し血圧の安定を得ると同時に，末梢側では流量を維持して血圧低下を防ぐようにする。すなわち肝臓・腎臓・脊髄などの主要臓器の灌流障害の防止に注意を払い，遮断中枢側の収縮期圧の上昇を 20～30 mmHg 以内に，末梢側の平均圧は 60 mmHg 以上に保つようにする。流量は，40 mL/分/kg を基準とする。流量調節を行っても中枢側の動脈圧が上昇する時には，貯血槽に脱血して前負荷を軽減するか，血管拡張薬を使用することで対応する。

　なお送血カニューレの先端の位置の異常，さらに患者の血管自体の病変などがあれば，重篤な合併症を来たすので，回路内圧および灌流圧には厳重な監視が必要である。送血回路内圧が高いまま送血を続けると，逆行性大動脈解離などの致命的な合併症を引き起こすことがあり，送血部位の変更も考慮しなければならない。脱血量が不十分な場合も予定の送血量を維持することができなくなるが，その原因としては，脱血管の内径が細い，患者と貯血槽との落差が不十分，循環血液量の減少などがある。それでもなお不十分な場合は肺動脈に脱血管を追加すると十分な流量が得られる。なお，体外循環運転中は人工肺に組み込まれている熱交換器で送血温が低下しないように加温し，目的とする体温を維持する。

④　大動脈瘤切開

　大動脈瘤の中枢側に加え末梢側も遮断して瘤が減圧されていること，体外循環が安定していることを確認する。その後に瘤を切開するが，肋間動脈からの血液の噴出（back flow）があるので，吸引で対処する。時には大動脈遮断が不十分で大出血を来たすこともあり，循環血液量の維持が迅速にできるように準備をしておく。大出血があれば，前述の再循環用のバイパスを介して脱血管に送血すると前負荷が保たれ上半身の循環が安定する。動脈圧，中心静脈圧を術前値に近い値に維持するようにし，充填量が急速に減少する時には麻酔科医と相談のうえ充填量の増加をはかる。小さな肋間動脈は縫合止血する。大きな肋間動脈で Adamkiewicz 動脈と想定されるものは，小口径のバルーンカテーテルで閉塞して盗血を防止し，10 mm 人工血管を端側吻合し灌流する。

⑤　人工血管中枢側吻合

　こうして自己心拍と部分体外循環による腹部臓器・下肢への循環が安定した状態で，人工血管の中枢側を大動脈に吻合する。吻合が完了すると人工血管を遮断し，人工血管は空気抜きを行いながら，胸部大動脈の中枢側の遮断を徐々に解除し，吻合部の状態を確認する。この時にも，吻合部からの出血がありうるので，注意が必要である。

⑥　人工血管末梢側吻合

　引き続いて末梢側を吻合する。吻合完了後，末梢側の大動脈遮断を解除して人工血管内の空気を排除する。その後送血流量を減量して人工血管の遮断を解除する。出血の問題が無ければ体外循環

キーワード

を離脱する。貯血槽に残血があれば，徐々に静脈側に送血して，血行動態を維持しつつ循環血液量を回復させる。

⑦ プロタミン投与

外科的な出血のないことを確認後，プロタミンを投与してヘパリンを中和し，カニューレを抜去する。カニューレ抜去後の大腿動静脈は，術後に下肢の循環障害を起こさないように確実に血管吻合をしておく。手術室から退室する時には，両下肢に循環障害がないことを確認しておくことも忘れてはならない。

(2) 左房脱血-大腿動脈送血（遠心ポンプによる左心バイパス法）

遠心ポンプを用いる左心バイパス法は，左房あるいは肺静脈より動脈血を脱血して遠心ポンプを介し，閉鎖回路で大腿動脈あるいは下行大動脈に送血する方法である（図14-7）。遮断中枢側は自己の心臓で，末梢側はポンプ血流で下半身循環を維持することは，前項の大腿静脈-大腿動脈バイパス法と同じであるが，左心バイパス法は人工肺を使用しないため，ヘパリンは少量で対応できる利点がある。一般には100単位/kg投与して，ACTを180～200秒

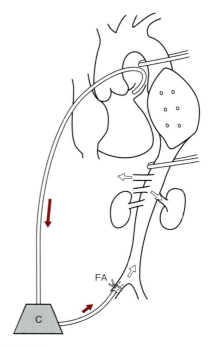

図14-7 左心バイパス法による胸部下行大動脈置換術

に維持する。肺静脈から左房に脱血カニューレを，大腿動脈に送血カニューレを挿入する。前項で述べた部分体外循環法（F-Fバイパス）と同様に管理する。本法は，脱血カニューレの位置により，容易に灌流量が低下することがあり，また，出血した血液を吸引して貯血槽に回収しバイパスから返血することはできないので，急速な大量出血では循環血液量の維持が難しいことがあり，前もって急速輸血の対応策を考慮しておくことが必要である。手術創からの出血は，吸引してセルセーバーあるいはautotransfusionにより返血する。なお，回路には熱交換器を組み込まないことが多いので，低体温にならないよう注意しなければならない。

6 胸腹部大動脈手術

胸腹部大動脈瘤は胸部から腹部にまたがって動脈瘤が存在し，ここを人工血管で置換することになる。すなわち，開胸と後腹膜の剥離が必要で，その間にある横隔膜を弧状切開する。体位は，上半身は右半側臥位（45度以上），下半身は臥位となるねじれた体位が必要で，第5ないし第6肋間開胸から肋骨弓を切離し左上腹部傍腹直筋切開に連なる皮膚切開（stony spiral incision）となる。胸腹部手術は脊髄・腹部主要臓器の虚血に対する対策と分枝動脈の再建が必要である[10]。各臓器の虚血許容時間は明確ではないが，大動脈の分枝動脈を再建する際には置換範囲によっては虚血時間

キーワード 部分体外循環，F-Fバイパス，左心バイパス，stony spiral incision

が長くなるので，臓器保護が必要となる．脊髄虚血による対麻痺合併に対する近年の対策は，術前画像診断によるAdamkiewicz動脈の同定，脳脊髄液ドレナージ，低体温，肋間動脈再建，遠位側大動脈灌流，分節的大動脈遮断，術中MEP（motor evoked potential）やSEP（somato-sensory evoked potential）のモニターなどがある．手術の補助方法として，現在では単純遮断下の吻合や中枢側大動脈からのシャント回路による受動的遠位側灌流は脊髄虚血を含めた諸々の問題点があり施行する施設は少なく，部分体外循環法や左心バイパス法が一般的である（前節の下行大動脈置換術を参照）．

吻合予定部位の中枢側の大動脈遮断が困難でopen proximal anastomosisが必要な症例や，大動脈の解放により脊髄虚血の懸念がある症例では，体外循環中に低体温法を採用する．鼻咽頭温20～23℃を目標に中心冷却を行う．冷却中に心室細動になるため，左室の拡張障害を予防するために，心膜を切開して左心耳や左肺静脈から左房ベント，または心尖部から左室ベント挿入を行う．目標体温に到達したら下行大動脈を遮断し，その遠位側は大腿動脈からの灌流を行った状態で中枢側大動脈を切開しopen anastomosisを行う．大動脈を切開する際に，一時的に左心ベントを止めることで，弓部大動脈内への空気の引き込みを予防する．脳保護は内腔から脳灌流用カニューレを挿入するか，大動脈遮断カテーテル

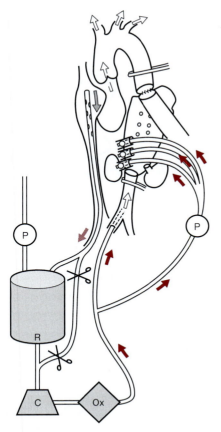

図14-8 胸腹部大動脈置換術における腹部臓器灌流

網かけ矢印は体内静脈血流を示す．

から酸素化血を灌流する方法などが考慮されるが，その施行が困難なことが多い．心筋保護は上行大動脈に遮断カテーテルを挿入して順行性心筋保護液を注入することが理論上可能である．中枢側吻合が終了したら人工血管を遮断し，人工血管側枝から上半身の灌流を再開する．低体温法の問題点としての凝固機能異常に留意する必要がある．低体温法が必要ない症例においては膀胱温33℃程度の軽度低体温として脊髄虚血の予防とする．

慢性B型解離の場合など大動脈の広範囲置換を要する症例では，分節的に大動脈遮断を行い，腹部大動脈の分枝や肋間動脈・腰動脈の灌流を可及的に維持しながら人工血管吻合を行う．なお，遮断範囲に腹腔動脈，上腸間膜動脈，腎動脈，大きな肋間動脈（Adamkiewicz動脈を想定）が含まれる場合には，バルーン付きカニューレを挿入留置して動脈血の灌流を別個の回路から行う[10]（図14-8）．

キーワード

(1) 体外循環の動脈送血ラインの側枝からの灌流

体外循環の動脈送血ラインに側枝を設け，これから多分岐したラインで各分枝動脈に挿入留置した細いカニューレに接続して動脈血を送血する。この場合には回路内圧，カニューレの口径，臓器の抵抗によって各臓器への灌流量は規定される。過剰の送血による出血などをこの方法では回避できるが，カニューレの口径が細いため低流量の危険性もある。

(2) 選択的分枝灌流

カニューレ口径に影響されない流量を維持するため，分離したポンプが採用される。心筋保護液注入用のポンプを利用して，熱交換器で低温とした血液の選択的分枝灌流も有効な臓器保護法である。なお，各臓器の至適灌流量については現在のところ明確な指標がないが，各分枝あたり，150〜250 mL/分を想定して灌流している。腹腔動脈，上腸間膜動脈，腎動脈などの灌流に使用するカニューレのなかには，カニューレ先端の圧測定が可能なもの（逆行性心筋保護カニューレの利用）があり，圧を参考に灌流量を規定することはできる。過灌流による出血や障害を予防できる。

(3) 冷却腎灌流

腎保護は低温晶質液（4℃乳酸リンゲル液）を直接灌流することにより行うこともできる。左心バイパス法による広範囲胸腹部大動脈置換の際の内臓保護において，腹腔動脈と上腸間膜動脈への血液灌流と併せて，本方法での腎保護が行われる。

いずれの補助手段においても，各々の主要分枝に人工血管を吻合し，大動脈置換用の人工血管本管に吻合して灌流を再開する。したがって，吻合順序や分枝再建方法には種々の工夫が要求される。

胸部大動脈疾患に対する外科治療は，これまで述べたように各種の補助手段の確立，手術手技の改善により，近年の手術成績は著しく向上してきている。しかしながら，大きな手術侵襲と低体温，循環停止などの補助手段が，ときに大きな合併症を引き起こす要因となる。特に凝固異常，出血傾向を引き起こし，大量輸血を余儀なくされる場合がある。ひとたび凝固異常を引き起こすと，人工心肺は長時間となり，さらには人工心肺からの離脱が困難となることもある。これは患者自身の生命にかかわることになるが，外科医の適切な手術手技は当然のことながら，人工心肺を扱う体外循環技士と麻酔科医の協力が必要不可欠である。胸部大動脈手術は，手術時間は長い傾向にあり外科医は術野に没頭することもしばしばのため，臓器灌流，体温調節などの重要な調節が体外循環技師に一任される場合も多い。したがって，体外循環技士と外科医，麻酔科医とのチームワークは非常に重要であり，術中のお互いの認識共有を徹底する必要がある。

キーワード 大量輸血，凝固異常，チームワーク

セルフチェック

■大動脈解離の体外循環の留意点は？
■選択的脳分離体外循環の留意点は？
■分離体外循環の留意点は？
■胸腹部大動脈手術の際の腹部臓器保護法は？

文　献

1）上田裕一：大動脈解離．心臓血管外科手術書（小柳仁，北村惣一郎，安井久喬編集），p178，先端医療技術研究所，2002.

2）Borst HG, Heinemann MK, Stone CD : Organ ischemia. Surgical treatment of aortic dissection, p249, Churchill-Livingstone, New York, 1996.

3）Ueda Y, Miki S, Kusuhara K, et al : Protective effect of continuous retrograde cerebral perfusion on the brain during deep hypothermic systemic circulatory arrest. J Cardiac Surg 9 : 584, 1994.

4）Svensson LG, et al : Deep hypothermia with circulatory arrest. Determinants of stroke and early mortality in 656 patients. J Thorac Cardiovasc Surg **106** : 19, 1993.

5）数井暉久：弓部大動脈瘤治療上の strategy．心臓血管外科の最前線（岡田昌義監修），p134，先端医療技術研究所，1999.

6）Kazui T, Kimura N, Komatsu S : Surgical treatment of aortic arch aneurysms using selective cerebral perfusion. Experience with 100 patients. Eur J Cardiothoracic Surg 9 : 491, 1995.

7）Ohmi M, Tabayashi K, Hata M, et al : Brain damage after aortic arch repair using selective cerebral perfusion. Ann Thorac Surg **66** : 1250, 1998.

8）高本眞一：遠位弓部大動脈瘤手術；左開胸逆行性脳循環法による方法．心臓血管外科の最前線（岡田昌義監修），p142，先端医療技術研究所，1999.

9）Takamoto S, Matsuda T, Harada M, et al : Simple hypothermic retrograde cerebral perfusion during aortic arch replacement. J Thorac Cardiovasc Surg **104** : 1106, 1992.

10）数井暉久：胸腹部大動脈瘤．心臓血管外科手術書（小柳仁，北村惣一郎，安井久喬編集），p189，先端医療技術研究所，2002.

（伊藤英樹，荒木善盛，上田裕一，後藤和大，脇田亜由美）

第15章

特殊な体外循環

ポイント

　一般に，低侵襲手術の定義は，通常の心大血管手術に比べ切開を小さくする，胸骨を切らないもしくは部分切開とする，人工心肺を使用しないもしくは使用下に心拍動で行うなど，それぞれの術式で様々である。

　本章では，MICS，OPCAB，TAVR，MitraClip，ハイブリッド手術などの各種の低侵襲手術の術式において，体外循環の使用の有無，使用方法とそれによる影響などについて解説する。

　また，特殊な状況での体外循環としてヘパリン起因性血小板減少症（HIT）症例に対する体外循環および脳出血合併例に対するヘパリンを減量した体外循環を紹介する。

　加えて，成人先天性心疾患手術および肺動脈内膜摘除術に対する体外循環を記述する。

1　MICS の体外循環

　MICS（minimally invasive cardiac surgery）とは，標準的に行われている心臓血管外科手術に比べて，患者に対してより少ない侵襲で，同等の結果が得られる手術法と言われている[1~3]。その定義は広義には体外循環を使用しない off-pump CABG も含むが（第2節），今日狭義には胸骨切開を行わず肋間の数 cm の切開から行う弁膜症等の手術を指す。2018 年保険改訂では右肋間開胸にて主たる操作を胸腔鏡下に行う弁膜症手術が MICS として保険償還された。MICS 手術の成否は安定した体外循環の確立にかかっていると言っても過言でなく，重大合併症もまた体外循環関連が大半を占める。本節では僧帽弁を中心にした MICS 手術における体外循環の方法，留意点を述べる。

（1）　送血

　開胸創が小さいため，通常は末梢血管からの送血が用いられる。

　カニューレは通常右大腿動脈から挿入し，体格に応じ 16Fr ～ 20Fr の PCPS 用送血カニューレをセルジンガー法にて挿入する。必要なサイズのカニューレが挿入困難な場合，またはテスト送血にて送血圧が高い場合は両側大腿動脈送血を用いる。カニューレ挿入長は最小限（5 cm 程度）と

キーワード　MICS

し，側孔より下肢末梢への灌流を期待する。送脱血カニューレによる下肢阻血や鬱血に関するモニタリングとして NIRS（近赤外線分光法）測定による監視をする。腹部大動脈に一定以上の石灰化がある場合の逆行性脳塞栓を防ぐ為に右腋窩送血を行う報告もある。

(2) 脱血

カニューレの進歩もあり基本的に大腿静脈 1 本脱血での体外循環が可能である[4～7]。施設によっては上大静脈脱血を右頸静脈穿刺にて追加する場合もある。1 本で右心系を含めたすべての手術に対応できるカニューレとして LivaNova 社の RAP two-stage カニューレは有用である。体表面積およそ 1.5 m^2 を境に 22Fr と 23/25Fr を使い分ける。脱血カニューレ先端の位置は上大静脈に位置させる必要があり，経食道エコーガイド下または透視下に確認する。上下大静脈 2 本脱血の場合は通常の PCPS 用脱血管が使用可能である。

(3) 吸引脱血とポンプ流量

体外循環は，約 50 cm の落差脱血にて開始し落差のみでの最大流量を確認した後に，陰圧吸引補助脱血（vacuum assisted venous drainage：VAVD）を併用し，VAVD 補助脱血圧を −20 ～ −50 mmHg の範囲内で適宜調整する。脱血回路は 1/2 インチの方が圧力損失が少なく良好な脱血が得られる。Two-stage カニューレを使用し上下大静脈をテーピングスネアして完全体外循環とすれば左心系への静脈還流を最小限とし僧帽弁無血野を得る事が理論的には可能である。しかし心筋保護液投与時の還流血の吸引も考慮しわれわれは下大静脈のみスネアを行っている。下半身静脈血はカニューレ近位側の側孔から強制的に脱血され，右房の虚脱が得られ僧帽弁の無血野が得られる。下大静脈スネアにより下半身静脈圧の上昇が懸念されるが 24 例で左大腿静脈圧をモニターした結果，静脈圧の上昇はみられなかった[8]。

成人の場合，常温での適正灌流量は灌流指数 2.0 ～ 2.4 L/分/m^2 と言われており[9, 10]，中等度低体温時では灌流指数 2.0 ～ 2.1 L/分/m^2 が適当であるとの報告もある[10] ことから，陰圧吸引補助脱血（VAVD）などの脱血補助を用いることにより，大腿静脈 1 本脱血で十分な脱血量を獲得することができた。しかし，必要以上の灌流量を目標とすると相対的に脱血は悪化する。

(4) 心筋保護

逆行性心筋保護カニューレの挿入はエコーまたは透視ガイド下に可能ではあるが，操作の簡便さから専ら順行性心筋保護を使用する。術者が大動脈基部の張り具合を直接手で確認することができないため，圧ライン付きカニューレを用い注入圧をモニターする。2 度目以降の注入では大動脈基部に空気が貯留している場合があり，この空気抜き操作が必要となる。心筋保護液予備注入にて大動脈基部圧を少し上げた後，一旦注入停止し圧モニターラインから空気抜きをする。その後に本注入を行い冠動脈空気塞栓を防ぐ。このような留意をせずに漫然と順行性心筋保護液再注入を繰り返すと冠動脈空気塞栓を生じる事がある。心筋保護液の組成は通常の正中切開時と同様で良い。

(5) 水試験中の心筋障害防止

僧帽弁形成における弁逆流の試験，いわゆる水試験は冠動脈に生理食塩水や空気を送り込み心筋障害を生じる危険がある。正中切開手術では同時に逆行性心筋保護液の注入が防止策としてよく行

キーワード VAVD

われる。MICS 手術で逆行性心筋保護を行わない場合，二つの心筋障害防止策がある。

一つは水試験中に心筋保護液注入回路の三方活栓を大気開放し，空気の排出と圧上限制御をする方法である。もう一つは水試験前〜施行中に順行性心筋保護液注入を行い，（大動脈基部圧）＞（左室圧）の関係を保ち大動脈弁を閉鎖位に保つ方法である。不用意な水試験を繰り返すと致命的な心筋障害を生じる危険があり，MICS 手術の重大なピットフォールである。

（6） 胸腔内二酸化炭素ガス送気

術中胸腔内へ二酸化炭素ガス 3 L/分を流す。MICS では半閉鎖空間の胸腔に二酸化炭素ガスが高濃度に貯留し，さらに術中高位となる右肺は虚脱しているため左心系への空気混入は少なく，大動脈遮断解除後の左心系空気抜きは容易である。しかし高濃度二酸化炭素ガスが吸引，ベント回路を介して体外循環血に混入し血中二酸化炭素分圧は上昇する。二酸化炭素排出のために人工肺のガス流量を通常の 2 倍以上に上げる場合もある。

（7） 下肢虚血への対処

下肢 NIRS モニターが 30% 以下の異常低値となった場合でも，32℃軽度低体温下では阻血時間 3 時間程度まで特に問題は生じない。それ以上の体外循環時間が見込まれる場合には，大腿動脈末梢へ向けて 6Fr シースをカニュレーションし送血側枝から灌流を行う。血管攣縮を起こしやすい若年者において 3 時間以上の体外循環が予想される場合は，送血管挿入前に末梢に向けて 6Fr シースを挿入し最初から末梢灌流を行う事を推奨する。下肢虚血が生じてから虚脱した大腿動脈にシースを穿刺挿入する事は容易ではないからである。

（8） 体外循環の離脱

体外循環後の急激な循環虚脱があった場合，正中切開と異なり直接心マッサージができない MICS では体外循環が循環維持の砦となる。

通常の正中切開時よりも長い補助循環の後，十分に心機能が回復してから離脱する。送脱血カニューレを抜く前にテスト量のプロタミンを投与し，プロタミンショックのない事を確かめる。

MICS では，術者は限られた視野での手術操作や直接手で確認することが困難な状況下での対応が必要となる。手術の際には医師，看護師，臨床工学技士を含めたチームワークが重要であり，内視鏡や各種生体モニターにより状況を共有する事がその一助となる。

（9） 再膨張性肺水腫の予防

右肺再膨張性肺水腫は遮断時間が長時間となった場合生じる事がある。原因は右肺の虚血再灌流障害と言われており，低体温とし右肺を冷却する事が予防に有効である[11]。フルフローが出たら速やかに冷却を開始する。長時間手術の場合は 30℃ までの体温冷却が望ましい。

2　低侵襲冠動脈バイパス手術

冠動脈バイパス手術（CABG）は，体外循環が発達していなかった時代には心拍動下に行われたこともあったが，その時代には成功例はなかった[12]。体外循環の発達とともに，心停止下に大伏在

キーワード　下肢虚血，再膨張性肺水腫，CABG

静脈をグラフトとして用いて大動脈と冠動脈に吻合する術式が開発されたことにより（on-pump arrest CABG）[13]，手術症例数が大幅に増加した。さらに，内胸動脈などの動脈グラフトの使用が開始され，グラフトの遠隔開存率が向上し，遠隔成績も大幅に改善した[14, 15]。動脈グラフトの使用が一般的になってくると，体外循環を使用しないで小開胸下に左内胸動脈を前下行枝に吻合する低侵襲冠動脈バイパス術（MIDCAB）が開発され[16]，体外循環非使用心拍動下冠動脈バイパス術（off-pump CABG：OPCAB）の時代が始まった[17]。その後，左小切開では吻合できる冠動脈の領域が制限されるため，正中切開下で両側内胸動脈や右胃大網動脈などを使用して上行大動脈に操作を加えない total arterial bypass[18] や中枢側吻合のデバイスを用いた多枝バイパス手術[19] などが開発されたが，体外循環を使用しないでバイパス術を行う場合，特に心機能低下や心拡大がありかつ回旋枝領域のバイパスを必要とする症例などでは，末梢吻合時の血行動態の維持が難しく，以前より不完全血行再建やグラフト開存率の低下などが指摘されてきた[20]。

　日本では，いち早く OPCAB を導入しデバイスの開発や術式の改良に精力的に取り組んだ結果，2004 年以降の冠動脈外科学会の報告では各施設における単純冠動脈バイパス術における平均 off-pump 率が 60％を超えていたが，最近数年は off-pump 率が伸び悩んでおり 55％前後で推移している。また，世界的には OPCAB が遠隔成績で on-pump CABG に対して劣っているとの指摘も多く[21]，日本ほど OPCAB が広まってないのが現状である。

　本節では，人工心肺使用も含めた冠動脈バイパスの各術式と，体外循環の方法等について解説する。

（1）　人工心肺使用心停止下冠動脈バイパス手術（On-pump arrest CABG）

　現在日本では，弁膜症手術や大動脈瘤切除などの手術と同時に冠血行再建を行う時に用いられることが多い。いわゆる標準的な体外循環の方法であり，通常は上行大動脈末梢側に送血管を挿入し，右房に two-stage カニューレを挿入することにより体外循環を開始する。送血管を挿入する前に上行大動脈を epiaortic echo にて観察し，粥腫や石灰化の無いことを確認する。遠位弓部に粥腫が存在する場合は，送血の向きを基部側に向けることもある。上行および弓部大動脈に高度の内膜肥厚や明らかな粥腫が存在したり，石灰化が高度である場合には，腋窩動脈（もしくは鎖骨下動脈）と大腿動脈送血を組み合わせた末梢送血を行うこともある。また，OPCAB に切り替えたり，中枢吻合を避けるためにグラフト選択を変えたり，遮断せずに人工心肺下の心拍動下手術（on-pump beating CABG）に切り替えることもある。次に，心筋保護兼空気抜き用の大動脈基部カニューレを大動脈基部に挿入し，右房より逆行性の心筋保護用のカニューレを冠静脈洞に挿入する。心筋保護は，基部からの順行性に加え，逆行性の心筋保護も行うことが多い。大伏在静脈（SVG）や橈骨動脈（RA）などの free graft を用いる際には，グラフトからの順行性の心筋保護を行うこともある。心停止下に行う手術のため，血行動態に影響を受けることなくより確実な吻合が可能で，回旋枝領域や心筋内走行の冠動脈，高度な石灰化のある冠動脈にも対応できる。

（2）　人工心肺使用心拍動下冠動脈バイパス手術（On-pump beating CABG）

　体外循環を使用して，心拍動下に行う CABG であり，特に心機能低下や心拡大があり，かつ回

旋枝領域のバイパスを必要とする症例などでは，心停止を行うことなく十分な視野を得ることもでき有用とされる[22]。上行大動脈を epiaortic echo にて観察し，体外循環を on-pump arrest CABG と同様に確立し，大動脈遮断を行うことなく，心拍動下に多枝バイパスを行う。

　日本では，OPCAB よりもこの方法を主体として CABG を行っている施設もあるが，体外循環による影響は起こりうるので，むしろ心停止下に確実な吻合を行ったほうが成績は向上するとの報告もあり[23]，未だ議論の余地がある。また，複合手術の場合に心停止時間を短縮するために，冠動脈バイパス手術のみを心停止前か心停止終了後に心拍動下に行っている施設もある。その他に，体外循環の影響を減らすため遠心ポンプを使用した PCPS システム（第 17 章）を改良し，ソフトシェルリザーバーを使用した閉鎖回路を使用して当術式を行っている施設もある。

(3) 人工心肺非使用冠動脈バイパス手術（Off-pump CABG：OPCAB)

　MIDCAB の登場以来，OPCAB に用いるデバイスや術式が開発され，多くの症例で OPCAB が可能になってきた。吻合時に冠動脈の動きを抑える stabilizer，吻合時に血液を飛ばして視野をよくする CO_2 blower，心臓を脱転し右冠動脈末梢や回旋枝の視野をよくする heart positioner や LIMA suture，吻合時に切開した冠動脈の出血を抑え，末梢側の冠動脈に血液を流す coronary shunt tube などが代表的なものである。

　OPCAB の良い適応は，上行大動脈の高度石灰化症例（送血，遮断等が困難），上行大動脈〜近位弓部に粥腫の存在する例（体外循環による塞栓症の発生），高度な頸動脈病変や頭蓋内病変が存在する症例（低血圧等による脳梗塞発症），肝硬変や高度腎機能低下例（透析等の導入），超高齢者（肺合併症や認知症の発症），担癌患者（癌の急速進展，転移）などで，通常の体外循環の使用では重大な合併症を起こしたり，病状が悪化してしまうハイリスク症例[24] である。

　最近では，術前評価で OPCAB が十分可能と思われる症例では，ヘパリンは通常の体外循環の半分の量を使用して，非常時の体外循環等を準備しないことが多くなってきているが，急性冠症候群などで血行動態が維持できない症例や不整脈が頻発している症例では，血行動態が急激に悪化することもあり注意を要する。また，術前血行動態が安定している例でも，心機能が高度に低下して心拡大をきたしている例や，左主幹部の高度な狭窄例，冠動脈が心筋内走行している例などは，術中に心臓を持ち上げたり，吻合操作を行っている時に血行動態が不安定化することもあり，IABP を予め挿入しておいたり，体外循環を手術室内にスタンバイしておいて conversion に備えることも必要となる。最近の報告でも，OPCAB から conversion した場合には，死亡リスクや合併症の発生リスクが高くなるとされている[25]。

　OPCAB で体外循環を準備する場合，PCPS や通常の人工心肺を使用することになるが，予め回路を組んでおくのかどうかは医療コストの面もあり判断が大変難しくなる。人工心肺の準備には20 〜 30 分程度を要することが多く，前出したように 10 〜 15 分程度で準備可能な遠心ポンプとソフトシェルリザーバーを使用した閉鎖回路を使用して conversion に対応している施設もある。また，最近になっても OPCAB の遠隔成績は on-pump CABG に比して劣っているとの指摘もあり[26]，視野の悪いところでの無理な吻合や不安定な血行動態での手術は避け，安定した状態での確

キーワード　off-pump CABG，OPCAB

実な CABG を心がけるべきと考えられる。

3 TAVR

経カテーテル的大動脈弁置換術（transcatheter aortic valve replacement：TAVR）は，有症状重症大動脈弁狭窄症（AS）例に対する低侵襲治療である[27, 28]。外科的大動脈弁置換術（surgical aortic valve replacement：SAVR）が不能もしくはハイリスクと判断された症例が対象となる。今までは，重症 AS 例の自然予後が不良であるにもかかわらず，SAVR が唯一の治療法であった。そのため，高齢や重篤な術前合併症を有する患者は QOL の低下の不安も合わせて，治療を受けていなかった実情があった。それが近年の TAVR の登場により状況は一変した。欧米を中心に多くの実施報告がなされ，TAVR による治療の急激な適応拡大が起こっている。

TAVR は低侵襲という特徴を有するものの，術中の致命的合併症と，早期の脳神経合併症のリスク，そして未だ不明な長期成績が問題としてあげられる。ADL を下げる要因を最小限にすべく TAVR を選択した以上，術中の合併症回避のための対策は非常に重要である。循環虚脱の遷延から蘇生不能状態に陥ることを防ぐべく，その補助手段としての体外循環使用について述べる。

(1) TAVR のアプローチ

TAVR のアプローチ方法としては，基本となる経大腿動脈アクセス（TF）や経心尖部アクセス（TA）に加え，鎖骨下動脈（TSA）や経大動脈（TAo）（DA）あるいは後腹膜からの腸骨動脈アプローチといったいわゆる alternative approach もあり，手法は多様化している。今後は，生体弁機能不全の valve in valve，僧帽弁デバイス存在下の TAVR，二尖弁への TAVR，他の合併手術（OPCAB など）を行いつつの TAVR 等々の複雑な症例も増加が予測される。

(2) TAVR における体外循環の役割

本来，TAVR は off-pump で行うものであり，体外循環の関与は限定される。TAVR における体外循環の利用の局面は，1）手技開始の時点から補助手段として体外循環の使用を予定する場合，2）体外循環の使用は予定していなかったが，血行動態の破綻のため止むを得ず使用せざるを得なくなった場合，の2通りが存在する。いずれの場合もアクセスは大腿動静脈送脱血で，一旦は経皮的心肺補助（PCPS）システム（第17章）を使用することが多い。

1）の待機的 PCPS 使用による TAVR は血行動態の破綻が強く予測される低心機能例等が適応となる。具体的には EF（駆出率）＜30％および内胸動脈依存冠血流例などを対象としている施設が多い。高確率に冠動脈閉塞が起こると予測される例も対象としてもよい。

PCPS backup といっても，カニューレだけ留置しておいてポンプは組まない方法，カニューレだけ留置しておいて回路も組むが回路は接続しない方法（この方法だと使用しない回路は他の患者に使用可能），そしてカニューレ留置＋回路接続まで行う方法（使わなければ回路は無駄になる）の3つのバリエーションがありうる。

2）の血行動態破綻時での使用方法はいわばレスキュー使用である。実際の適応はこの局面が多

キーワード TAVR

い。レスキューとはいえ TAVR 中の血行動態破綻はいつでも想定しておくべき事態であり，ハートチームにおいては，PCPS 導入のシミュレーションを十分行っておくことが必要である。各人の役割分担と機材の動線を，C アームの存在下，TAVR の手技続行が可能なように決めておいて PCPS を導入することが望ましい。レスキューの目的で，PCPS 回路を充填しておくことはコストの問題から現実的ではないが，PCPS 回路を清潔パックはそのままに段ボール箱から出して，封は開けずにいつでも開封して充填できる体制にしておき，手技中はベッドサイドで待機するような体制を取るべきである。

⑶ TAVR における PCPS 利用の実際

TAVR においては，PCPS 導入に陥ってから穿刺をしているようではタイムラグが大きい。経心尖部アクセス（TA）でも経大腿動脈アクセス（TF）でも PCPS backup ラインとして，送脱血管カニューレは留置しなくても，送脱血路となる血管をあらかじめ穿刺の上で，シースを留置し確保しておく。一般に，脱血管は右大腿静脈から挿入すべきであり，レスキュー時のカニュレーションを左右二人で同時に行うことを考えるのであれば大腿動脈の送血路は左大腿動脈を選択すべきとなる（TF アプローチのメインアクセスは通常右の大腿動脈）。そうなると大腿静脈から経静脈ペーシングを行う場合は，左大腿静脈がペーシングカテーテルのラインとなる。これは一例であるが，主デバイスのアクセス側も勘案の上，術前計画の際に PCPS の留置方法を決定しておく。必要なカニューレのサイズは予め選択しておく。

PCPS 使用に陥る可能性が高いと予測される例としては，低心機能例（EF ＜ 30％）がまずあげられるが，CABG 後の例も要注意とされる。CABG 術後 AS 例に対する TAVR では手技中様々な局面で生じる一過的低血圧が，バイパス流量低下（特に前下行枝に吻合された内胸動脈の流量低下）を招き，さらなる低血圧を招く悪循環に陥り，血行動態破綻に陥る。このような症例では，薬剤に反応しなくとも一旦 PCPS で循環を安定させれば後は安定する。

さらに，循環虚脱が遷延して体外循環を使用せねばならなくなるような局面を避けることが肝要である。可逆的ではあるが一過性循環虚脱に陥りやすいタイミングはある程度決まっている。バルーン大動脈弁拡張（BAV）時，rapid pacing と急性 AR による落ち込み，そしてカテーテル弁留置後の落ち込みである。これらのタイミングでは予め低血圧を予測して，昇圧剤等を使用して循環虚脱に備えることが重要である。一旦完全に循環虚脱に陥った場合には，経静脈投与では昇圧剤等が体循環に到達するのに時間がかかる。このような場合，麻酔科医側からの薬剤投与のみならず，大動脈基部に留置した造影用 Pigtail からの薬剤投与が有効である。われわれの施設ではノルアドレナリンを 10 倍希釈して使用している。

それ以外に，右室ペーシングリードの穿通，左室リードの穿通，冠動脈閉塞といった事態や，弁輪破裂といった致死的合併症の場合まで，修復やドレナージを要するような事態での循環維持に PCPS を要する局面もある。開心修復に移行するような場合は，PCPS 回路から，貯血槽のついた通常開心術用のフルセットの体外循環回路に切り替える必要がある。

このように TAVR での体外循環使用はレスキュー的側面が大きいが，システム自体には特殊性

キーワード　PCPS，CABG

はない。ただし，複雑な環境の中での迅速な対応を要し，熟練したハートチームによる総合力が問われる。

なお TAVR 弁留置前に PCPS が開始された場合は，TAVR 弁の deploy 中は PCPS の流量をかなり落とさないと，大腿動脈からの逆行性 flow に押されて留置位置が低くなってしまう（dive in）。このことは，考えれば当然であるが，留意されたい。

4 MitraClip

MitraClip® による僧帽弁接合不全修復術は，高齢（85 歳以上）などで開心術困難な一次性僧帽弁閉鎖不全症の例，あるいは　低心機能の心不全に合併した二次性僧帽弁閉鎖不全症（機能性 MR）の例に適応となる経皮的治療方法である。最近では後者の，低心機能例の機能性 MR に対する治療が，心不全治療の一環として有用と考えられており，注目されている。手技は全身麻酔下，経食道超音波ガイドに行われる。右大腿静脈から心房中隔穿刺を行う。心房中隔穿刺後，24Fr の可変シース（steerable guiding catheter：SGC）を左房内に進める。穿刺位置は手技成功のポイントであるが，比較的右側かつ比較的頭側の卵円窩内で，僧帽弁輪から 3.5 〜 4 cm の距離の場所を穿刺する必要がある。SGC 内に先端にクリップが搭載されている clip delivery system（CDS）を進め，SGC と CDS を組み合わせて操作してクリップを僧帽弁に向かわせる。クリップを開いた状態で左室から引き上げ僧帽弁前尖と後尖が納まるよう調整し把持する。クリップをリリースする前なら一旦クリップを開き留置し直すことが可能である。追加の 2 個目のクリップ留置も僧帽弁狭窄症にならない範囲であれば可能である。

MitraClip 治療は補助循環使用下に行うことは認められていないと，国内の適応基準に明記されている。PCPS 補助下 TAVR という手法はあるが，PCPS の併用下の MitraClip を行うことは通常無い。また MitraClip では常に右大腿静脈は使用されており PCPS の脱血管はそこからは挿入できない。IABP については，これも補助循環だが，現実的には使用されることがある。機能性 MR で弁輪拡大が強く収縮期にも前尖と後尖の間に gap が生じていることがあるが，クリップにはアーム長の限界があり，そのような例では把持が困難である。そのような場合，IABP を使用することにより多少 gap が改善するので，IABP を利用して把持の補助とするテクニックが知られている。

5 ハイブリッド手術

心大血管領域におけるハイブリッド手術とは，主に外科的手術とカテーテル治療とを組み合わせた治療で，これらの治療の両方のメリットを引き出すことで侵襲を減らすことが可能になる。すなわち，出血量を減らしたり，手術時間を短くして患者の身体的負担を軽減したりすることにより手術のリスクを下げ，手術成績を向上させることができる。近年行われている心臓大血管領域でのカテーテルを用いた低侵襲治療には，経皮的冠血管拡張術（PCI），胸部や腹部大動脈瘤に対するステ

キーワード　MitraClip，ハイブリッド手術

第15章　特殊な体外循環　**205**

ントグラフト治療（TEVAR, EVAR），経カテーテル的大動脈弁置換術（TAVR），経カテーテル的僧帽弁形成術（MitraClip®）などがあげられ，これらの低侵襲な方法と心大血管手術の組み合わせによりハイブリッド手術となる。ここでは，それぞれのハイブリッド手術の方法と体外循環との関連性等について解説する。

(1)　TEVAR を用いたハイブリッド手術

胸部大動脈瘤に対する体外循環下の人工血管置換術は，比較的若年者に対しては遠隔成績も安定しているが，高齢者や合併症を持った症例に対してはその侵襲度や体外循環による影響により，その遠隔成績は決して良好とは言えない。このような背景の中，比較的低侵襲である大動脈瘤に対するステントグラフト治療は，まず 1991 年に腹部大動脈瘤に対してのステントグラフト治療（EVAR）[29]，次いで 1994 年に胸部大動脈瘤に対しての TEVAR[30] が報告されたことより始まった。以降，様々なステントグラフト治療が試みられ，現在では胸部下行大動脈瘤や腹部大動脈瘤に対しては，むしろステントグラフトのみでの治療が主体となってきている。一方，弓部大動脈瘤に対しては，頸部分枝への血流や塞栓症の問題により，未だ体外循環下の人工血管置換術が golden standard であるが，超高齢者や慢性肺疾患，腎不全などの合併症を持つ症例に対しては，より低侵襲な TEVAR を行うことにより合併症や入院期間の短縮が得られるとの報告も多い[31]。弓部大動脈瘤に対する TEVAR は，ステントグラフト挿入により分枝が閉塞されることが問題になり，確実に頸部分枝の血流を確保するために閉塞される頸部分枝に対しバイパス手術を外科的に行ってから TEVAR を行うことが多い（debranching TEVAR）[32]。

遠位弓部瘤や弓部瘤が下行大動脈にまで及ぶ広範囲の弓部大動脈瘤に対しての人工血管置換術は，手術範囲が大きくなることにより侵襲が過大となり，体外循環時間が延長することにより凝固系の破綻による出血傾向が進行し，結果として手術成績が決して良好とは言えない[33〜35]。近年，こういった広範囲の弓部大動脈瘤に対して，正中切開により弓部のみの人工血管置換術と elephant trunk 法を同時に行い，残った下行大動脈瘤に対しては，二期的に elephant trunk を利用して TEVAR を行うハイブリッド手術も増加してきている。また，初めより frozen elephant trunk（FET）を用いて手術中に末梢側へステントグラフトを挿入することもある。これらの方法は正中切開のみでの手術が可能で，手術時間や体外循環時間の短縮，出血量の減少などにより入院期間が短縮でき，対麻痺発生率がやや増加するとの指摘もあるものの，遠隔成績は良好であるとされている[36]。後から下行大動脈瘤に対する TEVAR をする時期に関しては，弓部置換術の手術中，弓部置換術の入院中もしくは退院後再入院してからなどの意見があるが，今後も増加する治療法であると思われる（第 14 章を参照）。

(2)　OPCAB と PCI を行うハイブリッド手術

体外循環を使用しないで小開胸下に左内胸動脈を前下行枝に吻合する術式（MIDCAB）が行われるようになった頃には，左開胸下による冠動脈バイパス術が増加したが，多枝病変の場合には不完全血行再建となるため，特に日本では正中切開下の OPCAB が主流となり，MIDCAB は一旦減少した。

キーワード　TEVAR, PCI

しかしながら，近年，特に欧米では，小切開の左開胸の手術を PCI 治療と組み合わせることにより完全血行再建するハイブリッド手術に再び注目が集まっている。最近では，内胸動脈はロボット支援下で採取し，小さな切開で左内胸動脈と前下行枝の吻合を行うこともある[37]。PCI は予め右冠動脈領域や回旋枝領域に行ったり，ハイブリッド手術室で同時に施行したり，術後にカテ室で行うこともある[38]。

正中切開下での手術ではないので，不整脈等で血行動態が悪化した場合には，心臓マッサージなども困難である。もしも術中に conversion となった場合には，MIDCAB と同様に大腿動静脈よりPCPS を用いて体外循環を行うことになる。

この術式は，基本的にはより低侵襲であり，入院期間の短縮など短期成績は良好であるが，PCIを組み合わせるため再狭窄等の懸念もあり，遠隔成績はまだ不明なところがある[39]。しかしながら，高齢者が増加している冠動脈疾患の治療において，脳梗塞などの合併症を持つハイリスク患者や，PCI の長期開存が望めない患者などに対しては，ハイブリッド手術の必要性が高まってくる可能性があると思われる。

6 ロボット支援下心臓手術時の人工心肺

ロボット支援下手術は，ロボット操作に慣れてしまえば快適な手術操作が可能であるが，術者がコンソールに入った後は，脱血管の位置調整や確実な大動脈遮断と心筋保護液投与などを患者側術者に委ねる必要がある。そのため当初より安定した人工心肺と心筋保護法の確立が重要である。なお，現状ではダビンチシステムによる手術であるため，以後ダビンチ手術と総称する。

(1) 送脱血

患者は左下半側臥位に固定する。一般的に送脱血は右鼠経部から行う。カニューレのコントロールのしやすさから，脱血管を留置してから送血管を挿入することが多い。

脱血不良で視野確保に難渋すると手術操作が困難になるため，手術操作に影響を受けない確実な脱血を行う必要がある。

① 脱血

ⅰ）内頸静脈脱血：ダビンチ手術では右内頸静脈脱血が推奨されており，右内頸静脈から穿刺によるセルジンガー法で 15 ～ 17Fr の PCPS 用送血管を代用して挿入する。透視下で行い，先端は左腕頭静脈合流部を越えた上大静脈内に留置する。われわれは，Swan-Ganz カテーテルを頭側，脱血管をやや中枢側から穿刺している。IVH カテーテルは左内頸静脈に留置している（図15-1）。ロボットの左手アームが干渉するので離被架を装着できないため，図 15-1A のようにウレタン製の顔面保護器を装着している。脱血管は手術終了時に抜去し，皮膚を 1 針マットレス縫合で閉鎖して軽く枕子圧迫して止血する。この内頸静脈の脱血管留置は，麻酔導入時の麻酔科医による実施や，心臓外科医が術中に施行するなど，施設によりさまざまである。

ⅱ）大腿静脈脱血：ダビンチ手術は，大腿静脈脱血に内頸静脈脱血を追加して行う。穿刺による

キーワード ロボット支援下心臓手術，内頸静脈脱血

第 15 章　特殊な体外循環　207

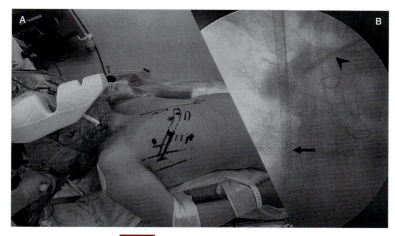

図15-1　ロボット手術の人工心肺

（A）右内頸静脈から PCPS 用送血管をセルジンガー法で透視下に挿入留置する。その頭側には Swan-Ganz カテーテルを留置している。ウレタン製の顔面保護器。（B）透視図。上部が頭側。矢印：上大静脈内に留置した 15Fr 脱血管。矢頭：左内頸静脈より挿入した IVH カテーテル。

セルジンガー法や，露出した大腿静脈に 5-0 モノフィラメント糸でタバコ縫合をかけてガイドワイヤーで誘導して留置する。経食道エコーで右房内のガイドワイヤーとカニューレを確認する施設が多いが，ガイドワイヤーは比較的容易に側枝に迷入したり，右室や冠静脈洞，右心耳等に向かうことを経験している。腸骨静脈や右室・右心耳の穿破の報告もある。われわれは安全のため必ず透視下に行っている。

② 送血

送血は右大腿動脈からの逆行送血が中心となる。術前の造影 CT で大動脈内の粥腫や石灰化，狭窄の有無を検討し，同時に大腿動脈の径と必要な送血管の径を比較する。

脱血と同様に透視下で行うと安全である。術中の下肢虚血は，myonephropathic metabolic syndrome（MNMS）等の重大な合併症を惹起することがあるため，われわれは下腿の血流変化を近赤外線分光法（near-infrated spectroscopy：NIRS）で計測している。NIRS は酸素化ヘモグロビンと還元ヘモグロビン，両者の和である総ヘモグロビンの濃度変化を計測しているため，数値の低下が虚血なのか脱血管留置による静脈血うっ滞によるものなのかを大まかに識別することができる。下肢虚血が疑われる場合は末梢側に灌流用カニューレの追加や，送血管を細径のものに変更して，さらに反対側にも細径の送血を追加することで予防する。NIRS 低下が軽度の場合は，送血温をさらに 2℃ ほど下げることで対処可能な場合も多い。われわれは後述の右肺再膨張障害予防の目的も含めて，ルチンで 30℃ の軽度低体温としている。

(2) 大動脈遮断

上行大動脈の拡張症例では遮断による術中解離の発生も報告されており注意が必要である。

遮断鉗子は，左手アームとの干渉予防のため，金属鞘が収納できる Cygnet 鉗子を使用する施設

キーワード　下肢虚血，NIRS

が多い。不確実な大動脈遮断は不十分な心筋保護につながるため注意が必要である。理論上は，CTで測定した大動脈直径から周径を予想し，その半分以上の長さで大動脈の軸に垂直に遮断すれば遮断できるが，斜めに遮断すると長さが不足するため，カメラで鉗子先端の位置を確認する。また，シャフトの留置位置によっては大動脈遮断鉗子のシャフトとロボット左手アームが干渉することがあり，非常に危険である。干渉はコンソール術者に認識できないことがあるため，患者側術者が留意する。アームポートの位置により，干渉回避のための遮断鉗子を固定する位置が変わるため，各々の施設での検討が必要である。われわれは主創内の下方にシャフトを置いている。また，鉗子先端からシャフトを外すことができる遮断鉗子もあるが遮断解除が煩雑である。

(3)　心筋保護

MICS用の基部圧測定が可能な長い心筋保護カニューレを使用する。逆行性心筋保護はカニューレの挿入が煩雑であるため一般的ではなく，冠動脈の空気除去が課題となる。CO_2を3 L/分で胸腔内に投与するが，空気塞栓予防に十分とはいえない。心筋保護液追加の際は基部圧をモニタリングしつつ心筋保護液で内部を満たし，圧が上昇した後にいったん投与を停止して，側枝からシリンジを用いて空気を吸引する。この操作を数度行って空気の吸引が消失した後に本格的な心筋保護液投与を開始する。特に僧帽弁形成術では，リークテストの際に冠動脈内への空気の流入が発生し易いため，同様の操作で少量の心筋保護液を投与しつつリークテストを行うなど冠動脈内への空気の流入の予防が必要である。

(4)　再膨張性肺水腫

再膨張性肺水腫はダビンチ手術でも懸案事項となる。右肺再膨張障害は右小開胸手術の2〜8%に発生し，その要因は右肺の虚血再灌流障害と考えられる[40]。虚脱肺は血流が低下することが知られているが，人工心肺による肺動脈灌流低下と低血圧，および左下半側臥位の重力の影響で右肺は高度な虚血に陥る。ダビンチ手術における人工心肺時間は，正中切開の1.3〜1.5倍程度となり，高度な右肺虚血に陥りやすいため，本病態の緩和には以下が有効と思われる。

1. 臓器保護としての血液冷却
2. 肺虚脱時間の短縮
3. 薬剤による肺水腫の緩和

短い手術時間が最大の予防策であるが，われわれは30℃の軽度低体温，人工心肺開始後の心膜切開後まで持続する肺虚脱は行わないことなどで対処している。Sakaguchiらは上記に加えてマンニトール投薬なども行っており改善を報告している[41]。

以上，ロボット支援下心臓手術における人工心肺の注意点と対処法について述べた。筆者の経験では，コンソール術者の心内操作そのものは優れて有利な点が多いが，患者側術者との間の連携に時間がかかる場合が多い。手術操作そのものにはストレスがないにもかかわらず，MICSの1.3倍ほどの心停止時間を要している。併発症に関しても心虚血および人工心肺時間に関連することが多いため，慎重な症例選択を要する。

キーワード　心筋保護の空気除去，再膨張性肺水腫

第 15 章　特殊な体外循環　　209

7　ヘパリン起因性血小板減少症（HIT）症例の人工心肺

(1)　HIT とは

　HIT（heparin-induced thrombocytopenia）とはヘパリン使用における重要な副作用で，その機序は以下のごとくである。ヘパリンを投与すると血小板第 4 因子（PF4）とヘパリンの複合体が形成され，それを抗原とみなして自己抗体が産生され，結合して免疫複合体（immune complex：IC）が形成される。この IC により血小板が活性化されトロンビンが過剰に産生される（トロンビンストーム）。結果として強い凝固亢進と血小板減少がおこり，更に血栓形成を惹起する。血小板が減少するにもかかわらず出血は稀で，ヘパリン治療中にもかかわらず血栓症が発生する[42]。血小板減少に加えて血栓症を伴った場合 HITTS（heparin induced thrombotic thrombocytopenia syndrome）と表現する。HIT には播種性血管内凝固症候群（DIC）が合併することがあり，ヘパリンにより DIC が起こったという逆説的現象になる。HITTS となった場合の死亡率は 10 〜 20%と非常に高率である[43]。また HIT はヘパリンの未分画 / 低分子を問わないで起こり得るが，未分画の方が 10 倍近くリスクが高い[44]。

　ヘパリン使用患者の HIT の発生頻度は内科領域で 0 〜 3.5%，外科領域では 2.7 〜 5%である[42]。そのなかでも人工心肺使用手術の術後は発生頻度が高い。これには，粥状動脈硬化病巣の存在や人工心肺による血小板活性化による多量の PF4 の放出が関係していると考えられる[45]。また補助人工心臓植え込み患者は HIT 発生が 8.4%と非常に高いことが報告されている[46]。

　人工心肺においての HIT に関わる課題は 2 つである。一つは人工心肺使用心臓手術後に発生する HIT に対する対処法であり，もう一つは HIT 抗体を有する患者に対する人工心肺確立の手段である。

(2)　人工心肺後の HIT の診断と治療

　HIT の診断には臨床症状が重要視され，HIT 抗体検査は臨床診断を確定するために用いられている。臨床的には①血小板の減少（Thrombocytopenia），②血小板減少のタイミング（Timing），③血栓症（Thrombosis），④他に説明のつかない血小板減少（Thrombocytopenia）の 4 項目から総合的に判断する（4Ts スコア）[47]。その上で血中 HIT 抗体を確認することで診断する。

　治療は直ちに全てのヘパリン使用を中止し，ヘパリンの代替薬での抗凝固療法に切り替える。これはヘパリンコーティング回路や回路のヘパリンロックも含まれる。HIT の 25 〜 50%に血栓塞栓症（HITTS）を伴うとされており，特に中止後 1 〜 4 日間は HITTS の危険が高いので，血栓塞栓症状が無くても代替薬による抗血栓塞栓療法を開始する。国内で現在使用可能な代替薬はアルガトロバンである。モニタリングは活性化部分トロンボプラスチン時間（aPTT）で行い，1.5 倍〜 2.0 倍でコントロールする。代替薬による抗凝固療法は血小板値が正常レベルに回復するまで行う。その後は必要に応じてワルファリンに切り替える[42]。メシル酸ナファモスタット（フサン，日医工）はヘパリンの代替薬ではあるが，治療薬としては確立していない。血小板輸血は禁忌である。

キーワード　HIT，血小板減少，血栓症，4Ts スコア，血栓塞栓症（HITTS）

⑶　HIT および HITTS の既往がある症例に対する人工心肺

　HIT および HITTS の既往がある患者は術前に血小板数と HIT 抗体を検査し，HIT 抗体が陽性であれば可能な限り，血小板数が正常化し，HIT 抗体が陰性になるまで手術を延期する。

　通常 HIT 抗体はヘパリン中止後 100 日程度で陰性化すると言われている[48]。実際には HIT 抗体陽性症例は慢性人工透析患者に多いため，透析時のヘパリン使用をアルガトロバンなどの代替薬に変更して陰性化を待つ。2012 年のアメリカ胸部疾患学会（ACCP）のガイドラインによれば HIT の既往があっても，HIT 抗体が陰性化しているものについてはヘパリンの短時間での 1 回使用は可能であるとしている[49]。ただしこの場合でもヘパリンの使用は人工心肺時に限定し，術後の抗凝固療法は以下に述べる HIT 抗体陽性における手術の術後管理に準ずる。

①　HIT 抗体陽性における人工心肺管理

　手術が延期できない状況や HIT 抗体の陰性化が期待できない症例で HIT 抗体陽性のまま手術となる場合は，2021 年の日本血栓止血学会のガイドライン[50] で 2 つの方法が提示されている。一つは術前あるいは／かつ術中血漿交換を行い，術中ヘパリンを使用する方法，もう一つは人工心肺時，ヘパリンの代わりにアルガトロバンを用いる方法である。

　しかしこれらは「推奨」される方法ではなく，「提案」のレベルとされ，しかもエビデンスのレベルは「弱い」および「とても弱い」に位置付けられている。

　本書ではもう一つガイドラインとは別の方法を提示する。実際に HIT 抗体を有する症例の開心術における最大の問題点は異常な血小板凝集による血栓塞栓現象で，人工肺やリザーバーやフィルターが目詰まりして人工心肺が使用不能となることである。そこで発想を変えてヘパリン使用によって IC が形成されても血小板凝集を徹底的に抑えることでトロンビンストームが発生しないようにして血栓塞栓現象を防ぎ人工心肺を可能とする方法である。

　Aouifi ら[51] は HIT 抗体陽性患者に対する人工心肺においてダナパロイド（オルガラン，ネオクリティケア，2023 年発売中止）使用とエポプロステノール（PGI$_2$）（フローラン，グラクソ・スミスクライン）使用の比較においてエポプロステノール使用がより安全であったとしている。山本ら[52] はこのエポプロステノールの使用下での人工心肺で良好な結果を報告している。この方法の要点は血栓塞栓を予防するためにエポプロステノールを大量に持続点滴することで強力な血小板凝集抑制をかけた状態を作成し，その状態で通常のヘパリンを使用して人工心肺をスタートし，人工心肺終了時にはプロタミンで中和するという考え方である。注意点は大量のエポプロステノール投与により血圧低下が起こるので，5 分ごとに 5 γ ずつ 30 γ までゆっくり増量し，必要に応じてノルアドレナリンの点滴を追加する。

　筆者が経験した HIT 抗体陽性例に対するエポプロステノール使用人工心肺症例では人工心肺終了後の止血は良好で，手術終了後に人工肺を分解して観察したが，全く血栓の付着は無かった（通常の人工心肺では僅かだが血栓付着を認めることが多い）。その際の麻酔チャートを図 15-2 に示す。

②　術後管理

　術後出血が収まった時点でメシル酸ナファモスタットもしくはアルガトロバンを用いて ACT が

キーワード　アルガトロバン，エポプロステノール（PGI$_2$）

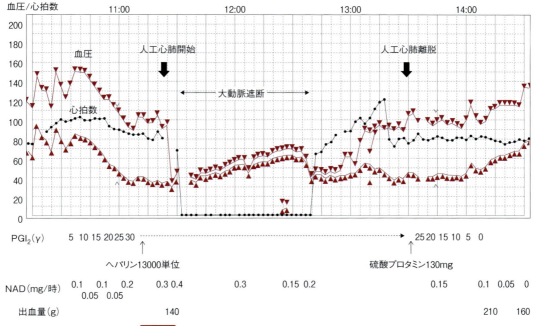

図15-2 エポプロステノールを用いた HIT 症例の麻酔

31歳女性．157 cm　43.5 kg　僧帽弁形成術施行
PGI₂投与量を5γずつ30γまで増量したところで規定量のヘパリンを投与し，人工心肺を開始した．人工心肺離脱後は硫酸プロタミンでヘパリンを中和したのち PGI₂ を漸減した．この間の血圧低下には NAD 投与量の調整にて対処した．
PGI₂：エポプロステノール，NAD：ノルアドレナリン．

150秒以上になるように抗凝固療法を行う．必要に応じて経鼻チューブよりワルファリンの投与を開始する．また動脈圧ライン等にもヘパリンは使用せず，ヘパリンコーティングの材料は使用しない．

8　ヘパリンを減量した体外循環

(1)　低ヘパリン人工心肺の実際

　脳合併症を併発した活動期感染性心内膜炎症例では，2～3週間待機して手術することが望ましいとされている[53]．特に広範囲の出血性脳梗塞や脳出血では，ヘパリンを用いた通常の体外循環は禁忌である．近年では，2 cm 以下の小さな脳梗塞では，早期手術を推奨される事もあるが，術前の CT や MRI で異常がなくても，術中脳出血を合併する事もある．しかし，早期手術を考慮しなければならない症例もあり，ヘパリンを減量する体外循環法が考案された．ヘパリンを減量し，メシル酸ナファモスタット（フサン®）を使用して総 ACT を目標の400秒にする方法である．具体的には，2つの活性剤の異なる ACT 値（セライト ACT，カオリン ACT）を測定する．セライト ACT ではヘパリンとメシル酸ナファモスタットの双方による抗凝固作用（総 ACT）を，カオリン ACT

キーワード　メシル酸ナファモスタット

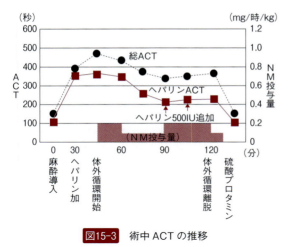

図15-3 術中ACTの推移

NM：メシル酸ナファモスタット。

ではヘパリンのみによる抗凝固作用を測定することができる（第4章を参照）。

実際の方法は，人工心肺回路にヘパリン充填せず，初回通常量の半量（150 IU（単位）/kg）で全身ヘパリン投与を行う。体外循環開始の目標は総ACTで300秒以上とする。初回ヘパリン投与で目標ACT値に到達しない場合は，ヘパリン25 IU/kgを追加投与し，それでも目標ACT値が得られなければメシル酸ナファモスタットを5 mg投与し体外循環を開始する。体外循環開始と同時にメシル酸ナファモスタットを貯血槽内に持続投与する。投与速度は体外循環開始時の総ACT値が300〜350秒では0.3 mg/時/kg，350〜400秒では0.2 mg/時/kg，400〜450秒では0.1 mg/時/kgとし，450秒以上ではメシル酸ナファモスタットの投与を中止する。ACT値の管理は総ACTで350〜400秒，ヘパリンACTで250秒以上を目標値とする（図15-3）。

(2) 臨床成績

2009年10月より2023年12月までに，この方法を脳合併症の有無にかかわらず全ての活動期感染性心内膜炎症例60例に行った。全例において脳出血や血栓性の合併，増悪は認めなかった。また，人工心肺回路内に凝血や血栓は目視上確認されなかった。しかし，心囊内や肺静脈など血液が停滞する部分には凝血塊が生じることがあった。

低用量ヘパリンにメシル酸ナファモスタットを併用する方法では，通常開心術時の平均総ヘパリン量25142 IU（405 IU/kg）に対し，13882 IU（249 IU/kg）とヘパリンの使用量が11260 IU（40%）減量できたため，術中脳出血のリスクが軽減された。大北らは，活動期感染性心内膜炎症例に対し，初回ヘパリン量を100 IU/kg，メシル酸ナファモスタットを0から2 mg/時/kg投与しACT値を250から400秒で管理したと報告している[54]。このACT値の管理法はヘパリンの使用量を減量でき，脳出血を予防できる可能性がある。注意点として，心囊内や人工弁輪周囲など血液が停滞する部位では血液凝固塊が見られることがあり，心臓切開部閉鎖前に確認する必要がある。これまで血栓塞栓症の経験はない。

9 成人先天性心疾患手術の体外循環

(1) 概要

現在，先天性心疾患の治療成績の向上に伴い，成人期に達した成人先天性疾患（adult congenital heart disease：ACHD）患者の手術が広く行われるようになってきた[55,56]。多くは原疾患に関連した

キーワード　ACHD

第 15 章　特殊な体外循環　**213**

再手術であることが多く，先天性心疾患の血行動態と手術術式についての理解が欠かせない。人工心肺管理については，基本的には後天性心疾患に対する人工心肺管理と共通する知識が必要とされるが，特に成人先天性心疾患で留意する点として，開胸時，ACHD では再開胸時の手術例を多く認めており[55, 56]，胸骨下に右室，大動脈，右房といった構造物の強固な癒着を認めることが多く，造影 CT または MRI 等で胸骨下の組織の確認，また前回手術の閉胸時に心膜シートが使用されていたかどうか，自己の心膜が閉鎖されていたかどうかの確認が必要である。また，開胸中の出血時の対応として，緊急で人工心肺を開始する場合や，胸骨下に高度癒着を認める際は，末梢血管からのアクセスで体外循環を開始することもしばしばある。その際，幼少期に手術やカテーテル検査等が行われている場合は，大腿動静脈の閉塞，頸静脈の閉塞を認めることもあり，ACHD 再開胸症例では手術開始前に末梢血管の体外循環開始部位の確認をしておかなければならない。また下大静脈欠損，両側上大静脈といった解剖学的特徴もしばしば認めるので，適切な体外循環を行うために正確な心臓，大血管解剖の理解が必要である。その上で緊急時または開胸前に体外循環の開始が可能な末梢血管の同定が大切である。また心房中隔欠損，心室中隔欠損といった左右短絡疾患群では大腿動脈等の末梢動脈が正常解剖の症例に比べて非常に細いこともあり，血管損傷を避けるため送血管のサイズの選択には慎重を要する。

　初回手術時においても，チアノーゼの強い疾患群では多量の側副血行路が発達していることもあり，胸骨正中切開時に多量の出血を認め，緊急的に体外循環を開始する必要がある場合もある。このような事態を念頭に手術プランを計画する必要がある。

　実際に体外循環開始時の注意点として，単心室疾患群や，修正大血管転位症では正常解剖では右心系が機能的には左心系の役割を担っていたり，機能的修復術前の状態ではシャント血流が心内に存在する可能性もあり，体外循環開始時に左心系への空気の引き込み，全身への空気塞栓へと繋がる可能性があるので，体外循環開始後に経食道エコーで心内への空気の引き込みの有無を確認すべきである。また再開胸症例では体外循環開始後に知らずして心損傷を起こしていると出血を認めず空気塞栓を起こすこともあるので，体外循環開始後は早期に大動脈からベンティングを行う等空気塞栓に対する留意が必要である。動脈管や人工血管での体肺動脈シャントを行った症例では，体外循環開始後にシャント血流を遮断しなければ，送血路からの多くの血流が肺血流に流れ盗血してしまうことになる。このため体外循環開始後はできるだけ早くにシャント血流を遮断またはコントロールするか，肺動脈への血流を遮断，またはコントロールする必要がある。肺血流のコントロールを行うと通常，動脈圧の著明な上昇を認める。細かな側副血行路が存在する症例では完全に肺血流への盗血をコントロールすることは困難である。そのような場合は体外循環中非常に多くのフローを要するため，低体温法を併用することは有効な手段である。

(2)　代表的疾患の注意点

①　成人期での心房中隔欠損症（ASD）

　成人期での ASD 閉鎖術のうち，20 ～ 30 代での ASD 閉鎖術では肺高血圧の進行を認める症例は必ずしも多くないが，40 ～ 50 代以降で高度肺高血圧を合併した ASD 閉鎖術[55, 56]の症例では術

キーワード　ASD

前から肺高血圧の治療を行う場合もある。そういった症例では人工心肺離脱時からNO吸入といった積極的な肺血管抵抗を下げる治療が必要である（第20章）。

② Fallot四徴症術後遠隔期での肺動脈弁置換術

Fallot四徴症術後遠隔期での肺動脈弁置換術は，ACHD再手術での代表的な手術である。特に開胸時の出血に注意する必要があり，術前に右室が拡大している症例がほとんどであり高度癒着を認める症例もある。さらに肺動脈狭窄を合併した症例では右室圧が高値であり，さらに開胸時に注意を要する[57]。また大動脈基部の拡大を認める症例のほとんどで胸骨と大動脈との位置関係，冠動脈と胸骨の位置関係も術前評価が必要である。肺動脈弁置換術は右心系の手術であり，心拍動下に行うことができる手技であるが，われわれは空気塞栓のリスクを減らし，より良い視野を得るために可能な限り心停止下に肺動脈弁置換を行うようにしている。

10　肺動脈内膜摘除術の体外循環

慢性血栓塞栓性肺高血圧症（chronic thromboembolic pulmonary hypertension：CTEPH）を含む慢性血栓塞栓性疾患（chronic thromboembolic disease：CTED）は，器質化した血栓により肺動脈に閉塞や狭窄性病変が形成され，右心不全や呼吸不全を生じる疾患である。近年は，抗凝固療法に加え，肺血管拡張薬やバルーン肺動脈拡張術（balloon pulmonary angioplasty：BPA）も導入可能となったが，中枢性病変に対しては外科的な肺動脈内膜摘除術（pulmonary endarterectomy：PEA）により著明な予後の改善を得られる[58]。

PEAは胸部正中切開，超低体温間欠的循環停止法下に，両側肺動脈の血栓内膜摘除を行う術式で，Jamiesonらのカリフォルニア大学サンディエゴ校（UCSD）グループにより確立されている[59, 60]。

（1）　手術の準備

麻酔導入は，分離肺換気での気管内挿管を行い，万一の気道出血に備える。体温計は，咽頭，膀胱，上下肢皮膚に設置し，全身の冷却および復温の安全を図る。また人工心肺離脱困難時のECMO導入に備え，右大腿動静脈に4Frシースを留置する。

（2）　術中の体外循環管理

術中水分バランスについては，過剰な輸液を回避しノルアドレナリン等の昇圧剤を用いながら管理することが肝要である。上行大動脈送血，上下大静脈脱血で体外循環を開始，超低体温である咽頭温18℃を目標に冷却する（第8章：低体温体外循環法を参照）。右上肺静脈から左房ベントを挿入，頭部は氷嚢で冷却する。大動脈を遮断し，心筋保護は順行性，逆行性の交互併用を基本とする。

通常，右肺動脈の血栓内膜摘除から開始する。右肺動脈を長軸方向に切開し，内弾性板直下の剥離層を同定，Jamieson剥離子を用いて血栓内膜を剥離摘出する。適切な剥離層での摘出のためには肺動脈末梢側の無血視野を得ることが必須であり，目標温度に到達後イソゾール，マンニトールを投与し，原則15分間の循環停止を行う。その後10分間またはSv̄O$_2$＞90%に回復するまで全身

キーワード　Fallot四徴症，PEA

灌流を再開し，この間に心筋保護液を追加投与する。また必要であれば再度循環停止を行う。血栓内膜摘出後は体循環を再開，切開部を縫合閉鎖し，次に左肺動脈の操作を同様に行う。

左肺動脈血栓内膜摘出後は，体循環を再開し復温しながら左肺動脈切開部を縫合閉鎖する。大動脈遮断を解除，復温時の送脱血温較差は5℃以内，送血温と咽頭温の較差は10℃以内とする推奨に従い，PGE_1（プロスタグランジン E_1）も併用し末梢循環改善を図るが復温には約1～1.5時間を要する。

（3） 体外循環の離脱

復温後も，少量維持での輸液管理のもと高容量の昇圧剤にて血圧調整を行い，大腿動脈シースによる中心圧測定を基準に体外循環離脱を行う。この時点で肺動脈血流は増加しており，気道出血の有無を確認，肺末梢循環を PGI_2（エポプロステノール）投与により補助しながら，PEEP をかけた呼吸管理で肺再灌流障害の軽減に努めている[61]。万一，大量の気道出血を認める場合や，肺高血圧残存により体外循環離脱困難な場合は，NO 吸入や大腿動静脈からの VA-ECMO 導入を考慮する。

セルフチェック

- ■冠動脈バイパスの方法（補助手段）を3つ挙げよ。また，それぞれの方法の特徴を挙げよ。
- ■TAVR を施行するにあたり　PCPS を要する可能性が想定される例を述べよ。
- ■心大血管領域におけるハイブリッド治療とは，どういった治療法か？　具体的なハイブリッド治療をいくつか挙げよ。
- ■活動期感染性心内膜炎の体外循環における留意点は？
- ■ACT の測定方法2種類を挙げよ。
- ■ヘパリンの使用量を減らす目的は？
- ■PEA における体外循環管理の留意点は？

文　献

1）前原正明，古梶清和，川田志明ほか：心臓血管外科領域における低侵襲手術—Minimally inveasive cadiac surgery（MICS）．体外循環技術 **24**（3）：7, 1998.

2）吉武明弘，四津良平：心臓外科の新しい Strategy—低侵襲心臓手術（MICS）．心臓 **35**：725, 2003.

3）Yozu R, Shin H, Maehara T：Minimally invasive cardiac surgery by the port-accces method. Artif Organs **26**：430, 2002.

4）伊藤敏明：完全内視鏡下心臓手術への道—低侵襲化と創美容の追求．体外循環技術 **40**：304, 2013.

5）中井悠二，山鹿章，開正宏ほか：大腿静脈一本脱血での MICS 体外循環 180 例の経験．体外循環技術 **40**：335, 2013.

6）中井悠二，開正宏，蜂須賀章友ほか：大腿静脈一本脱血での MICS 体外循環の経験．体外循環技術 **42**：144, 2015.

7）Ito T, Hachisuka A, Nakai Y, et al：Compulsory drainage of inferior vena cava to obtain bloodless field in minimally invasive mitral valve surgery. Gen Thorac Cardiovasc Surg **69**：1271, 2021.

8）Kawashima Y, Fujita T, Manabe H, et al：Optimum flow rate during total cardiopulmonary bypass on the basis of circulatory dynamics. J Thorac Cardiovasc Surg **48**；1007, 1964.

キーワード　エポプロステノール，NO

9) 上田裕一編：最新人工心肺，第 4 版，pp79-85，名古屋大学出版会，2011.

10) 仲野孝，舩木哲也，高橋公一ほか：体外循環中の体温による酸素消費量の変化と至適灌流量の検討．体外循環技術 **27**（4）：14, 2000.

11) Tamura T, Ito T, Yokota S, et al：Incidence of re-expansion pulmonary edema in minimally invasive cardiac surgery. Nagoya J Med Sci **81**：647, 2019.

12) Goetz RH, Rohman M, Haller JD, et al：Internal mammary-coronary artery anastomosis. A nonsuture method employing tantalum rings. J Thorac Cardiovasc Surg **41**：378, 1961.

13) Favaloro RG：Saphenous vein graft in the surgical treatment of coronary artery disease. Operative technique. J Thorac Cardiovasc Surg **58**：178, 1969.

14) Loop FD, Lytle BW, Cosgrove DM, et al：Influence of the internal-mammary-artery graft on 10-year survival and other cardiac events. N Engl J Med **314**：1, 1986.

15) Yusuf S, Zucker D, Peduzzi P, et al：Effect of coronary artery bypass graft surgery on survival：Overview of 10-year results from randomised trials by the Coronary Artery Bypass Graft Surgery Trialists Collaboration. Lancet **344**：563, 1994.

16) Robinson MC, Gross DR, Zeman W, et al：Minimally invasive coronary artery bypass grafting：A new method using an anterior mediastinotomy. J Card Surg **10**：529, 1995.

17) Diegeler A, Matin M, Falk V, et al：Coronary bypass grafting without cardiopulmonary bypass—Technical considerations, clinical results, and follow-up. Thorac Cardiovasc Surg **47**：14, 1999.

18) Kim WS, Lee J, Lee YT, et al：Total arterial revascularization in triple-vessel disease with off-pump and aortic no-touch technique. Ann Thorac Surg **86**：1861, 2008.

19) Medalion B, Meirson D, Hauptman E, et al：Initial experience with the Heartstring proximal anastomotic system. J Thorac Cardiovasc Surg **128**：273, 2004.

20) Houlind K, Fenger-Gron M, Holme SJ, et al：Graft patency after off-pump coronary artery bypass surgery is inferior even with identical heparinization protocols：Results from the Danish On-pump Versus Off-pump Randomization Study（DOORS）. J Thorac Cardiovasc Surg **148**：1812, 2014.

21) Takagi H, Umemoto T：Worse long-term survival after off-pump than on-pump coronary artery bypass grafting. J Thorac Cardiovasc Surg **148**：1820, 2014.

22) Mizutani S, Matsuura A, Miyahara K, et al：On-pump beating-heart coronary artery bypass：A propensity matched analysis. Ann Thorac Surg **83**：1368, 2007.

23) Pegg TJ, Selvanayagam JB, Francis JM, et al：A randomized trial of on-pump beating heart and conventional cardioplegic arrest in coronary artery bypass surgery patients with impaired left ventricular function using cardiac magnetic resonance imaging and biochemical markers. Circulation **118**：2130, 2008.

24) Kowalewski M, Pawliszak W, Malvindi PG, et al：Off-pump coronary artery bypass grafting improves shortterm outcomes in high-risk patients compared with on-pump coronary artery bypass grafting：Meta-analysis. J Thorac Cardiovasc Surg **151**：60, 2016.

25) Keeling B, Thourani V, Aliawadi G, et al：Conversion from off-pump coronary artery bypass grafting to on-pump coronary artery bypass grafting. Ann Thorac Surg **104**：1267, 2017.

26) Barili F, D'Errigo P, Rosato S, et al：Ten-year outcomes after off-pump and on-pump coronary artery bypass grafting：An inverse probability of treatment weighting comparative study. J Cardiovasc Med（Hagerstown）**23**：371, 2022.

27) Serruys PW, Piazza N, Cribier A, et al：Transcatheter aortic valve implantation tips and tricks to avoid failure, CRC Press, 2009.

28) Stortecky S, Buellesfeld L, Wenaweser P, et al：Transcatheter aortic valve implantation：Prevention and management of complications. Heart **98**：iv52, 2012.

29) Parodi JC, Palmaz JC, Barone HD：Transfemoral intraluminal graft implantation for abdominal aortic aneurysms. Ann Vasc Surg **5**：491, 1991.

30) Dake MD, Miller DC, Semba CP, et al：Transluminal placement of endovascular stent-grafts for the treatment of descending thoracic aortic aneurysms. N Engl J Med **331**：1729, 1994.

31) Takagi Y, Ando M, Akita K, et al：Arch replacement using antegrade selective cerebral perfusion for shaggy aorta. Asian Cardiovasc Thorac Ann **21**：31, 2013.

32) Milewski RK, Szeto WY, Pochettino A, et al：Have hybrid procedures replaced open aortic arch reconstruction in high-risk patients? A comparative study of elective open arch debranching with endovascular stent graft placement and conventional elective open total and distal aortic arch reconstruction. J Thorac Cardiovasc Surg **140**：590, 2010.

第 15 章　特殊な体外循環　**217**

33) Safi HJ, Miller CC 3rd, Estrera AL, et al：Staged repair of extensive aortic aneurysms：Morbidity and mortality in the elephant trunk technique. Circulation **104**：2938, 2001.

34) Svensson LG, Kim KH, Blackstone EH, et al：Elephant trunk procedure：Newer indications and uses. Ann Thorac Surg **78**：109, 2004.

35) Kouchoukos NT, Kulik A, Castner CF：Clinical outcomes and fate of the distal aorta following 1-stage repair of extensive chronic thoracic aortic dissection. J Thorac Cardiovasc Surg **146**：1086, 2013.

36) Greenberg RK, Haddad F, Svensson L, et al：Hybrid approaches to thoracic aortic aneurysms：The role of endovascular elephant trunk completion. Circulation **112**：2619, 2005.

37) Giambruno V, Jones P, Khaliel F, et al：Hybrid coronary revascularization versus on-pump coronary artery bypass grafting. Ann Thorac Surg **105**：1330, 2018.

38) Katz MR, Van Praet F, de Canniere D, et al：Integrated coronary revascularization：Percutaneous coronary intervention plus robotic totally endoscopic coronary artery bypass. Circulation **114** (1 Suppl)：I473, 2006.

39) Rosenblum JM, Harskamp RE, Hoedemaker N, et al：Hybrid coronary revascularization versus coronary artery bypass surgery with bilateral or single internal mammary artery grafts. J Thorac Cardiovasc Surg **151**：1081, 2016.

40) Moss E, Halkos ME, Murphy DA, et al：Prevention of unilateral pulmonary edema complicating robotic mitral valve operations. Ann Thorac Surg **103**：98, 2017.

41) Inoue K, Hiraoka A, Sakaguchi T, et al：Preventive strategy for reexpansion pulmonary edema after minimally invasive cardiac surgery. Ann Thorac Surg **109**：e375, 2020.

42) 厚生労働省：重篤副作用疾患別対応マニュアル―ヘパリン起因性血小板減少症（HIT），2010 年（2022 年改訂版）．

43) Chong BH：Heparin-induced thrombocytopenia. J Thromb Haemost **1**：1471, 2003.

44) Watson H, Davidson S, Keeling D：Haemostasis and thrombosis task force of the British committee for standards in haematology. Br J Haematol **159**：528, 2012.

45) 松尾武文：ヘパリン起因性血小板減少症の現況．TDM 研究 **24**：1, 2007.

46) Koster A, Huebler S, Potapov E, et al：Impact of heparin induced thrombocytopenia on outcome in patients with ventricular assist device support：Single-institution experience in 358 consecutive patients. Ann Thorac Surg **83**：72, 2007.

47) Lo GK, Juhl D, Warkentin TE：Evaluation of pretest clinical score (4 T's) for the diagnosis of heparin-induced thrombocytopenia in two clinical settings. J Thromb Haemost **4**：759, 2006.

48) Warkentin TE, Kelton JG：Temporal aspects of heparin-induced thrombocytopenia. N Engl J Med **344**：1286, 2001.

49) Linkins LA, Dans AL, Moores LK, et al：Treatment and prevention of heparin-induced thrombocytopenia antithrombotic therapy and prevention of thrombosis, 9th ed：American College of Chest Physicians evidence-based clinical practice guidelines. CHEST **141** (Suppl)：e495S, 2012

50) 矢富裕，家子正裕，伊藤隆史ほか：ヘパリン起因性血小板減少症の診断・治療ガイドライン．血栓止血誌 **32**：737, 2021.

51) Aouifi A, Blanc P, Piriou V, et al：Cardiac surgery with cardiopulmonary bypass in patients with type II heparin-induced thrombocytopenia. Ann Thorac Surg **71**：678, 2001.

52) Yamamoto K, Sakata R, Iguro Y, et al：Intraoperative infusion of epoprostenol sodium for patients with heparin-induced thrombocytopenia undergoing cardiac surgery. Jpn J Thorac Cardiovasc Surg **54**：348, 2006.

53) 日本循環器学会，日本胸部外科学会，日本小児循環器学会，日本心臓病学会：感染性心内膜炎の予防と治療に関するガイドライン（2008 年改訂版）．

54) Okita Y, Ota T, Okada K, et al：Cardiopulmonary bypass using nafamostat mesilate for patients with infective endocarditis and recent intracranial hemorrhage. Interact Cardiovasc Thorac Surg **6**：270, 2007.

55) Vida VL, Zanotto L, Triglia LT, et al：Surgery for adult patients with congenital heart disease：Results from the European database. J Clin Med **9**：2493, 2020.

56) Zomer AC, Verheugt CL, Vaartjes I, et al：Surgery in adults with congenital heart disease. Circulation **124**：2195, 2011.

57) 丹羽公一郎編：成人先天性心疾患，p200，メジカルビュー社，2005.

58) Humbert M, Kovacs G, Hoeper MM, et al：2022 ESC/ERS guidelines for the diagnosis and treatment of pulmonary hypertension. European Heart J **43**：3618, 2022.

59) Jamieson SW, Auger WR, Fedullo PF, et al : Experience and results with 150 pulmonary thromboendarterectomy operations over a 29-month period. J Thorac Cardiovasc Surg **106** : 116, 1993.

60) Jamieson SW, Kapelanski DP, Sakakibara N, et al : Pulmonary endarterectomy : Experience and lesions learned in 1,500 cases. Ann Thorac Surg **76** : 1457, 2003.

61) Sakurai Y, Takami Y, Amano K, et al : Predictors of outcomes after surgery for chronic thromboembolic pulmonary hypertension. Ann Thorac Surg **108** : 1154, 2019.

（伊藤敏明，高木　靖，德田順之，前川厚生，田嶋一喜，澤崎　優，黒川大樹，櫻井寬久，寺澤幸枝）

第16章

循環補助法（1）：IABP

> **ポイント**
>
> 　薬剤治療抵抗性の重症心不全，主に急性心筋梗塞，不安定狭心症，開心術直後の体外循環離脱困難等の場合に，機械的循環補助が必要となる。現在使用しうる補助循環には，大動脈内バルーンポンプ（IABP），補助循環用ポンプカテーテル（以降Impella），静動脈体外膜型人工肺（以降 VA-ECMO），左心補助装置（以降LVAD）があり，経皮的に装着できる前3者と外科的手技が必要な後者で構成される[1]。本章では，圧補助としての大動脈内バルーンパンピングにつき概説する。

1　種類と特徴

(1)　歴史

　1962年，Mouloupoulos ら[2] は，実験的に，胸部下行大動脈にラテックスバルーンを留置し，二酸化炭素ガスを出入させ，心電図と同期して拡張期にバルーンを拡張し，冠動脈の血流を増加させ，収縮期にバルーンを収縮し，大動脈の収縮圧を減少させることを認めた。1967年，Kantrowitz ら[3] は，2例の心原性ショックの患者に臨床応用し，1名を救命した。同年，Kantrowitz ら[4] は，16名のショック状態の患者に使用し，7名を救命した。1970年，Buckley ら[5] は，この装置の血行動態的有用性を実験的ならびに臨床的に実証し，以後，大動脈内バルーンパンピング（IABP：intra-aortic balloon pumping）は臨床的に広く使用されるようになった[6]。

(2)　原理と血行動態的効果

　左鎖骨下動脈分枝直下の胸部下行大動脈にバルーンの先端をおき，心臓拡張期にバルーンを膨張させ，大動脈拡張期圧を上昇させ冠動脈血流量を増加させる（diastolic augmentation）。心臓収縮期には膨張していたバルーンを急速に縮小させることにより，バルーンの容量分の血液が大動脈内より減じたことになり大動脈および左室収縮期圧を低下させ，左室仕事量を減少させる（systolic unloading）。これを，counter-pulsation（反脈動法）という。

　冠動脈血流量は，そのほとんどが拡張期に流れ，収縮期には少ないので，大動脈拡張期圧の上昇

キーワード　バルーン，拡張，収縮，diastolic augmentation, systolic unloading, counter-pulsation, 冠動脈血流量

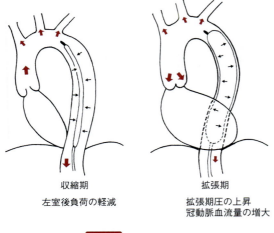

図16-1　IABPの原理

は，冠動脈血流量の増加作用がある。一方，左室仕事量のかなりの部分は圧仕事量であるので，大動脈および左室収縮期圧の低下，つまり左室後負荷軽減は，左室仕事量および左室心筋酸素消費量の減少作用となる。この両作用により心筋の酸素需要と供給のバランスを改善させ，冠動脈血流量の増加と相まって心筋虚血を改善する。実際には，左室拡張終期圧の低下，心拍出量の増加（増量効果は10〜15％とも言われている），心筋酸素消費量減少，乳酸産生の減少効果があり，心筋梗塞範囲の拡大防止，重症不整脈の改善，臓器血流改善などの臨床効果が得られる。

これらの関係を，図16-1，16-2に示す。

(3) バルーンのインフレーションとデフレーション

　拡張期のバルーンのインフレーション（inflation）開始は，大動脈弁閉鎖の時点，大動脈圧波形の dicrotic notch（大動脈弁が閉鎖する時に起こる大動脈波形の notch），心電図上のT波下行脚の終わり頃とし，デフレーション（deflation）の開始は大動脈弁が開く直前，大動脈圧波形の立ち上がり直前，心電図上のQ波で行うのが効果的である。適正な調整をすると大動脈圧波形は収縮期圧の低下と拡張期圧の上昇を認め，収縮期と拡張期の2峰性となり，しばしば拡張期圧が収縮期圧を上回る（図16-2）。バルーンカテーテルによっては先端に組み込まれた圧センサーからの信号により，自動設定する駆動装置もあるが，大動脈圧波形や血行動態的指標を観察しながら，適切なインフレーションとデフレーションの時期を設定することが肝要である。

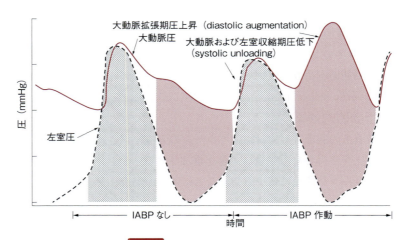

図16-2　IABPの血行動態的効果

キーワード　インフレーション，デフレーション

表16-1　IABP用の容量40mLタイプバルーンカテーテル（カタログ比較，2023年11月現在）

製造販売元（販売会社）	泉工医科工業	ゲティンゲグループ・ジャパン	ゲティンゲグループ・ジャパン	テレフレックスメディカルジャパン	製造元：東海メディカルプロダクツ／販売元：テレフレックスメディカルジャパン	東海メディカルプロダクツ TOKAI7Fr	東海メディカルプロダクツ TOKAI8Fr	ゼオンメディカル	ゼオンメディカル	ゼオンメディカル
種類	P2	TRANS-RAY PLUS	TRANS-RAY	UltraFlex	Lightning	Lightning JX／TAU FX	EX	ゼオンクスIABPバルーンプラス8F ショートバルーン	IABPバルーン MEISHU 7F	IABPバルーン MEISHU sensor 7Fr
バルーン 容量（mL）	40	40	40	40	40	40	40	40	40	40
バルーン 長さ（mm）	245	229	258	262	220	220	225	182	206	206
バルーン 直径（mm）	15	16.0	15.0	15.0	16.5	16.5	15.5	17.1	16.6	16.6
バルーン 材質	ポリウレタン（シリコンコーティング）	ポリウレタン	ポリウレタン	ポリウレタン	ポリウレタン	ポリウレタン	ポリウレタン	ポリウレタン	ポリウレタン	ポリウレタン
バルーン 外径公称（Fr）	8.0	7.5	7.0	7.5	7	7.0	8.0	8.0	7.0	7.0
カテーテル 長さ（mm）	690	723	723	660（挿入長）	715	715	700	725	703	703
カテーテル 材質（アウター・インナー）	ポリウレタン・PEEK材	高分子ポリマー	高分子ポリマー	ポリウレタン/ステンレススチール（ラテックス不使用）	ポリウレタン・PEEK材 SUSコイル	ポリウレタン・PEEK材 SUSコイル	ポリウレタン・PEEK材	ポリウレタン/ナイロン・PEEK材	ポリウレタン/ナイロン・PEEK材	ポリウレタン/ナイロン・PEEK材
シース 内径（Fr）	8	7.5	7	8	7.5	7	8	8	7	7
シース 長さ（mm）	110	6 inch	6 inch	150	200	200	200	175	175	175
ガイド 太さ（inch）	0.035/0.021	0.035/0.025	0.035/0.018	0.025	0.021	JX 0.035/0.021／FX 0.035/0.025	0.035/0.028	0.035/0.032	0.035/0.025	0.035/0.025
ガイド 長さ（mm）	450/1500	550/1450	550/1450	1750	1450	800/1450	800/1450	800/1500	800/1500	800/1500
特徴 カテ先センサー	半導体センサー コネート BP3	光ファイバ圧センサー CARDIOSAVE™ Hybrid・CS300™		非対応	光ファイバ圧センサー ARROW AC3 Optimus	光ファイバ圧センサー ARROW AC3 Optimus	非対応	非対応	非対応	光ファイバ圧センサー ZURYU®
特徴 その他	・シースレス挿入可能 ・カテーテル固定用 STAT LOCK®同梱	・シースレス挿入可能 ・シースレス・シースド選択タイプ	シースレス挿入可能	シースレス・シースド選択タイプ	シースレス・シースド選択タイプ	シースレス・シースド選択タイプ	シース挿入用 前キンクシャフト選択キット	シース・シースレスタイプ	シース・シースレスタイプ	シース・シースレスタイプ

（4）構造

① バルーンカテーテル

バルーンカテーテル（図16-1，表16-1）は，IABPによる合併症を減らす目的で改良が進められており，特にシャフトの細径化により適応シースは従来の9Frから8Frへとサイズダウンされ，さらには7Frシース挿入タイプも登場した。バルーンカテーテルは，ガイドワイヤールーメン（挿入後は中心大動脈圧の測定用に利用される）と，ヘリウムガスの通路であるガスルーメンからなる高分子ポリマー製のダブルルーメンカテーテルである。実際にIABP駆動に関与するのはガスルーメンであり駆動装置に接続される。カテーテルによっては，カテーテル先端に大動脈圧センサーを付したものもある。バルーンの材質は，強度と抗血栓性を要するためポリウレタン，あるいはカル

表16-2 IABP駆動装置（カタログ比較，2023年10月現在）

製品名	コラート BP-3	CARDIOSAVE™Hybrid	CS300™	ARROW AC3 Optimus	IABP コンソール ZUIRYU®
外観写真					
製造販売元（販売会社）	泉工医科工業	ゲティンゲグループ・ジャパン	ゲティンゲグループ・ジャパン	テレフレックスメディカルジャパン	ゼオンメディカル
所要電力	AC100V 50/60Hz	AC100～240V 50/60Hz	AC100～120V 50/60Hz	AC100V 50/60Hz	AC100V 50/60Hz
消費電力	最大 3A	180VA（標準時），420VA（最大）	180VA（標準時），400VA（最大）	最大 420W	最大 350VA
バッテリー駆動	可（最大120分）	可（最大3時間）	可（最大2.25時間）	可（90分）オプションで最大180分	可（最大90分）
ドライブ・メカニズム	シリンダ方式	スクロールコンプレッサー	デュアルヘッド・ダイアフラムポンプブラシレスDCモーター	ステッピングモーターによるベローズ	ダイアフラムポンプブラシレスDCモーター
使用ガスボンベ	高純度ヘリウムガス	高純度ヘリウムガス	高純度ヘリウムガス	ヘリウム	ヘリウム
大きさ（カート含む）	高114×幅54.6×奥35（cm）	高111.8×幅55.9×奥68.6（cm）	高109.0×幅42.7×奥56.6（cm）	高84.6×幅36.8×奥62.2（cm）	高127×幅40×奥72.5（cm）
総重量（カート含む）	57.6kg	51.8kg	88.1kg	47.2kg	61kg
床所有面積（カート含む）	1911cm²	3834.74cm²	2416.82cm²	1785.0cm²	2900cm²
タイミング設定	センサーオートモード（自己学習機能付き） 手動モード（％制御）・ECGトリガー（ピーク・パターン・Vペース）・APトリガー・内部同期（60・90・120）5bpm 毎	フルオートモード 手動モード（予測演算）・ECGトリガー・APトリガー・Aペーシング・Vペーシング・A-Vペーシング・内部同期（40～120）5bpm刻み（R波優先）・ペーシング抑制	フルオートモード 手動モード（予測演算）・ECGトリガー・APトリガー・Aペーシング・Vペーシング・A-Vペーシング・内部同期（40～120）5bpm刻み（R波優先）・ペーシング抑制	オートパイロットモード 手動モード（％制御）・ECGトリガー（パターン・ピーク・a-f）・APトリガー・Aペーシング・Vペーシング・内部同期（40～120）5bpm刻み	オート運転 手動モード・ECGトリガー（R波）・Vペーシング・A-Vペーシング・内部同期（40～150）5bpm刻み
駆動容量設定	自動（自社IAB）	自動（自社IAB）	自動（自社IAB）	自動（自社IAB）	自動（自社IAB）
フリーケンシウィニング機能	1:1, 1:2, 1:3, 1:4（オート・マニュアルモード）	1:1, 1:2, 1:3	1:1, 1:2, 1:3	1:1, 1:2, 1:4, 1:8	1:1, 1:2, 1:3, 1:4
ボリュームウィニング機能	自動（オートモード時）マニュアル（手動モード時）	マニュアル	マニュアル	マニュアル	マニュアル
記録計	内蔵	内蔵	内蔵	内蔵	内蔵
カテ先センサー	対応（半導体血圧センサー）	対応（光ファイバ圧センサー）	対応（光ファイバ圧センサー）	対応（光ファイバ圧センサー）	対応（光ファイバ圧センサー）
自動除湿機能	有	有	有	有	有

キーワード バルーンカテーテル，ガスルーメン

ディオサンからなり，細径化に伴いさらにその薄膜化が進められている。バルーン容量は，成人用として，30 mL，35 mL，40 mL が主であり，小児用の小容量バルーンも市販されている。

② バルーンの駆動ガス

バルーンの駆動ガスとしては，開発当初は二酸化炭素が用いられていたが，現在では分子量の小さい不活性ガスであるヘリウムガスが使用されている。分子量が小さく，粘性抵抗が少ないため，狭小なカテーテルガスルーメン内で過剰な熱を発生することなく高心拍のガス交換に追従できるので，一般的に使用されている。

③ IABP 駆動装置

現在，本邦で市販されている駆動装置は，泉工医科工業社製コラート BP-3，ゲティンゲグループ・ジャパン社製 CARDIOSAVE™ Hybrid，CS 300™，テレフレックスメディカルジャパン社製 ARROW AC3 Optimus，ゼオンメディカル社製 IABP コンソール　ZUIRYU® などである（表16-2）。

バルーンの拡張ならびに収縮のタイミングは，一般的に心電図のR波をトリガー信号としているが，その他に動脈圧波形や本体内蔵のトリガーモードで駆動できる。心臓ペーシング使用時には，ペーシングスパイクをトリガー信号として使用できる。

停電時あるいは患者移送時には，バッテリーで駆動ができるように設計されている。また，安全のための各種の警報装置が備わっている。

2　適応・装着・離脱

(1)　適応・禁忌

本来 IABP は心筋梗塞に伴う心原性ショックに用いられることがほとんどであったが，その使用経験の積み重ねにより，臨床効果の有用性が判明するにつれ適用も拡大されてきた。日本循環器学会と関連学会とで構成された合同研究班で作成された循環器病の診断と治療に関するガイドライン（急性心不全治療ガイドライン 2011 年改訂版）より，適応と禁忌を以下に列記する[7]。

(1)　適応
　　① 内科的治療に抵抗する急性心不全，心原性ショック
　　② 急性冠症候群における梗塞領域の拡大予防
　　③ 狭心痛の緩解
　　④ 切迫梗塞の予防
　　⑤ 虚血・低心拍出状態による重症不整脈の改善
　　⑥ ハイリスクの冠動脈再建術において予防的な使用

(2)　禁忌
　　① 中等度以上の大動脈弁閉鎖不全を合併する場合
　　② 胸部あるいは腹部に大動脈解離，大動脈瘤を有する場合

キーワード　駆動ガス，駆動装置，トリガー

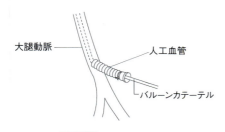

図16-3　外科的挿入法

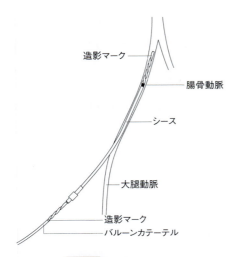

図16-4　経皮的挿入法

③　高度の大動脈粥状硬化病変や下肢閉塞性動脈硬化症を有する場合

(2) バルーンカテーテルの挿入
① 外科的挿入法
　歴史上，IABP開発当初は外科的にバルーンカテーテルを挿入していた．局所麻酔下に大腿動脈に人工血管を縫着し，これを通してバルーンカテーテルを挿入し，人工血管とともに結紮固定し皮膚を縫合する．この際，感染予防，血栓形成予防の点より人工血管は必要最小限の長さにし，皮下に埋没することが肝要である．この方法はシースを使用しないため，現在でも開心術直後の体外循環離脱困難時，下肢虚血が予想される場合などでは用いられている（図16-3）．

② 経皮的挿入法
　1980年頃，米国で経皮的挿入用バルーンカテーテルが開発され，内科医でもIABPが使用され始めたことで，IABPが急速に普及した．現在の一般的なバルーンカテーテル挿入法であり，セルジンガー法により，挿入用シースをまず動脈内に留置し，このシースを介してバルーンカテーテルを挿入する（図16-4）．最近では下肢虚血防止の目的で，シースレスバルーンカテーテルも登場した．

③ 注意
　本来，大動脈，腸骨動脈の狭窄・蛇行など術前の検索をした上で，X線透視下に挿入すべきであるが，実際にはX線透視を利用できない場合も多いので，ガイドワイヤー挿入時に慎重な操作が必要である．カテーテル挿入時にもカテーテルの抵抗の有無などに注意する．バルーンカテーテル挿入前に，カテーテル先端が第3肋間の高さになるよう，絹糸でカテーテルを仮結紮するなどマーキングしておく．また最終的には，バルーンの先端の位置が左鎖骨下動脈の直下にあることをポータブルX線写真により確認する．一連の挿入手技によるバルーンの損傷に注意する．また，バルーン挿入による下肢の血行障害にも注意する．

(3) 管理
　IABP挿入部位は，通常は鼠径部であるが，確実に挿入シースおよびカテーテルを皮膚に固定し，清潔を維持する．カテーテル屈曲による作動不良の防止，シースおよびカテーテルによる出血，血管損傷の防止のため，挿入側下肢の安静を保持する．また，下肢末梢動脈の拍動の強さ，色調，温度に注意し，下肢虚血の早期発見に努める．

キーワード　挿入

第 16 章　循環補助法（1）：IABP　　**225**

　不整脈を合併している場合，適切にトリガーし IABP が追従できるかどうか確認し，必要に応じ，抗不整脈剤の投与，ペースメーカーの使用など，IABP が有効に作動するよう不整脈の対応に注意する。駆動装置によっては，ヘリウムガス流入出調節弁を工夫したり，心房細動用トリガーモードを設置して対応しているものもある。

　血栓塞栓症予防のため，ACT モニター下にヘパリン持続投与による抗凝固療法を行うことが望ましい。

(4)　離脱

　一般的には IABP からの離脱は，カウンターパルセーションの比率を 2：1，3：1 と減少させてゆく場合と，インフレーションボリュームを 20〜30％ずつ徐々に減少させてゆく場合の 2 通りあり，いずれの場合も数時間以上かけて血行動態が変動しないことを確認した後，完全に離脱することが安全である。また，バルーン周囲に血栓が付着している場合があり，抜去時にその確認と除去も重要である。カテーテルおよびシース抜去時に故意に少量の血液を噴出させ，血栓の動脈内残留を減らすなどの工夫もある。また，バルーンの経皮的挿入の場合は，抜去後の出血，仮性動脈瘤が生じないように，適切な部位（動脈穿刺部）を十分な時間をかけて用手的に圧迫止血し，さらに約 24 時間，圧迫包帯により止血を図る。

(5)　補助循環・補助人工心臓への移行

　IABP の補助効果は主に圧補助であるため，左室容量負荷の減少は限定されたものであり，心係数 $1.2〜1.4$ L/分/m^2 以下の循環不全，あるいは乳酸値の上昇（10 mmol/L 以上），代謝性アシドーシスの進行，尿量の減少（20 mL/時以下）など主要臓器組織の灌流不全が遷延する場合には，主要臓器機能障害の併発前あるいは機能障害が可逆である早期に，より効果的な流量補助である Impella，VA-ECMO や LVAD への移行あるいは併用を考慮すべきである[8]。この移行の時機を失することは，たとえ高度な流量補助により循環の改善，心機能の改善が得られても，その他の臓器不全に伴う全身状態の悪化により不幸な転帰をとることになる。

■3　合併症・課題

(1)　合併症

　下肢の血行障害が最も頻度が高く，カテーテルの細径化および可変性向上などの対応が講じられているが，十分注意を払うべき合併症である。そのほか，出血，感染，動脈壁損傷，大動脈解離，腹部動脈分枝の閉塞などがある。頻度は低いがバルーンの破裂もあり，細径化に伴うデバイス関連合併症では，バルーンのラッピング開放不良，シースからの挿入困難，ガイドワイヤールーメン破断などがある。カテーテル抜去後の仮性動脈瘤にも注意をはらう必要がある。

(2)　課題

　小児における IABP の使用は，大動脈のコンプライアンスが大きいため効果が少なく，挿入血管径が細いためカテーテルによる合併症が生じやすいこと，また，正常でも小児では心拍数が多くそ

キーワード　離脱，移行

れに対して細径バルーンのガス応答性の問題から十分に追従させるのが難しいなどの理由で，あまり普及していない。

　IABP は長期にわたって急性冠症候群（ACS）に対する補助循環の主役であり，心筋虚血の残存や再発，心機能低下による血圧低下，心原性ショックに広く用いられてきた。虚血性心筋保護作用と循環補助効果のいずれも他の補助循環手段に比較すると効果は少ないものの，導入が比較的容易で迅速に行え，多くの施設で使用可能であるという点で優れている。もっとも，IABP の予後改善効果についてのランダム化比較試験である IABP-SHOCK II 試験で 30 日死亡が IABP 群で 39.7％，コントロール群で 41.3％と予後改善効果が認められなかったことと[9]，心筋梗塞サイズの縮小につながらない[10] とのデータも示されたことで，現在では欧米のガイドライン[11, 12]，わが国のガイドライン[1] で，IABP をルーチンで使用することは推奨されなくなった。いまだ多く使用される補助循環手段ではあるものの，欧米での使用頻度は低下傾向にある[13, 14]。IABP は装着，操作が簡便であり，患者管理が容易であるが，臨床効果には限界があり，血行動態的改善が不十分の場合には，より効果的な補助循環法への移行，あるいは併用が必要である。

セルフチェック

■IABP の適応について述べよ。
■IABP の禁忌について述べよ。
■現在本邦で市販されている IABP は駆動ガスとして何を使用しているか？

文　献

1）日本循環器学会，合同研究班参加学会：急性冠症候群ガイドライン（2018 年改訂版）．https://www.j-circ.or.jp/cms/wp-content/uploads/2018/11/JCS2018_kimura.pdf
2）Mouloupoulos SD, Topaz S, Kolff WJ：Diastolic balloon pump（with carbon dioxide）in the aortamechanical assistance to failing circulation. Am Heart J **63**：669, 1962.
3）Kantrowitz A, Tjonneland S, Freed PS, et al：Initial clinical experience with intraaortic balloon pumping in cardiogenic shock. JAMA **203**：113, 1968.
4）Kantrowitz A, Tjonneland S, Krakaur JS, et al：Mechanical intraaortic cardiac assistance in cardiogenic shock. Hemodynamic effects. Surgery **97**：1000, 1968.
5）Buckley MJ, Leinbach RC, Kastor JA, et al：Hemodynamic evaluation of intra-aortic balloon pumping in man. Circulation **41**（Suppl II）：130, 1970.
6）Bolooki M：Clinical application of intra-aortic balloon pump. Futura Publishing Comp, New York, 1977.
7）日本循環器学会，合同研究班参加学会：急性心不全ガイドライン（2011 年改訂版）：43，2013.
8）Davies AR, Bellomo R, Raman JS, et al：High lactate predicts the failure of intra-aortic balloon pumping after cardiac surgery. Ann Thorac Surg **71**：1415, 2001.
9）Thiele H, Zeymer U, Neumann FJ, et al：IABP-SHOCK II Trial Investigators. Intraaortic balloon support for myocardial infarction with cardiogenic shock. N Engl J Med **367**：1287, 2012.
10）Patel MR, Smalling RW, Thiele H, et al：Intra-aortic balloon counterpulsation and infarct size in patients with acute anterior myocardial infarction without shock：The CRISP AMI randomized trial. JAMA **306**：1329, 2011.

キーワード

11) O'Gara PT, Kushner FG, Ascheim DD, et al: 2013 ACCF/AHA guideline for the management of ST-elevation myocardial infarction: A report of the American College of Cardiology Foundation/American Heart Association Task Force on Practice Guidelines. J Am Coll Cardiol **61**: e78, 2013.

12) Ibanez B, James S, Agewall S, et al: 2017 ESC Guidelines for the management of acute myocardial infarction in patients presenting with ST-segment elevation: The Task Force for the management of acute myocardial infarction in patients presenting with ST-segment elevation of the European Society of Cardiology (ESC). Eur Heart J **39**: 119, 2018.

13) Helgestad OKL, Josiassen J, Hassager C, et al: Contemporary trends in use of mechanical circulatory support in patients with acute MI and cardiogenic shock. Open Heart **7**: e001214, 2020.

14) 日本循環器学会, 合同研究班参加学会: 2023 年 JCS/JSCVS/JCC/CVIT ガイドライン フォーカスアップデート版 PCPS/ECMO/循環補助用心内留置型ポンプカテーテルの適応・操作. https://www.j-circ.or.jp/cms/wp-content/uploads/2023/03/JCS2023_nishimura.pdf

（伊藤敏明，吉川雅治，山鹿　彰，阿部稔雄）

第 17 章

循環補助法（2）：ECMO と PCPS

> **ポイント**
>
> ECMO には，呼吸循環補助を行う VA-ECMO（いわゆる PCPS）と，呼吸補助を行う VV-ECMO がある。本章ではその適応および管理について概説する。

1　ECMO の種類と特徴

　ECMO は extracorporeal membrane oxygenation（体外式膜型人工肺）の略で，人工肺とポンプを用いた体外循環による治療を指す。人工呼吸器や昇圧薬などでは救命困難な重症呼吸不全や循環不全に適応される。ECMO は導入目的や送血方法により大きく 2 つ（VA-ECMO と VV-ECMO）に分類される。循環不全および循環不全と呼吸不全の合併例や，心肺蘇生の救命処置には VA-ECMO が用いられる。静脈から脱血し，人工肺で酸素化した血液を遠心ポンプで動脈に送血するシステムである（図 17-1）。日本では PCPS（percutaneous cardio pulmonary support：経皮的心肺補助法）という用語がよく用いられるが，PCPS は VA-ECMO とほぼ同義である。PCPS の定義は経皮的送脱血カニューレ挿入による遠心ポンプおよび膜型人工肺を組み込んだ閉鎖回路人工心肺装置であるが，送脱血カニューレを経皮的に穿刺せずに外科的に挿入し

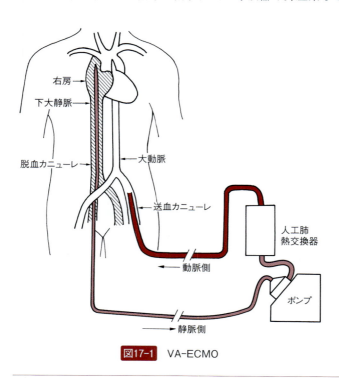

図 17-1　VA-ECMO

キーワード　ECMO，PCPS，VA-ECMO，カニューレ

た場合にも広義の PCPS とするのが一般的である。

一方，循環補助を必要としない重度呼吸不全には VV-ECMO が用いられる。静脈系から脱血し，人工肺で酸素化した血液を静脈系に返すシステムである。

今日，ECMO は遠心ポンプ，膜型人工肺，回路が予め接合されたパッケージとなっており，送脱血カニューレの改良開発に伴い経皮的カニューレ挿入が容易となり，心臓外科，循環器内科，救急救命医療にて幅広く使用されるようになってきている[1,2]。

2　VA-ECMO (PCPS)

(1)　適応

VA-ECMO の基本的な適応は心原性ショックである。心原性ショックとは適切な強心薬，血管作動薬などによる循環補助を行っても血行動態の異常と乳酸値上昇などの代謝異常，組織の低灌流所見を認める状態である。心原性ショックの古典的基準は，血圧では，収縮期血圧< 90 mmHg，平均血圧< 60 mmHg，ベースラインからの 30 mmHg 以上の血圧低下，血圧維持のため静注強心薬を要する。低灌流所見では，尿量減少< 30 mL/時，乳酸値≧ 2 mmol/L，血清クレアチニン値の 2 倍以上の上昇，肝機能異常，心係数< 2.2 L/分/m^2，PAWP（肺動脈楔入圧）> 15 mmHg，などである。

INTERMACS（19 章 3 節参照）profile 1（critical cardiogenic shock）あるいは profile 2（progressive decline）は，J-MACS のレベル 1：重度の心原性ショック，レベル 2：進行性の衰弱に相当し（表 19-2），profile 1 では時間単位の変化が，profile 2 では日単位の変化が予想されるため，このレベルの心原性ショックにおいては VA-ECMO の適応を考慮する必要がある[3]。

VA-ECMO（PCPS）は IABP と比較して強力な循環補助作用と呼吸補助の機能を持つ。さらに右心系から脱血することにより左室の前負荷を軽減できる。迅速に導入できて，すみやかに循環を安定化させることができる点でも優れている。ただし，左室後負荷が増大することから心機能回復には不利に働く点には留意が必要である。

VA-ECMO の一般的な適応病態を以下に列記する[4]。

・心肺停止状態，ないし心原性ショック状態での心肺蘇生

・心原性ショック

・開心術後低心拍出状態

・薬剤抵抗性難治性不整脈

・重症呼吸不全

(2)　装着・管理・離脱

①　装着

PCPS においては，セルジンガー法により，ガイドワイヤーを使用し脱血管を挿入し，カニューレ先端は右房内に留置する。送血管は大腿動脈から数 cm 挿入し固定する（腋窩動脈，鎖骨下動脈が

キーワード　VV-ECMO, INTERMACS

選択されることもある）。

　カニューレ留置の留意点は以下の如くである。まず，脱血管は解剖学的（左総腸骨静脈が椎体前を走行するため）に右側から入れたほうが左側からよりも挿入し易い。脱血管と送血管を同側から挿入する場合は，送血管を先に挿入すると脱血管挿入が困難となるため，脱血管から先に入れる。心肺蘇生時の緊急留置では，動脈拍動が触れない状況が多いので，超音波ガイド下に穿刺したほうが良い。超音波プローブは浅層をみるリニアプローブ（フラットタイプ）を選択し，清潔プローブカバーを用いる。清潔野はガイドワイヤーを展開できるように足側に大きく幅広く確保し，回路やカニューレの準備スペースとする。留置手順はセルジンガー法で穿刺し，ガイドワイヤーを挿入し，ダイレーターで拡張してから脱血カニューレ挿入を行う。カニューレが挿入できたら空気抜きを行い回路に接続する。カニューレは厳重に固定する。脱血管を挿入する深さは予め体表で長さを確認し，固定リングの位置を目印として調整する。カニューレは内筒と外筒が分離しないように保持したまま挿入する。特に脱血管は長いので助手がその分離を防ぐように保持する。

　脱血管の先端位置確認は重要である。透視装置があればガイドワイヤーや脱血管の位置確認は容易だが，透視装置がない場合も以下のいずれかの方法で位置確認を行うことが推奨される。開心術中であれば経食道エコー（TEE）を用いる。角度 90 度の bi-caval view で右房内に，画面左から右に進行するガイドワイヤーと，その後に来る脱血管を認識できる。既に留置されている中心静脈ラインと見誤ることがあり注意を要する。送血管は腹部より末梢に留置されるので TEE では認識できない。ガイドワイヤーを下行大動脈まで挿入すれば下行大動脈単軸像で高輝度に映るガイドワイヤーを確認できるが，送血管は 5 cm 程度の挿入に留めるためガイドワイヤーの確認は必須ではない。

　ポータブルレントゲン撮影装置の利用は ICU などで有用である。現在汎用されているデジタルレントゲン撮像装置では，イメージングプレートを一旦患者の背面に留置すれば複数回の撮像が可能となる。撮影装置の画面で仮画像を確認しながら，ガイドワイヤーや脱血管を挿入し，複数回撮像で適切な部位に留置されていることを確認することができる。

　ECMO 回路は閉鎖式回路であるので，充填時の空気除去に注意を要する。回路内には逆流防止弁機構がないため，カニューレと回路の接続後に不用意にクランプを解除すると，送血管から脱血し脱血管に送血する動静脈シャントが発生するので，必ず遠心ポンプを駆動させておいてからクランプをゆっくりと解除することに留意する。この際の回転数は遠心ポンプの種類により異なるが1000 rpm 以上を目安にすべきである。

　VA-ECMO 施行中の脱血回路には強い陰圧が発生するため，三方活栓からの採血や補液，血液浄化での操作等を誤ると瞬時に脱血回路に空気が引き込まれる。大量の空気が遠心ポンプに引き込まれた場合はポンプ失調から送血停止に至る。したがって，脱血回路の操作は大変危険な行為であるという認識を持つことが肝要である。対策として脱血側の三方活栓使用を極力避け，接続は結束バンド等を用いて確実に行うことが推奨される。

　② **管理**

キーワード　ECMO 回路

VA-ECMO（PCPS）による循環補助は，補助流量に限界があり完全脱血には至らないのが通常である。つまり両心室前負荷の軽減にはなるが，左室からの拍出は残るために，流量が多すぎると左室後負荷の増大を招くことになる。流量の目安は60 mL/分/kg程度とする。PCPSによる循環補助中のカテコールアミン使用は臓器灌流が許す限りにおいて必要最小限として，心機能の改善を図るべきである。

VA-ECMOによる全身灌流が確立した後はモニタリングが肝要である。動脈圧波形や心エコーで大動脈弁開放の有無を確認する。右上肢の血液ガスやSpO_2により自己肺酸素化能の評価を行う。血液検査により全身臓器障害の有無，乳酸値による循環不全の有無を定期的にフォローする。

ｉ）VA-ECMOによる全身臓器灌流の確立，流量不足への対応：VA-ECMO導入後は，尿量や肝機能障害の有無などを指標に，各臓器の灌流不全がないか注意深く観察する。灌流量不足を認める場合には血管内容量不足による脱血不良をまず疑う。十分な血管内容量を確認できる場合には，脱血管の位置確認，脱血管の追加，送脱血管のサイズアップなどを検討する。自己心拍出があり，肺のガス交換能が障害されている症例では，右上肢の血液ガスもしくは血中酸素飽和度を常にモニターし脳へ低酸素血灌流が生じないように注意すべきである。自己心拍とのECMO血流のmixing zoneを念頭に置き評価する必要がある。例えば右橈骨動脈のPaO_2上昇は自己心拍出量の低下の可能性がある。

ｉｉ）左室後負荷増加によるうっ血の進行への対応：ECMO使用中は，動脈圧波形から大動脈弁開放の有無，肺動脈圧波形から右室収縮能の推移，心エコー検査により左室収縮機能，大動脈弁開放時間の評価を常に行う。心機能が高度に障害され大動脈弁が開放しないような状況では，VA-ECMOによる左室の後負荷増加から肺うっ血をきたしうる。そのような場合には状況に応じ左室減圧目的にImpella装着（第18章）を検討する（ECPELLAアップグレード）。

ｉｉｉ）抗凝固療法：最近では回路血液接触面に各種コーティングが施され抗血栓性が進んでいるが，基本的にはヘパリンにてACT値200秒以上に抗凝固管理をすべきである。ヘパリンを0.1〜0.5 mg/kg/時を目安に持続静注する。出血リスクのある患者に対しては止むを得ずACT 160〜180秒を目安に，ヘパリン減量を検討することも選択肢となる。

ｉｖ）下肢虚血対策：カニューレ挿入側の下肢の色調と足底温に注意し下肢虚血の早期発見に努める。ドップラーで下肢血流が聴取できるからといって虚血を否定できないが，ドップラーで血流が良好に聴取できない場合は下肢虚血を想定し対応を行う。片側下肢全体虚血の横紋筋融解に伴う再灌流後のmyonephropathic metabolic syndrome（MNMS）は致命的合併症である。

下肢虚血兆候が疑わしい場合，あるいはPCPS送血管留置が長期になると予想される場合は，下肢虚血対策のために送血管挿入部より末梢の動脈灌流を行ったほうが良い。超音波ガイド穿刺もしくはカットダウン（鼠径部創部もしくはそれより末梢の四頭筋の溝での切開）で，浅大腿動脈へ順行性にシースを留置する。送血ライン側枝をシース側枝に接続し灌流する。4Frシースでは流量が不十分であり，最低でも5Frシースを用いるべきである。足背動脈や後脛骨動脈より灌流する方法もあるが流量は不十分である。

キーワード　補助流量，下肢虚血

ⅴ）**出血対策**：出血は最も発生しやすい合併症である。カニューレ刺入部の出血が最も多いが，気道内出血，消化管出血，頭蓋内出血，開心術などの外科的出血も問題となりうる。カニューレ刺入部の外科的止血を徹底する。

③ **離脱**

循環動態が安定し，全身臓器灌流が保たれており，カテコールアミンが少量もしくは減量できている状況であれば，心機能を確認しながら離脱を考慮する。ECMO の補助流量を 0.5 L/分ずつ減量し 1.0〜1.5 L/分となった段階で，平均動脈圧＞60 mmHg，混合静脈血酸素飽和度（S$\bar{v}O_2$）＞60〜65％，血中乳酸値＜2 mmol/L を確認できれば離脱を考慮する。熱希釈法の Swan-Ganz カテーテルでは右房脱血のため心係数（CI）が多めに算出され不正確である。離脱後は，薬剤を調整しつつ収縮期圧 80 mmHg と CI＞2.2 に加え酸素化が十分であることを確認し循環動態に著変がなければ，完全に ECMO を止めてカニューレを抜去する。

送血管抜去の手順としては，フローを下げている間に血管露出を行う。あらかじめ大腿動脈の血管貫通点（送血管が動脈に入っていくポイント）を超音波で同定してマーキングしてそこに皮膚切開を入れ，穿刺点の中枢血管を確保すると無用な出血を避けることができる。動脈はカニューレ周りにタバコ縫合をかけるか，孔の前後で遮断し血管修復を行う。なお 1 L/分程度の低流量補助は血栓形成のためヘパリンを追加しても 20 分が限界である。なお，7 日以上 VA-ECMO の循環補助を必要とする症例では，心機能の改善による離脱の可能性は大幅に下がると考えられている。

（3） 合併症対策と問題点

主な合併症としては出血，下肢虚血，血栓塞栓症があり，いずれも全身状態不良例では致命的となる。回路内コーティングや抗血栓性，抗溶血性に優れた遠心ポンプ，人工肺の登場によりヘパリン使用量が減少しコントロールはやや良好になりつつある[5]。

合併症および対策については管理の部分に詳述したのでそちらを参照されたい。

3　呼吸不全に対する ECMO：VV-ECMO

（1） VV-ECMO とは

人工呼吸器，胸部理学療法，薬物治療などの従来の呼吸管理治療抵抗性の重症呼吸不全症例に対して，「膜型人工肺を用いた体外循環で一時的に呼吸循環補助をおこない，その間に機能障害に陥った生体肺の回復を待ち，生命を維持させる治療方法」が VV-ECMO である。ECLA（extracorporeal lung assist）と呼ぶ場合もあり同義である。1989 年に，ECMO の臨床成績を検討するための Extracorporeal Life Support Organization（ELSO）が，その臨床研究と成績向上を目的として結成された[6〜9]。VV-ECMO の適応およびその方法は，新生児の重症呼吸不全に対する場合と，それ以外，特に成人の重症呼吸不全に対する場合では大きく異なる。

（2） 新生児呼吸不全に対する VV-ECMO

1975 年に Bartlett らが ECMO による新生児重症呼吸不全の救命例を報告して以来，その有用性

キーワード　ECLA

第 17 章　循環補助法（2）：ECMO と PCPS　233

が着目され新生児 ECMO が普及した[10]。本邦においても，1986 年に初の ECMO による新生児救命例が報告され，各施設が積極的に導入するようになった[11]。

①　適応

生後早期から重症呼吸不全を呈する以下の疾患群が適応となる。
- ・新生児遷延性肺高血圧症（PPHN）
- ・胎便吸引症候群（MAS）
- ・先天性横隔膜ヘルニア（CDH）
- ・呼吸窮迫症候群（RDS）
- ・重篤な気胸，縦隔気腫

この中で，通常の呼吸管理では病態の改善がえられないか悪化すると判断される症例が ECMO の適応となる[12]。ECMO 導入の基準を以下に示す[13, 14]。

適応基準
- ・可逆性の呼吸不全であること。$AaDO_2$（肺胞気動脈血酸素分圧較差）$\geqq 600$ が 12 時間以上，あるいは $AaDO_2 \geqq 610$ が 8 時間以上を目安
- ・出生体重 $\geqq 1,800$ g，在胎期間 $\geqq 34$ 週（カテーテルが入ることが条件にもなる）
- ・生後 10〜14 日以内であること
- ・高頻度振動換気法（high frequency oscillation：HFO）および NO 吸入療法がすでに施行されており，無効か効果不十分である場合

除外基準
- ・頭蓋内出血
- ・重症仮死が基盤にあって，重篤な中枢神経系障害を示す所見が得られている時
- ・重篤な先天異常を合併している
- ・呼吸循環不全のないチアノーゼ性心疾患

②　装着・管理

新生児 VV-ECMO では内頸静脈から右房に 12Fr 程度のダブルルーメンカテーテルを挿入する。成人で血液透析に使用されているものを使用することが多い。使用するポンプは，旧来は新生児・乳児では細いカニューレでの抵抗と低流量の調節が困難なことからローラーポンプが多く用いられてきた。現在は，成人から小児までは遠心ポンプが一般的である。なおローラーポンプの欠点は脱血不良時に瞬時の対応ができにくいことであるが，圧感知で送血を調整する制御機構を有するポンプもあり，新生児にそのような制御機構付きローラーポンプを使用している施設もある。VV-ECMO は肺動脈へ酸素飽和度の高い血液を送り込むことができるため，PPHN には都合がよい。なお，新生児 ECMO では VV-ECMO が第一選択だが，左心不全を合併する場合，12Fr のカテーテルが挿入できない場合，および VV-ECMO で効果が不十分な場合は VA-ECMO を選択する。新生児の VA-ECMO では 8Fr 程度のカニューレが用いられ頸動脈は結紮されることが多い。

新生児 ECMO の管理の要点を以下に記す。

キーワード　新生児，重症呼吸不全

- 開始後は5〜10分かけてゆっくりと流量をあげていく。開始後しばらくはhypovolemiaになる傾向にあるので，回路の流量が出ない時は，輸液／輸血の流量を上げる。
- 抗凝固剤はメシル酸ナファモスタットを第一選択とする。
- 回転数を上げていきフローが増えなくなったところが最大の回転数である。1500〜2500 rpmで行う。1000 rpm以下ではポンプ送血が止まる可能性があるので1200 rpm以下にはしない。逆に，2500 rpm以上では溶血が起き易い。
- カニューレの挿入位置などで流量が大きく変化するため，2000 rpm以上に上げても目標とする流量に達しない場合は，カニューレの位置や向きを確認する。
- ECMO開始後，酸素化が改善するため，呼吸器設定を下げる。

(3) 成人に対するVV-ECMO

① 適応

成人の呼吸不全に対するVV-ECMOは，可逆性呼吸不全に対して適応があり，従来の人工呼吸管理で生命が維持できない場合，または過剰な圧での人工呼吸を続けることによって肺に不可逆的な障害を与える可能性がある場合に使用が考慮される[15, 16]。成人のVV-ECMOについてELSOによる1989〜1991年の調査ではECMO治療の生存率は53％であった。1992〜1994年では46％，1995〜1997年では47％と，50％前後の成績であり，生存率からみると，これがECMOの治療効果の限界の感があった[8, 17〜19]。しかし，2009年に行われたCESAR trialは，成人の重症急性呼吸窮迫症候群（acute respiratory distress syndrome：ARDS）に対するECMOの有用性を示し[20]，その後COVID-19のパンデミックでの使用で社会的にも注目を浴びた。

VV-ECMOは，回復の見込みのある急性呼吸不全で，1）Murray Lung Injury Score（MLIS，表17-1）が3.0以上[21]または2）pH 7.2以下の高CO_2血症が適応とされている。なお一般にMurray Lung Injury Scoreは2.5以上が重症肺障害である。現実問題としては，悪化する呼吸不全で，PEEP 15 cmH_2OにてP/F比<80が導入基準と考えられている。不可逆性の基礎疾患や末期癌の存在は禁忌である。明確な年齢上の禁忌はないが，高齢となればなるほど成績が不良となることは留意すべきである。海外では，この視点から年齢75歳以上をVV-ECMOの適応外とみなす意見もある。回復の見込みがない間質性肺炎や，骨髄移植後の白血病は特

表17-1 Murray Lung Iniury Score (MLIS)[22]

項目	点数
低酸素スコア（PaO₂/FiO₂）	
≧ 300	0
225〜299	1
175〜224	2
100〜174	3
< 100	4
胸部X線所見	
正常	0
肺野の1/4の浸潤影	1
肺野の1/2の浸潤影	2
肺野の3/4の浸潤影	3
全肺野の浸潤影	4
PEEPスコア（cmH₂O）	
< 5	0
6〜8	1
9〜11	2
12〜14	3
≧ 15	4
全肺胸郭コンプライアンス（mL/cmH₂O）*	
≧ 80	0
60〜79	1
40〜59	2
20〜39	3
≦ 19	4

計算：項目ごとの点数の合計/項目の数
＊コンプライアンス計算式＝TV/（PIP−PEEP）
TV：一回換気量
PIP：最大吸気圧
PEEP：呼気終末持続陽圧

キーワード

に個別に適応外とされている。7日間以上の高い条件下（FiO$_2$ > 0.9, プラトー圧 > 30）で人工呼吸器管理を行った後のECMOは予後が不良とされている。その前に導入が望ましい。

② **装着・管理**

VV-ECMOの場合、通常は右内頸静脈（IIJ）と大腿静脈（FV）にカニューレを挿入する。一方より脱血し、もう一方に送血することでECMOを確立することが基本である。以下のようなバリエーションが存在する。

なおリサーキュレーション（再循環）とは酸素化された血液が再度脱血されてしまい、酸素化に寄与する有効な流量が低下する現象を言う。下記の如く、リサーキュレーション回避を優先する考え（下大静脈（IVC）側脱血）と脱血安定性を優先する考え（上大静脈（SVC）側脱血）の2つが存在する。

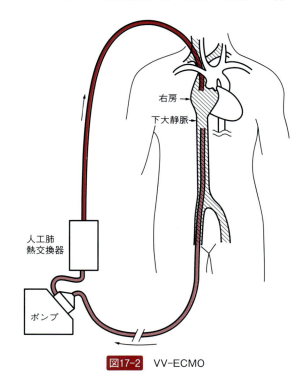

図17-2　VV-ECMO

ⅰ）**大腿静脈**（カニューレ先端は下大静脈/右房（RA）連結部）**から脱血し、右内頸静脈**（先端は上大静脈/右房）**へ送血する方法**（図17-2）：リサーキュレーション率が低く、少ない血流量で効率よく酸素化ができる、最も一般的な方法である。水分過多で腹圧が上昇している場合などは、下大静脈内腔が圧排され、脱血不良を来たし易い。

ⅱ）**右内頸静脈**（先端は右房）**から脱血し、大腿静脈-下大静脈に送血する方法**：リサーキュレーションが増えるのは容認し、逆に十分な脱血流量の維持を重視して、脱血管を上半身側から挿入し右房で行う。VV-ECMOの運用で世界を牽引するカロリンスカグループはこの方法を採用している。脱血管は太めのものを選択し側孔の位置に留意してやや短いもの（38 cmなど）を使用する必要がある。

ⅲ）**シングルサイトカニューレを使用する方法**：右内頸静脈一箇所の穿刺で（シングルサイト）、上大静脈と下大静脈脱血と右房送血が可能なVV-ECMO専用カニューレがある（アバロンカテーテル）。それを使用すると、頸部一箇所の穿刺であり離床に有利であるが、留置位置の調整が必要で、またカニューレ関連深部静脈血栓症の発症率がやや高いとされる。

ⅳ）**左右大腿静脈を使用する方法**：大腿静脈から下大静脈/右房連結部に脱血管を挿入し脱血を行い、対側大腿静脈からのカニューレを送血とする。大腿静脈-下大静脈送血ではリサーキュレーションが多いので、先端を上大静脈/右房移行部に深く留置する（大腿静脈-上大静脈送血）方法も

キーワード　リサーキュレーション

有用である。

　ヘパリン50〜100単位/kgをボーラス投与し，維持は20〜50単位/kg/時でACT180〜220（APTT 1.5〜2倍）を目指す。アンチトロンビンIIIの補充は適宜行うが，一般には50〜70%を目安に補充の適応とすることが多い。流量の目安は，VA-ECMOと同じく60 mL/分/kg程度である。SaO_2やSvO_2の値をみて調整する。VV-ECMOの場合，ECMO流量を増やしても，送血された血液を再度脱血（リサーキュレーション）してしまい，必ずしも酸素供給量は増えない。

　呼吸補助のVV-ECMOでは，VA-ECMOと異なり，長期管理が必要になる。安定した管理を行うためには適切な（太めの）脱血カニューレ選択が必須である。カニューレサイズはPCPSシステムで使用するものよりも太いものを選択することが推奨されている。成人では小柄な患者でも脱血管は23Fr以上を選択し，体表面積1.6以上なら25Frを用いるべきとされている。

　VV-ECMO導入後には，肺に障害を与えない程度の弱い人工呼吸器設定とする（lung rest設定）。具体的にはPCV（従圧式強制換気），FiO_2 0.4以下，PEEP 10 cmH_2O以下，上限圧20 cmH_2O以下，呼吸回数10回/分以下とする。ECMOを導入したとしても，動脈血酸素飽和度（SaO_2）は時に80%台となることがある。しかし，この値は正常の心拍出量と血中ヘモグロビン濃度であれば，通常問題ない。たとえ酸素飽和度が80%台であっても，人工呼吸器の設定を強くすることは肺障害を進行させるため推奨されない[22]。

③　離脱

　Weaningの手順は以下のようになる。第一段階としては$SpO_2 > 90$%を維持するようにECMO FiO_2を21%に減らす。これが維持できれば，スウィープガスを1 L/分へと減らす（完全に止める方法もある）。CO_2貯留がなく酸素化が維持できれば離脱とする。脱血$SvO_2 < 60$%となる場合は離脱を中止する。酸素化だけでなく，CO_2貯留にも留意する。VV-ECMOの場合，離脱するまで，流量を下げる必要はないが，2 L/分程度まで下げて離脱を開始している施設が多い。なおCO_2が貯留する病態（2型呼吸不全）では離脱後の急激な変化を避けるべく，離脱テスト前にある程度CO_2を上げておく必要がある。

④　COVID感染症におけるVV-ECMO

　近年のVV-ECMOの適応症例には少なからずCOVID感染症例が含まれるので，ここに個別に記述する。COVID肺炎の呼吸不全のECMOの特徴は以下の通りとされている。1）気管挿管からECMOに至るまでの重症化速度が速い，2）補助は長期になりがちである，3）回路の血栓も多いが，出血合併症の頻度も高い。

　一般的なCOVID肺炎におけるVV-ECMOの適応は，PEEP > 10 cmH_2Oにおいて，P/F比 < 100で進行性に悪化する呼吸不全である。これは通常のECMOの適応基準に低酸素血症への移行が早いことを加味した適応である。肺コンプライアンスは保たれる割に，酸素化については変化が急で，増悪し始めると数時間で重篤な（ECMOを要するような）低酸素血症に陥りうる。補助は長期戦になりうるので出血トラブル等の合併症対策を入念に行い，長期補助を実現する。管理としては，人工肺や回路の血栓形成は頻度が高く留意が必要である。合併症としては出血，特に脳出血も

キーワード　COVID感染症

多いとされる。適切な管理を行えば，COVID 肺炎の VV-ECMO は他疾患の VV-ECMO と成績は同等とされる[23]。

セルフチェック

■ VA-ECMO（PCPS）の離脱とカニューレ抜去の手順を述べよ。
■ VV-ECMO におけるリサーキュレーションについて説明せよ。

文 献

1 ）Phillips SJ, Ballentine B, Slonine D, et al：Percutaneous initiation of cardiopulmonary bypass. Ann Thorac Surg **36**：223, 1983.
2 ）Ueda O, Kohichi K, Koga N：Percutaneous transluminal coronary angioplasty with cardiopulmonary bypass for very proximal left anterior descending coronary artery stenosis. Br Heart J **63**：178, 1990.
3 ）日本循環器学会，合同研究班参加学会：2023 年 JCS/JSCVS/JCC/CVIT ガイドライン フォーカスアップデート版 PCPS/ECMO/循環補助用心内留置型ポンプカテーテルの適応・操作．https://www.j-circ.or.jp/cms/wp-content/uploads/2023/03/JCS2023_nishimura.pdf
4 ）日本循環器学会，合同研究班参加学会：急性心不全ガイドライン（2011 年改訂版）：43，2013.
5 ）村田聖一郎，井野隆史，安達秀雄ほか：新しいヘパリン化経皮的心肺補助システムの開発と長期循環補助の可能性．人工臓器 **25**：566，1996.
6 ）Extracorporeal Life Support Organization registry. University of Michigan Press, 1991.
7 ）ELSO guidelines for cardiopulmonary extracorporeal life support. Extracorporeal Life Support Organization, version 1.4, August 2017, Ann Arbor, MI, USA. https://www.elso.org
8 ）Extracorporeal Life Support Organization Guidelines. https://www.elso.org/ecmo-resources/elso-ecmo-guidelines.aspx
9 ）杉田慎二，小林克也，竹田晋浩：ECMO の現状と将来．救急・集中治療 **26**：1409，2014.
10）Bartlett RH, Gazzaniga AB, Jefferies MR, et al：Extracorporeal membrane oxygenation（ECMO）；Cardiopulmonary support in infancy. Trans Am Soc Artif Int Organs **22**：80, 1976.
11）長屋昌宏，津田峰行，飯尾賢治ほか：先天性横隔膜ヘルニアにおける ECMO の利用―救命例の報告と文献的考察．日小外会誌 **23**：150，1987.
12）ECLS registry report：International summary. http://www.elso.org/registry/statistics/limited
13）新美教弘，長屋昌宏，村橋修ほか：ECMO による横隔膜ヘルニアの治療．小児外科 **27**：1348，1995.
14）加藤純爾，長屋昌宏，村橋修ほか：新生児における静脈-静脈方式（VV）―ECMO の臨床的検討．日小外会誌 **33**：262，1997.
15）竹田晋浩，青景聡之：Extracorporeal membrane oxygenation（ECMO）. 日呼吸誌 **3**（6）：778，2014.
16）Extracorporeal Life Support Organization（ELSO）guideline for adult respiratory failure managed with venovenous ECMO, June 2021. https://www.elso.org/Portals/0/files/pdf/Managemet_of_Adult_Patients_Supported_with.1.pdf
17）Bartlett RH：Extracorporeal life support for cardiopulmonary failure, current problem in surgery. 27：621. Year Book Med Publ Inc, 1990.
18）Bartlett RH：Extracorporeal life support registry report 1995. ASAIO J **43**：104, 1997.
19）Conrad SA, Rycus PT：Extracorporeal life support 1997. ASAIO J **44**：848, 1998.
20）Peek GJ, Mugford M, Tiruvoipati R, et al：Efficacy and economic assessment of conventional ventilatory support versus extracorporeal membrane oxygenation for severe adult respiratory failure（CESAR）：A multicentre randomised controlled trial. Lancet **374**：1351, 2009.
21）市場晋吾，落合亮一，竹田晋浩：ECMO：Extracorporeal cardiopulmonary support in critical care, 4th edition（日本語版）：253，2015.
22）Tonna JE, Abrams D, Brodie D, et al：Management of adult patients supported with venovenous extracorporeal membrane oxygenation（VV ECMO）：Guideline from the Extracorporeal Life Support Organization（ELSO）. ASAIO J **67**：601, 2021..
23）Badulak J, Antonini MV, Stead CM, et al：ELSO COVID-19 Working Group Members. Extracorporeal

membrane oxygenation for COVID-19 : Updated 2021 guidelines from the Extracorporeal Life Support
Organization. ASAIO J **67** : 485, 2021.

（徳田順之）

第18章

循環補助法（3）：Impella

> **ポイント**
>
> Impella はカテーテル型の経皮的左室補助装置（percutaneous left ventricular assist device：PVAD）であり，カテーテル内に埋め込まれた小型の軸流ポンプを用いて，左室内から血液を吸い込み上行大動脈へ送血する。これにより循環動態補助を行うが，同時に左室内の減圧を行い，左室酸素消費量を低下させることで左室心筋の回復を補助する。また肺を含む多臓器障害合併例や右心不全合併例には Impella と PCPS とを組み合わせた ECPELLA が有効となる場合がある。

1　種類と特徴

（1）　特徴

Impella は経皮的または経血管的に大動脈弁経由で左室に挿入され，循環補助および左室補助を行う心内留置型ポンプカテーテルであり，ポンプカテーテルに内蔵されたインペラと呼ばれる軸流ポンプが回転することで左室にある吸入部から血液を脱血し，カニューレを経て吐出部から上行大動脈に順行性に送血する構造を有する（図 18-1）。インペラ周囲をヘパリン加ブドウ糖液で洗い流すパージシステムによってポンプ内の血栓形成を防止する。インペラは心周期に関わらず定常流で流量補助を行うため，平均動脈圧の上昇および各臓器への灌流血液量を増加させる。同時に左室から直接脱血を行うことで左室拡張末期容量および左室拡張末期圧を低下させて心負荷を軽減させ，左室心筋の回復を補助する。

本邦では Impella 使用は実施施設でのみ可能であり，その認定は補助人工心臓治療関連学会協議会インペラ部会によって審査される。また補助人工心臓治療関連学会協議会は，本邦における Impella の使用状況やその成績についてのレジストリ事業（Japanese Registry for Percutaneous Ventricular Assist Devices：J-PVAD）を行っており，その結果は公開されている[1]。

（2）　種類

本邦で 2016 年に Impella 2.5® および Impella 5.0® が薬事承認され，2019 年より Impella CP®，2020 年より Impella CP SmartAssist®，2022 年より Impella 5.5 SmartAssist® が承認された[2]（表

キーワード　経皮的左室補助装置（PVAD），補助人工心臓治療関連学会協議会

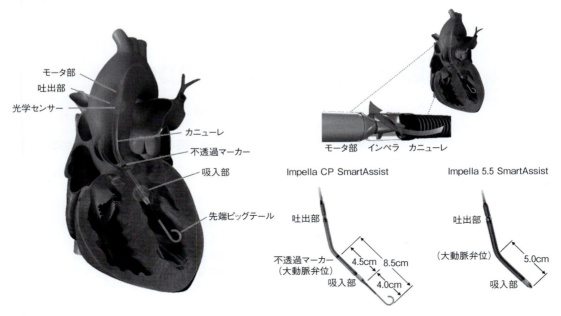

図18-1 Impella の構造およびその構成部位の名称，ポンプカテーテルの左室内腔への挿入を必要とする長さ

表18-1 Impella カテーテルの比較[3]

カテーテルタイプ	Impella 2.5	Impella CP Impella CP SmartAssist	Impella 5.0	Impella 5.5 SmartAssist
サポート対象	左室			
アクセス方法	経皮的（穿刺法）　＊部位によりカットダウン		外科的（カットダウン法）	
アクセス部位	腋窩・鎖骨下・大腿動脈		腋窩・鎖骨下・大腿動脈	腋窩・鎖骨下動脈
最大ポンプ拍出量	2.5 L/分	3.7 L/分	5.0 L/分	5.5 L/分
カテーテル径（最大）	12Fr	14Fr	21Fr	21Fr
最大回転数	51000 rpm	46000 rpm	33000 rpm	33000 rpm
米国での適応	ハートチームによって至適と判断された高リスク PCI 既存治療に不応の心原性ショック		既存治療に不応の心原性ショック	既存治療に不応の心原性ショック
わが国における承認適応病名	心原性ショック等の薬物療法抵抗性の急性心不全			

PCI：経皮的冠動脈インターベンション
＊2022 年の段階で Impella 2.5，CP および 5.0 は，新しいセンサーテクノロジーとして光学センサーを採用した CP SmartAssist および 5.5 SmartAssist に移行が開始された。

18-1[3]）。現在 Impella 2.5 および Impella 5.0 の新規販売はなくなり，光学センサーを採用し，より正確なポンプ位置モニタリングをアシストできるようになった Impella CP SmartAssist，Impella 5.5 SmartAssist に移行している。設計上の使用日数は Impella CP SmartAssist で 8 日間，Impella 5.5 SmartAssist で 30 日間とされている。

キーワード

第 18 章　循環補助法（3）：Impella　**241**

2　適応・装着・離脱

(1)　適応

薬剤治療抵抗性の急性左心不全を主体とする循環不全が遷延する症例であり，従来の IABP または PCPS による補助循環では循環補助が不十分と想定される病態を適応とする[1]。大動脈弁に機械弁を植込んでいる症例，中等度以上の大動脈弁閉鎖不全の症例は禁忌とされる。また左室内血栓，大動脈弁狭窄や石灰化，ポンプデリバリーを行う血管に重度の蛇行や狭窄，粥状硬化がある場合等にも使用できない場合がある。

(2)　挿入方法

①　事前評価項目

ポンプの最大径は Impella CP SmartAssist で 14Fr（5.05 mm），Impella 5.5 SmartAssist で 21Fr（6.74 mm）であることを念頭に，術前に CT や血管エコー等でカテーテル挿入部位および走行部位の評価を行う。またポンプカテーテルを左室内腔へ挿入する際には，留置に必要な左室内腔長が必要なため，心エコーで評価する（図 18-1）。

②　穿刺による挿入

Impella CP SmartAssist 構成品はポンプカテーテル，パージ用セット，留置用ガイドワイヤー（0.018”）およびイントロデューサーキットからなる。各自準備するものには Impella 制御装置，パージ液として使用するブドウ糖液バッグ（推奨は 5% ブドウ糖液 500 mL にヘパリン 50 単位 /mL 添加した濃度），左室アクセス用の 0.035” 血管造影用ガイドワイヤー，血管造影用カテーテル等がある。

1)　制御装置に電源を入れると，システム自己診断が始まり，異常なければスタートアップ画面に移行する。

2)　大腿動脈にアクセスし，14Fr ピールアウェイ式イントロデューサーを挿入する。ヘパリンを投与し，ACT 250 秒以上とする。

3)　一般的な血管造影用ガイドワイヤー（0.035”）を用いて，左室に血管造影用カテーテルを留置する。血管造影用カテーテルを心室内に残して血管造影用ガイドワイヤーを抜去，続いて先端を形状付けした留置用ガイドワイヤー（0.018”）を血管造影用カテーテルから挿入する。留置用ガイドワイヤーを心室内に残して血管造影用カテーテルを抜去する。

4)　同時並行でパージシステムの準備およびポンプカテーテルへのパージ液プライミングを行う。

5)　留置用ガイドワイヤーを利用し，透視で確認しながら Impella CP SmartAssist を左室内に進め，適正な位置に留置する。留置位置の確認のために透視で不透過マーカーが大動脈弁位にあること，経食道エコーで先端ピッグテールや吸入部が僧帽弁前尖や乳頭筋等に絡まっていないことを確認し，制御装置で位置波形が大動脈圧波形であることを確認する。留置用ガイドワイヤーを抜去する。

6)　ポンプ開始ボタンを押すとポンプが AUTO で作動する。作動後 30 秒ほどで最大回転数に到

キーワード

達する．適正な留置が確認された後，患者の病態に合わせてAUTOのまま，もしくは任意の補助レベルに設定変更する．

7) ピールアウェイ式イントロデューサーを抜去し，留置用シースを留置する．

③ 外科的血管アプローチによる挿入

Impella 5.5 SmartAssist構成品はポンプカテーテル，パージ用セット，留置用ガイドワイヤー（0.018"）およびグラフトインサーションキットからなる．各自準備するものにはImpella制御装置，パージ液として使用するブドウ糖液バッグ（Impella CP SmartAssistと同様），ウーブンポリエステル人工血管（直径10 mm×長さ20 cm），ソフトジョウクランプ，左室アクセス用の0.035"血管造影用ガイドワイヤー，血管造影用カテーテル等がある．

1) 制御装置に電源を入れると，システム自己診断が始まり，異常なければスタートアップ画面に移行する．

2) 3～5 cmの皮膚切開を行い，鎖骨下動脈を露出，テーピングする．Impella留置後長期間の抗凝固療法を行うことを念頭におき血管剥離中に筋肉はなるべく切離しない．ヘパリンを投与しACT 250秒以上として鎖骨下動脈を遮断する．10 mm×20 cmの人工血管を用意し吻合端に斜角（45～60度）をつけて切断し，鎖骨下動脈に端側吻合する．この際，デバイスが吻合部を通過し易いように，人工血管はできるだけ寝かせて血管に吻合する．吻合後は止血を確認するが，われわれの施設では針孔からの止血を強固にするためハイドロフィット®を塗布している．

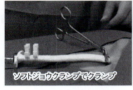
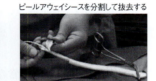
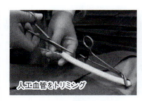
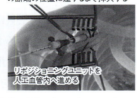
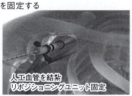
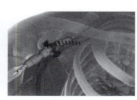

図18-2　外科的に挿入されたImpellaの固定方法

3) ピールアウェイ式イントロデューサーを人工血管の断端に挿入し固定する．ピールアウェイ式イントロデューサーの止血弁からImpella CP SmartAssistの場合と同様に留置用ガイドワイヤーを左室内に留置する．同時並行でパージシステムの準備およびポンプカテーテルへのパージ液プライミングを行う．

4) ポンプカテーテルのモータ部分を人工血管内に誘導する際に吐出部から出血するので，ソフトジョウクランプで人工血管吻合部を遮断

キーワード

しながら出血コントロールを行う．留置用ガイドワイヤーを使用して Impella 5.5 SmartAssist を左室内に誘導する．適正な留置位置の確認のために透視および経食道エコーで大動脈弁から 5 cm 下に吸入部が位置すること，吸入部が僧帽弁前尖や乳頭筋に接触していないことを確認し，制御装置で位置波形が大動脈圧波形であることを確認する．留置用ガイドワイヤーを抜去する．

5) ポンプ作動後，補助レベルを P-2 から P-4，P-4 から P-6 へと数分毎に上げていく．補助レベルを上げると留置位置が動くことがあるので，P-9 の補助レベルで適正な位置に安定しているかを確認する．適正な位置が確認された後，任意の補助レベルに設定を変更する．

6) Impella を固定するためピールアウェイシースからリポジショニングユニットへ入替をする（図 18-2）．

(3) 管理
① 安定的なポンプ駆動と環境の確保

Impella の流量が設定した補助レベルに対して低い，サクションアラームが頻発する，溶血を疑うなど Impella 作動が不安定な場合には，左室フィリングを評価する．左室フィリングに影響を与える因子として全身循環血液量（脱水や出血など）と肺循環（右心機能，肺血管抵抗，PCPS 併用に伴う肺循環量低下など）があるため，適宜調整が必要である．他にもポンプ位置（吸入部が僧帽弁前尖や乳頭筋に接触していないか，大動脈弁と吸入部の距離が適正か，吐出部が大動脈弁に接触していないか，上行大動脈内にあるかなど）が重要な因子であるため，Impella 制御装置，心エコーなどを用いて定期的なモニタリングが必要である．ポンプ位置モニタリングは位置波形とモータ波形の組み合わせ

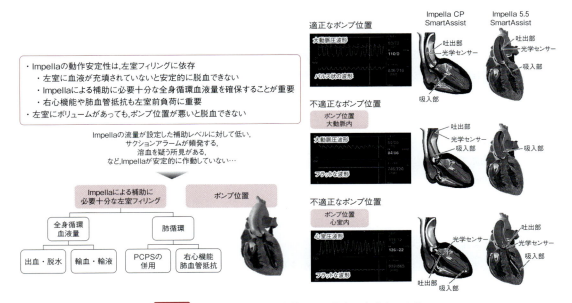

図18-3　Impella が適切に作動しない場合に考慮する事象

キーワード　左室フィリング，位置波形，モータ波形

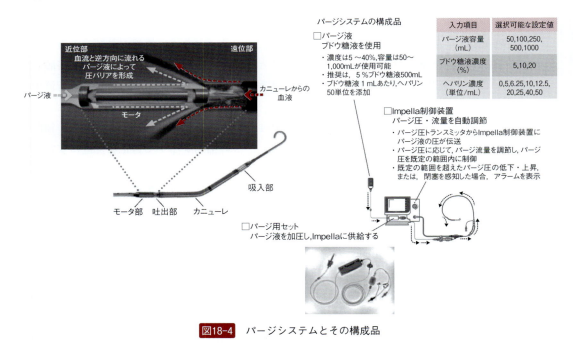

図18-4　パージシステムとその構成品

で行い，正しい組み合わせは位置波形が大動脈圧波形，モータ波形がパルス状の波形である．モータ波形がフラット状の場合には，ポンプ位置は不適正であり，位置波形によって深すぎるか浅すぎるか判断する．透視や心エコーなどの画像ガイドと組み合わせて早急に位置修正を行う（図18-3）．

② パージシステム

カテーテルに内蔵されたモータ内への血液侵入を防ぐために，加圧されたブドウ糖液をモータに供給することで圧バリアを形成し，血液の侵入を防ぐシステムであり，パージ液とImpella制御装置から構成される．パージ液はブドウ糖液を使用し，推奨は5%ブドウ糖液500 mLに対してブドウ糖1 mLあたりヘパリン50単位を添加する．Impella制御装置はパージ液の圧をモニターし，圧に応じてパージ流量を調節することでパージ圧を規定の範囲内に制御する．規定内の範囲を超えたパージ圧の低下・上昇，または，閉塞を感知した場合にアラームが表示される（図18-4）．

③ 抗凝固療法

Impella補助循環用ポンプカテーテルによる補助中のACT目標値は160～180秒であり，このACTを維持するために全身のヘパリン投与が必要になるが，前述のようにパージシステムからも患者にヘパリン投与されることに留意して抗凝固調整を行う必要がある．

④ アクセスルートトラブル

大腿動脈アクセスの場合，下肢虚血がないかを確認するため，足背・後脛骨動脈の拍動を観察する．下肢虚血を疑う場合には中止もしくは他のアクセスルートへの変更が必要となる．カテーテル折れ曲がりを避けるためベッド挙上は30°までとする．

キーワード　パージシステム，パージ液，下肢虚血

第 18 章　循環補助法（3）：Impella　**245**

(4)　離脱と抜去

　血行動態を観察しながら補助レベルをゆっくり P-2 まで下げる。血行動態が安定しており抜去可能と判断できれば，補助レベルを P-1 に設定し透視や心エコー等の画像ガイドの下に Impella を大動脈内に引き抜く。その後は P-0 にして Impella のモータ部が留置用シースの先端にあたるところまで引き戻し，Impella とシースを一体で抜去する。

3　合併症・課題

(1)　使用中のトラブルシューティング

①　ヘパリン起因性血小板減少症（HIT）

　HIT 患者に対して抗凝固剤を投与する場合，ヘパリンを中止にしてアルガトロバンで管理を行うことが一般的であるが，Impella 装着患者ではアルガトロバンを全身投与し，ACT が 160～180 秒に維持されるよう管理する。製造メーカーはパージ液へのアルガトロバン添加を禁止しているが，アメリカ食品医薬品局（FDA）で認可されたヘパリンの代替として重炭酸（メイロン®）をパージ液に添加する方法が用いられていることが多い。

②　溶血

　溶血は医療処置やデバイスによる機械的応力によって起こり，暗赤色や赤褐色の尿が現れることがある。尿の色が変化する原因は，血尿や，ミオグロビン血症，また稀ではあるが代謝異常などが考えられるため，溶血によるものなのかを鑑別する必要がある。Impella に起因する溶血が疑われる場合では，多くの場合カテーテルの不適切な位置もしくは左室フィリング不良が考えられる。

③　出血性合併症やその他の合併症

　一般的なものはアクセスサイト関連出血であり，持続的な抗凝固剤使用や大口径のシース留置，軸流ポンプ使用に伴う von Willebrand 因子減少がそれを促進する。また大動脈弁越しにカテーテルが長期間留置されることから大動脈弁逆流や，左室内カテーテルによる僧帽弁逆流発生なども報告されている。

(2)　Impella 離脱困難時のエスカレーション

　Impella CP SmartAssist の想定使用日数は 5 日間とされており，長期間サポートが必要と考えられる症例においては，他の一時的デバイスへのアップグレードもしくは植込型 VAD への変更を考慮する必要がある。また右心不全があり左室への十分な前負荷が得られない場合等には VA-ECMO を併用した ECPELLA へのシステム変更を考慮する。

(3)　Impella を留置している患者の心臓手術

　急性心不全/心原性ショック症例に対して Impella を使用して循環動態および全身状態を改善させた後に，開心術を行うことで手術成績が改善したとする報告がある[4]。また術後に術後低心拍出量症候群や人工心肺離脱困難を来すと予想される患者に対して，術前より予防的に Impella を導入することが手術成績につながるとの報告もある[5]。これらの症例では心臓手術時の心停止中も

キーワード　ヘパリン起因性血小板減少症（HIT），アルガトロバン，溶血，ECPELLA，術後低心拍出量症候群，人工心肺離脱困難

Impella が継続留置されており，心停止中は Impella をサージカルモードにする必要がある。サージカルモードではポンプ作動を止めていてもアラームをオフにすることができ，またパージシステムは作動しているためモータは保護される。手術手技中の注意点として大動脈遮断時に Impella のシャフト部分をクランプする（モータ部分を避ける），心筋保護液注入は，初回は Impella を P-1 もしくは P-2 として順行性に注入するが，サージカルモード作動後は逆行性に注入する，大動脈遮断解除前にサージカルモードを停止，Impella カニューレ内の空気抜きのため P-0 ⇔ P-1 の操作を行い大動脈基部ベントから空気抜きを実施して遮断解除する等がある。

セルフチェック

■ Impella 挿入前の事前評価ポイントは？
■ Impella が適切な位置に留置されている事を評価するポイントは？
■ Impella 作動中の定期チェックポイントは？

文 献

1）補助人工心臓治療関連学会協議会：インペラ部会 IMPELLA 適正使用指針第 5 版（2023 年 5 月 30 日改定）.
2）Toda K, Ako J, Hirayama A, et al：Three-year experience of catheter-based micro-axial left ventricular assist device, Impella, in Japanese patients：The first interim analysis of Japan registry for percutaneous ventricular assist device（J-PVAD）. J Artif Organs **26**：17, 2023.
3）日本循環器学会，合同研究班参加学会：2023 年 JCS/JSCVS/JCC/CVIT ガイドライン フォーカスアップデート版 PCPS/ECMO/循環補助用心内留置型ポンプカテーテルの適応・操作. https://www.j-circ.or.jp/cms/wp-content/uploads/2023/03/JCS2023_nishimura.pdf
4）Saito S, Shibasaki I, Matsuoka T, et al：Impella support as a bridge to heart surgery in patients with cardiogenic shock. Interact Cardio Vasc Thorac Surg **35**：ivac088, 2022.
5）Ranganath NK, Nafday HB, Zias E, et al：Concomitant temporary mechanical support in high-risk coronary artery bypass surgery. J Card Surg **34**：1569, 2019.

（吉住　朋）

キーワード　サージカルモード

第19章

補助人工心臓

ポイント

　薬剤治療抵抗性の重症心不全に対して IABP，ECMO などの機械的補助が選択されるが，その効果には限界があり，さらに重症化した心臓に対して循環補助が必要となる。そこで不全心のポンプ機能そのものを代償するのが補助人工心臓（ventricular assist system：VAS，近年では ventricular assist device：VAD と表記されることが多い）である。VAD による不全心治療（bridge to recovery：BTR）という概念[1~3] に対して欧米では VAD が心臓移植への橋渡し（bridge to transplantation：BTT）として頻用され開発改良されてきた。日本においても BTT として植込型補助人工心臓装着患者は 2011 年の保険償還を期に年々増加し，2022 年 10 月末までに 1381 例に到達している。また最近のデバイス性能向上により，末期重症心不全患者の最終治療（destination therapy：DT）も 2021 年 4 月より保険償還され，7 施設限定で開始し，2023 年 7 月より施設数を増加させ 19 施設で DT 治療が可能となっている[4]。BTT と DT 治療の大きな違いは，65 歳の年齢制限が原則なくなったこと，初回退院後 6 ヶ月程度の同居によるサポートが可能なケアギバーを必要とするものの，BTT のように常時ケアギバーを必要とする介護サポートではなくなった点である[5]。

1　定義

　重症心不全に対する機械的補助には血圧の時相を変える圧力補助としての IABP，流量補助としての ECMO があるが，前者は補助しうる心機能の限界があり，後者は長時間使用による人工肺ガス交換能や遠心ポンプの使用限界や，補助流量によっては後負荷を増大させるために補助には限界がある。そこで，さらに進んだ不全心の機械的補助を担うのが補助人工心臓である。「不全心近傍（体内または体表面）に血液ポンプを設置し心臓機能を代行することで循環補助するもの」が VAD である。自己心を摘除して両心室機能を完全に代行する全置換型人工心臓（TAH：total artificial heart）とは区別される。補助人工心臓の目的は，以下の 5 点にある。①循環を代行し心臓の負荷を軽減しつつ，不全心の回復を図る（bridge to recovery：BTR）。②全身循環を正常に維持し臓器・組織血流を改善し心移植登録を目指す（bridge to candidacy：BTC）。③心臓移植へのブリッジをす

キーワード　bridge to recovery（BTR），圧力補助，流量補助

る（bridge to transplantation：BTT）。④次の補助人工心臓までのブリッジをする（bridge to bridge）。⑤末期重症心不全の最終治療（destination therapy：DT）。

2 分類と特徴

補助人工心臓の分類方法はいくつかあり，その中枢となる血液ポンプの水力学的駆出動態で拍動流型（pulsatile flow type）と連続流型（non-pulsatile flow type あるいは continuous flow type）の2つに大別され，それぞれ血液ポンプの構造形態から数種類に分類される。また，患者への装着形態から体外設置型（extra-corporeal type）と経皮的心内留置型（transcatheter intra-cardiac type）と植込型（implantable type）の3種類に分けられる。保険償還された機械を中心にそれぞれの特徴を解説する。

(1) 体外設置型補助人工心臓（extra-corporeal VAD）

基本的な VAD の構成は血液ポンプ，駆動装置，制御装置，バッテリー電源からなる。VAD の開発の歴史は，空気駆動式（pneumatic）の体外設置型 VAD が短期から中期使用を目的として臨床使用されはじめた。これは，血液ポンプ内のダイアフラムまたはサックを外部に接続されたエアーコンプレッサーを内蔵した制御駆動装置で収縮拡張させるものである。長期使用が必要と考えられる症例でも両心補助が必要な症例や体格が小さな症例では体外設置型が適応となる。代表的なものとして，ニプロ VAS システム（旧東洋紡補助人工心臓），Abiomed BVS 5000，Thoratec VAD，2015年に小児用 VAD として保険適応になった Berlin Heart Excor Pediatric（5節）などがある。人工心肺回路の遠心ポンプを体外設置型補助人工心臓として利用する方法もあったが，2022年4月に待望の国産のバイオフロート遠心ポンプが保険償還され，連続流型がようやく使用できるようになった（図 19-1）。

(2) 経皮的心内留置型（transcatheter intra-cardiac type）

急性心不全，心原性ショックの際には，ECMO から開始し，左室の減圧（unloading）を目的として体外設置型の VAD への変更が必要な症例が多い。しかしながら，心原性ショックの際の全身状態に対しては身体への侵襲がかなり大きいという問題があった。これを解消するデバイスとして開発され 2017 年に保険償還されたのが Impella® である。詳細は 18 章に記載した。ECMO と Impella を併用し，ECPELLA 療法として ECMO は右心室の容量負荷を抑制し，Impella で左心室の減圧を行うことで両心室を補助し，総心拍出量を増加させる治療法も広く利用されている[6]。

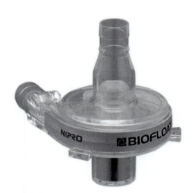

図19-1 ニプロバイオフロート遠心ポンプ（ニプロ社）

(3) 植込型補助人工心臓（implantable VAD）

① 拍動流型（pulsatile flow type）

体外設置型の臨床使用経験をもとに，長期補助患者の離床を目

キーワード bridge to transplantation（BTT），destination therapy（DT），拍動流型，連続流型，体外設置型補助人工心臓，Impella，ECPELLA，植込型補助人工心臓，長期補助患者

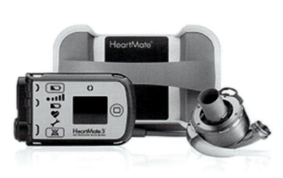
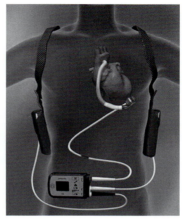

図19-2　HeartMate 3（米国 Abbott 社）

指し開発されたものがHeartMate VE/XVE, Novacor, Thoratec IVAD に代表される植込型である。体外設置型に比較し耐久性，抗血栓性に優れ，駆動装置と血液ポンプを一体型として体外の小型制御装置およびバッテリーとケーブルのみで接続される wearable type が開発され，患者の離床が大幅に進み在宅治療を実現し，良好な臨床成績をあげた。しかし，現在臨床使用されている拍動流型はないのが現状である。

② **連続流型**（continuous flow type）

連続流型ポンプは構造が簡明であり，小型化が可能であり，体内に植込みが容易である。連続流型ポンプは軸流式と遠心式に大別される。軸流ポンプとして Jarvik2000, HeartMate II（HMII）が植込型補助人工心臓として開発され，本邦で保険償還されている[7～9]。Jarvik2000 は，米国のみでも 600 例以上に臨床使用されており，最長補助期間 8 年，欧州における平均補助期間は 334 日である。Jarvik2000 は小型でありポンプポケットを必要としないため，体表面積の小さな患者や再手術症例に有効と考えられている。現在は新規の臨床使用がされていない。

HMII は，2005 年 11 月に欧州にて BTT 使用および DT 使用が承認され，2008 年 4 月には米国で BTT，2010 年 1 月に DT 使用が承認されて広く臨床使用されている。これまでに世界で約 27000 例以上の植込みがあり，最長 10 年以上の補助症例もある。本邦でも 2010 年 4 月の臨床治験開始後，6 例の植込みがあり，2013 年保険償還されてからも急速に増加し植込み数は 654 例まで到達した。使用実績の豊富さとそれに基づく安定した臨床成績のため，本邦においてもシェアの最も高かった左心補助人工心臓（LVAD）であったが，小型遠心ポンプである後継機種の HeartMate 3（HM3：図 19-2）が 2015 年に欧州で CE マークを取得し，2017 年には米国で BTT として FDA の承認を得，2018 年には DT の承認を得た。MOMENTUM 3 の臨床試験では，2 年の観察期間でHMII に比し，生存率，ポンプ交換の頻度，脳卒中の発生率，消化管出血率，ポンプ血栓症発症率が有意に低く，臨床成績を凌駕した[10]（表 19-1，図 19-3）。そのため HMII から HM3 に完全移行し

キーワード　wearable type，小型化，軸流式

表19-1　Momentum 3 結果：相対的リスク評価

イベント	遠心ポンプ(HM3) no. of patients with events(%)	軸流ポンプ(HMII)	遠心ポンプ events per patient-yr	軸流ポンプ	相対的リスク(95% CI)	有意差
ポンプ内血栓疑い	7 (1.4)	70 (13.9)	0.01	0.12	0.08 (0.04-0.16)	<0.001
脳卒中	51 (9.9)	98 (19.4)	0.08	0.18	0.42 (0.30-0.57)	<0.001
障害のある脳卒中	26 (5.0)	38 (7.5)	0.04	0.07	0.54 (0.34-0.85)	0.008
出血	225 (43.7)	278 (55.0)	0.61	0.95	0.64 (0.57-0.72)	<0.001
胃腸管の出血	126 (24.5)	156 (30.9)	0.31	0.49	0.64 (0.54-0.75)	<0.001
他の神経障害	59 (11.5)	47 (9.3)	0.09	0.08	1.25 (0.88-1.79)	0.21
主要な感染	300 (58.3)	285 (56.4)	0.82	0.82	1.00 (0.89-1.12)	0.96
右心不全	176 (34.2)	143 (28.3)	0.27	0.23	1.15 (0.94-1.42)	0.18
不整脈	185 (35.9)	207 (41.0)	0.37	0.45	0.82 (0.70-0.97)	0.02
呼吸障害	111 (21.6)	98 (19.4)	0.19	0.17	1.10 (0.86-1.40)	0.44
腎障害	73 (14.2)	56 (11.1)	0.11	0.08	1.36 (0.98-1.89)	0.07
肝障害	25 (4.9)	27 (5.3)	0.03	0.04	0.78 (0.46-1.34)	0.38

遠心ポンプが勝っている　軸流ポンプが勝っている

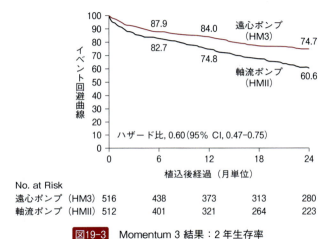

図19-3　Momentum 3 結果：2年生存率

た。本邦では2019年に臨床使用が可能となり，2022年までに400例以上に使用されている。

遠心式の植込型補助人工心臓はHM3よりも先に主に日本人が中心となり開発されており，テルモ社のDuraHeart，サンメディカル社のEVAHEARTが，2008年からの臨床治験を経て，2011年にともに保険診療使用が承認された。

DuraHeartは，電磁石を利用することで羽根車がポンプケーシングの中で浮いた状態で非接触回転することが可能となり，遠心ポンプの弱点である回転軸周囲の血栓形成を克服した画期的設計がなされている。この磁気浮上方式は国内外で注目されており，後発の数種類の遠心式補助人工心臓にも取り入れられた[11]。DuraHeartも現在は新規の臨床使用はされていない。

EVAHEARTは，初の国産植込型補助人工心臓として開発され，独自に考案した循環冷却によるクールシールシステム（Cool-Seal system）を回転軸部分に採用することにより，血栓形成を克服している。2010年12月に厚生労働省の製造販売承認を受けて，2011年3月から販売が開始され，現在はより小型のEVAHEART 2（図19-4）に改良され，ダブルチップレスカニューレ（DCTカニューレ）も採用しており，左室内に突出することがなく，カニューレ周辺の血液鬱滞を起こさない構造となっている[12]。

キーワード

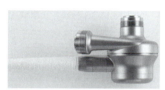
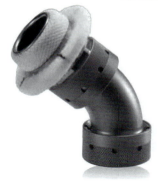
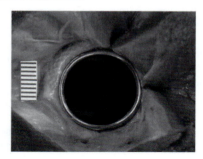

Inflow cuff and ostium
(POD 64 GLP animal study)

図19-4　EVAHEART 2（サンメディカル社）

　小型遠心 VAD として非接触型の動圧軸受を採用した HeartWare HVAD が欧州で 2006 年より承認され，265 例に植込みが実施され（2011 年）[13]，米国においても BTT として臨床導入された。全世界で 18,000 以上の症例に使用された実績を有していた。米国において 2017 年に DT として認可され，本邦においても 2018 年に臨床使用可能となった。しかしながら，脳神経障害および死亡率が他のデバイスに比べて高いことが判明し[14]，2021 年 6 月より販売を中止した。

3　適応・装着・管理・離脱

（1）適応

　補助人工心臓の適応を述べる時に必要となってくるのは，INTERMACS 分類である。INTERMACS とは，機械的補助循環の国際的レジストリである Interagency Registry for Mechanically Assisted Circulatory Support の頭文字をとったものであり，2006 年から VAD のレジストリとして米国で開始され，重症心不全に対する VAD 治療の治療成績を報告している。本邦においても 2010 年から Japan Registry for Mechanically Assisted Circulatory Support（J-MACS）が開始され，日本の VAD 治療の臨床成績が毎年報告されている。

　INTERMACS 分類は，病態ごとに分けられた 7 つのプロファイルレベルとニックネームを有している（表 19-2）。

　劇症型心筋炎の心原性ショック，拡張型心筋症の急性増悪では，profile 1 となり，ECMO の早期導入および Impella などの経皮的 VAD の導入が緊急的に必要となる。このような状態では，心臓移植などの申請を行う余裕も，心臓の回復状況も予測できないため，BTC として VAD が必要

キーワード　動圧軸受

表19-2 INTERMACS 分類と J-MACS 分類[15)]

P*	INTERMACS J-MACS	状態	デバイス選択
1	Critical cardiogenic shock "Crash and burn" 重度の心原性ショック	静注強心薬の増量や機械的補助循環を行っても血行動態の破綻と末梢循環不全をきたしている状態	IABP，PCPS，循環補助用心内留置型ポンプカテーテル，体外循環用遠心ポンプ，体外設置型 VAD
2	Progressive decline despite inotropic support "Sliding on inotropes" 進行性の衰弱	静注強心薬の投与によっても腎機能や栄養状態，うっ血徴候が増悪しつつあり，強心薬の増量を余儀なくされる状態	IABP，PCPS，循環補助用心内留置型ポンプカテーテル，体外循環用遠心ポンプ，体外設置型 VAD，植込型 LVAD
3	Stable but inotrope-dependent "Dependent stability" 安定した強心薬依存	比較的低用量の静注強心薬によって血行動態は維持されているものの，血圧低下，心不全症状の増悪，腎機能の増悪の懸念があり，静注強心薬を中止できない状態	植込型 LVAD
4	Resting symptoms "Frequent flyer" 安静時症状	一時的に静注強心薬から離脱可能であり退院できるものの，心不全の増悪によって容易に再入院を繰り返す状態	植込型 LVAD を検討（特に modifier A** の場合）
5	Exertion intolerant "House-bound" 運動不耐容	身の回りのことは自ら可能であるものの日常生活制限が高度で外出困難な状態	
6	Exertion limited "Walking wounded" 軽労作可能状態	外出可能であるが，ごく軽い労作以上は困難で 100 m 程度の歩行で症状が生じる状態	modifier A** の場合は植込型 LVAD を検討
7	Advanced NYHA III "Placeholder" 安定状態	100 m 程度の歩行は倦怠感なく可能であり，また最近 6 ヵ月以内に心不全入院がない状態	

*プロファイル
**致死性心室不整脈により ICD の適正作動を頻回に繰り返すこと。

となってくる。profile 2 の患者においては，状態が安定していれば，心臓移植などの申請を行い，植込型 VAD の導入も可能である。profile 3-4 がもっとも安定した植込型 VAD の導入が可能な患者群である。

循環動態が基準を満たすだけでなく，同時に適用するタイミングも重要である。低心拍出量症候群に伴う主要臓器不全が可逆的であり，VAD による全身循環の改善により臓器機能も改善しうる時期が適切である。具体的には IABP，ECMO にても心不全が悪化する場合もしくは悪化しないが依然重症心不全の基準から脱し得ない病態が適応となる。また，左心不全で LVAD を導入することで潜在する右心不全の顕在化をみるため右心補助人工心臓（RVAD）が必要となる場合がある。LVAD に RVAD を加えた両室補助人工心臓（BiVAD）が必要になった症例は短期，長期予後ともに悪いことが知られており，予測因子の解析が進められている[16)]。

キーワード 右心補助人工心臓（RVAD）

(2) 装着

LVAD の装着法であるが，体外設置型 LVAD は左室心尖部脱血ないし左房脱血，上行大動脈送血が一般的である．しかし，左房脱血に比し左室心尖部脱血の方が，より効果的な左室減負荷が可能となるため，植込型 LVAD は心尖部脱血を採用している．具体的な装着法は手術書に譲るものとする．RVAD の場合は，右房脱血，肺動脈送血が一般的である．本邦では植込型 RVAD は保険償還されていない．そのため体外式のものしか導入できない．海外では Protek Duo カニューレ（LivaNova 社）（図 19-5）を使用し，右内頸静脈から経皮的に挿入し，カニューレの先端を肺動脈内に留置することで右房脱血，肺動脈送血が可能となっている[17]．

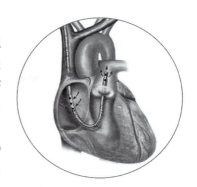

図19-5 Protek Duo カニューレ（LivaNova 社）

(3) 管理

補助人工心臓装着中は，心臓仕事量の減弱を図り不全心の回復を促すために，中途半端な流量補助を避け，補助流量で $2.2\ L/分/m^2$ 以上を維持し左室減負荷を図り，大量のカテコールアミンが投与されている場合には，これを減量し心筋酸素消費量の軽減に努める．循環血液量が不足している場合は VAD が十分な駆出ができなくなり循環不全の状態に陥り易いため，中心静脈圧 10 mmHg 前後を維持する．体外設置型では VAD 血液ポンプが常に完全充満完全駆出状態（full fill-full empty）となるよう心がける．植込型では回転数で調整しポンプ流量を目安とするが，機械内の流量計は内部回路の計算値（実測値ではない）であることに留意し，Swan-Ganz カテーテルの心拍出量も急性期には併用して管理する．また，VAD 装着直後は血行動態が不安定になりやすく，また腎機能も低下しているため，利尿剤による反応がない場合は躊躇せず緩徐式持続的血液濾過法（CHDF）を導入し，全身循環血液量の適正化と血行動態の安定に努める．全身の代謝の指標として混合静脈血酸素飽和度で 65% 以上，乳酸で 10 mg/dL 以下になるように流量補助を設定管理する．同時に，栄養管理を含めた，全身の臓器庇護療法を積極的に行う．

抗凝固療法は補助人工心臓流量が低流量（2.0 L/分以下）の場合には必須であるが，補助流量がそれ以上であっても植込み直後の出血などが懸念される場合はヘパリンを使用しないこともある．本邦で使用されている体外設置型 VAD の場合には，活性化凝固時間（ACT）で 150～200 秒を維持するようヘパリン量を調整することが推奨されている．植込型では安定期にはアスピリン＋ワルファリン管理が推奨されているが，急性期に関しては術後 24 時間は抗凝固剤なしで管理する．少量ヘパリンからワルファリンへ移行する heparin bridge の有効性が議論されていたが，HMII でのポンプ血栓発生の報告[18]から HM3 では bridge が推奨されている．ACT だけではなく APTT（activated partial thromboplastin time），PT-INR（prothrombin time-international normalized ratio）など他の凝固能検査も定期的に行い，適正な抗凝固療法を行うべきである．安定期においては，ワルファリンにて PT-INR を HMII：2.0～3.0，HM3：2.0 前後，EVAHEART 2：2.5～3.5，が推奨

キーワード 左房脱血，左室心尖部脱血，完全充満完全駆出状態（full fill-full empty），PT-INR

されている。また，体外設置型では血液検査だけでなく血液ポンプの血栓形成をペンライトや鏡を利用して丁寧に肉眼で観察することが重要である。植込型ではポンプ内血栓を観察することは不可能であり，pump power の異常高値や溶血など臨床所見から総合的に判断する必要がある。感染予防は必須であり，重症心不全に伴い低免疫状態である場合が多いため，送脱血管の皮膚貫通部分（植込型ではドライブラインの刺入部）や各種留置針刺入部の清潔を維持し，予防的抗生剤投与を行う。

（4）　離脱

離脱の基準であるが，総心拍出量を維持しつつ左房圧の急激な上昇が無いように，補助流量を漸減し自己心への仕事量の漸増を図り，左房圧が 18 mmHg 以下で心係数 2.3 L/分/m^2 以上に安定していれば，十分なヘパリン加の下に on-off テストを数回施行して離脱する。この際に心エコー検査にて心臓機能，大動脈弁開放時間などを観察する。基準を満たすが余裕が無い場合には，IABP を挿入し VAD から離脱する。

4　問題点と展望

（1）　補助人工心臓の有害事象

補助人工心臓に起因する主な合併症を J-MACS（2023 年 2 月時）に基づいて記載する。①装置の不具合，②主要な感染，③神経機能障害，④大量出血，⑤その他について解説する。

①　装置の不具合

主要な有害事象の一つであり，J-MACS の定義では "機械的循環補助システムの 1 つあるいは複数の部品の故障が，不十分な循環補助状態（低心拍出状態）か死亡の直接の原因になる場合，またはそれらの恐れがある場合" である。周術期のポンプの機能不全としては，流入管位置不良などによる脱血障害，血液ポンプ停止（血液ポンプ本体の異常，ドライブラインの異常などによる）や流出管の折れ（kinking）などがあり，緊急手術を要する場合もある[19]。装置の不具合非発生率（すべて）は 90 日，180 日，360 日，720 日，1080 日において 94％，90％，84％，77％，70％であり，いずれの機種も血液接触面の生体適合性に配慮はされているが，血栓症も含め急性期，慢性期ともに頻度の少なくない合併症である。本邦で使用されている国産体外設置型 VAD では，2.0 L/分以下では ACT 150 〜 200 秒前後を維持し，循環補助が 30 日以上に及ぶ場合には，30 日ごとにポンプの交換が推奨されている。これに対し植込型 VAD では，抗血栓性に優れており体外設置型より良好な成績である。

②　主要な感染

体外設置型では送脱血管の皮膚貫通部感染さらには縦隔洞炎となる例も少なくない。植込型ではドライブライン刺入部の感染からポンプポケット感染へ進行する可能性があり刺入部の衛生管理は重要である。ポンプ周囲に死腔を形成するためポンプ周囲感染および縦隔洞炎が生じる危険性がある。ドライブライン感染非発生率は 90 日，180 日，360 日，720 日，1080 日において植込型で

キーワード　感染予防，on-off テスト，大動脈弁開放時間

94％，88％，79％，69％，62％であり，経時的に感染は増加している。ポンプポケット・ポンプ内感染非発生率は90日，180日，360日，720日，1080日において99％，99％，99％，98％，96％であり，発生が少なく経過している。

③ 神経機能障害

抗凝固不良が主な原因であり，頭蓋内出血と塞栓症，その両者が発生しうる。神経学的異常所見，臨床症状（頭痛等）が認められる際には，頭部CTを施行し，脳出血やクモ膜下出血などの出血性病変か，一過性脳虚血発作や脳梗塞などの虚血性病変か，などの鑑別を迅速に行う必要がある。出血性病変の場合には抗凝固療法は完全に中止しFFP（新鮮凍結血漿），第IX因子製剤，ビタミンK，濃厚血小板投与などでリバースを優先する。また，塞栓症に対する血管内治療や出血での開頭血腫除去術を含む外科的治療法についても検討を行う。神経機能障害非発生率は90日，180日，360日，720日，1080日において88％，83％，77％，71％，67％であり，一定の割合で発症している。

④ 大量出血

J-MACSでの定義は“死亡の原因となる，或いは再手術，入院，輸血等を要する出血”である。米国においては定常流VADによる消化管出血が多数報告されている[20]。J-MACSデータでは全出血非発生率は90日，180日，360日，720日，1080日において88％，83％，77％，71％，67％であった。大量出血（消化管出血）非発生率は90日，180日，360日，720日，1080日において97％，96％，95％，93％，91％であり，海外のデータよりも良好な結果となっている[20]。頻回に出血を繰り返す症例においては抗凝固剤の減量が検討される。

⑤ その他

左心不全でLVADを導入することで心拍出量が増し右心系の前負荷の増大をもたらすと同時に，左室と右室の形態変化（左室の減圧による心室中隔の偏移）が生じ右室機能低下を招来し，潜在する右心不全の顕在化をみる場合がある。右心不全非発生率は90日，180日，360日，720日，1080日において95％，94％，92％，90％，88％であった。

不整脈に関してはVAD装着により改善される場合と新たに生じる場合がある。心室性不整脈だけでなく心房細動などによりVADの血液充満が不十分になることがあるので，適切な治療を要する。補助人工心臓の機能不全，精神障害による治療中断の報告もある。

(2) 補助人工心臓の展望と問題点

拍動流型植込型補助人工心臓はデバイスサイズが大きく植込みには制限があったが，デバイスサイズが小さな連続流型植込型補助人工心臓の登場とその良好な成績から，適応が近年急速に拡大している。現在，本邦で臨床使用されている保険償還された植込型補助人工心臓はHM3，EVAHEART 2の2機種である。これらの性能，耐久性，生体適合性は向上しており，長期間の装着も可能になっている。近年，植込型補助人工心臓使用頻度が増加し，移植待機（BTT）としての使用に加えて，DTとしての使用も限定された施設で可能となっており，65歳以上の高齢者等，今までは移植適応が得られなかった患者にも適応されるようになった。ただし，HM risk score

---

キーワード 抗凝固療法，右心不全

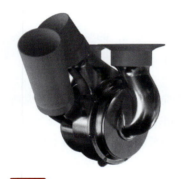

図19-6　BiVACORポンプ（BiVACOR社）

(HMRS)：$0.0274 \times$ 年齢 $- 0.723 \times$ アルブミン（g/dL）$+ 0.74 \times$ クレアチニン（mg/dL）$+ 1.136 \times$ PT-INR $+ 0.807 \times$ (0 or 1)（経験豊富な施設ならば 0）が高い患者は適応から除外される。

HMRS 参考値：Low risk ＜ 1.58 ＜ medium risk ＜ 2.48 ＜ high risk

本邦においては，2009 年の臓器移植法改正後，心臓移植数は増加傾向にあるが，依然として諸外国に比して極端なドナー不足に直面している。また本邦の補助人工心臓の成績は非常に良好であるため，年々 VAD 患者は増加する一方，移植数は増加しないため，心臓移植平均待機期間 1815 日（2022 年）は更に延長していくと思われる。

植込型補助人工心臓の手術・管理の保険適用や，デバイスの保険償還が認められるなど，補助人工心臓使用における社会的環境整備も整いつつあることは朗報といえよう。しかし，植込型補助人工心臓は非常に高額（EVAHEART；1830 万円，HM3；1810 万円）であり，国民医療費への負担となることから，社会保障と医療経済とのバランスをとる必要がある。医療従事者は最新の補助人工心臓の治療成績と限界，コストについて理解しておくことは必須と思われる。高価な医療機器である植込型 VAD 治療も，その普及につれて医療経済上も合理的な治療手段としてさらに成長していくことが期待される。

さらに小型化，軽量化されたデバイスが期待される一方，完全な心臓移植代替治療として全置換型人工心臓（TAH：total artificial heart）の開発も行われており，2001 年には AbioCor TAH の臨床導入がされたが長期耐久性の問題から一般普及しなかった。現在は Syncardia TAH が米国にて臨床導入されている[21]。小型で両心ともに磁気浮上型の遠心ポンプで補助される BiVACOR（図 19-6）も治験が開始され始めている。

5　小児における VAD 治療

小児は体格が小さいことから，装着できるデバイスサイズに制限があり，装置の小型化が求められる。しかも，単純に縮小すれば良いわけではなく，成人と比べてかなりの低流量補助となる一方で，必要な揚程（ポンプが流体を汲み上げる能力）はさほど変わらない。近年，植込型 VAD の小型化が進んでいるが，より体格の小さな小児の VAD 需要は高く[22,23]，それには体外設置型である Berlin Heart 社の EXCOR®

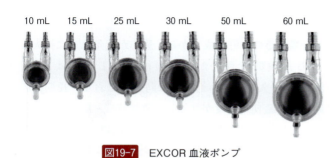

図19-7　EXCOR 血液ポンプ

キーワード　臓器移植法改正，全置換型人工心臓（TAH：total artificial heart），小児用補助人工心臓

Pediatric が唯一の適応となる。

(1) Berlin Heart EXCOR® Pediatric
① 構成

EXCOR VAD システムは，血液ポンプ，送脱血カニューレ，ドライビングチューブ，IKUS と呼ばれる駆動装置によって構成される。

血液ポンプ（図 19-7）は抗血栓性と耐久性の高いポリウレタン製で，透明な外殻のため，チャンバーやメンブレンの視認管理を可能にしている。血液チャンバーと空気チャンバーを区画するメンブレンは 3 層構造になっており，万一，メンブレンが損傷した場合でも，血液が空気チャンバーに漏れ出すといった最悪の事態をできる限り回避するように設計されている。血液チャンバー内は CARMEDA® コーティングで抗血栓加工されており，送脱血用のコネクターが出ている。流入・流出弁は三葉弁で，一体形成により小型化と抗血栓性を実現している。指で摘むことで弁が開閉するので，プライミング時の洗浄や空気抜きに利用する。空気チャンバーにはドライビングチューブ用のコネクターがあり，メンブレンを空気駆動することで血液を拍出する。血液ポンプは 10 mL から 60 mL の間に 6 サイズあり，体格により適切なサイズを選択する。臨床の現場では，植込型 VAD が装着できない小さな体格の小児に対する小型サイズの使用が主である。

送脱血カニューレ（図 19-8）には動脈送血用，心尖部脱血用，心房脱血用カニューレがあり，血液ポンプのサイズにより，6, 9, 12 mm の中から選択する。いずれもシリコン製で，先端付近にポリエステル製縫合リングがある。皮膚貫通部の組織内殖と封孔を目的として，カニューレ体部はポリエステルベロアにより被覆されている。植込み後の児の成長に伴い，ポンプのサイズアップの必要性を考慮して，アダプターも準備されている。

IKUS は駆動装置本体とラップトップコンピュータで構成される（図 19-9）。本体には独立した 3 つの空気圧システムと 2 つのコンピュータが実装されており，空気圧システムは，通常はそれぞれ LVAD と RVAD として稼働し，残り一つがバックアップとなる。何らかの理由で空気圧システムの一つがダウンした場合，バックアップに自動で切り替わる。本体内のコンピュータは，1 台がアクティブ（メイン）の制御コンピュータで，もう 1 台がパッシブ（バックアップ）となっており，本体上部に置かれているラップトップコンピュータとは独立して稼働する。ラップトッ

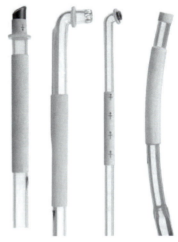

心尖部脱血用　心房脱血用　動脈送血用

図19-8　EXCOR カニューレ

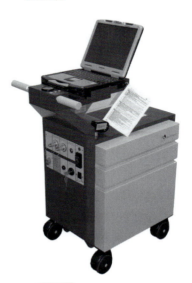

図19-9　IKUS 駆動装置

キーワード　三葉弁

プコンピュータは，システムの始動や管理，各種パラメータの設定やエラーメッセージの表示など，本体内コンピュータのI/O装置としての役割を担っている。

② 適応

EXCORの適応は，重症心不全患者のうち，薬剤や手術による治療や，他の循環補助では症状の改善が見込めない症例で，心臓移植の適応判定を受けることが前提となる[24,25]。すなわち，全例がBTTとしての使用となり，同じ体外設置型のニプロVASとは異なる。心臓移植適応となる疾患全てが対象となり得るが，制限事項として，児の修正在胎週数が37週以降かつ体重3kg以上であることの他，いくつかの除外基準が設けられている。心臓移植実施施設であれば施設内での判定が有効であるが，それ以外では，各施設で判断した後に関連する実施施設の合意を得，いずれの場合も日本循環器学会心臓移植適応検討小委員会で承認される必要がある。必然的に時間を要することになり，それを待てないほど循環動態が切迫している場合には，EXCORカニューレを用いたVA-ECMOを装着して[26]承認を待つこともある。

(2) 本邦の現状と展望

2023年9月現在，EXCORは本邦14施設が実施施設に認定され[27]，うち12施設が保有し[28]，VAD治療を行っている。先述のとおり，EXCORはBTTとしての適応となるが，18歳未満の小児心臓移植症例のVAD装着期間は，平均1.7年，最長で3年以上にも及ぶのが現状である[29]。EXCOR施設の偏在は否めず，必然的に長期入院となる中で，家族に大きな負担がかかると言わざるを得ない。小児重症心不全患者の治療機会の均てん化という点からも，医療圏を考慮した施設分布となることが望まれる。

セルフチェック

■体外設置型拍動流型補助人工心臓の理想的な運転状態は？
■補助人工心臓管理中に留意すべき，主要な合併症は？

文　献
1) Hetzer R, Muller JH, Weng Y, et al：Bridge-to-recovery. Ann Thorac Surg **71**：S109, 2001.
2) Rose EA, Gelijns AC, Moskowitz AJ, et al：Long-term use of a left ventricular assist device for end-stage heart failure. N Engl J Med **345**：1435, 2001.
3) Frazier OH, Myers TJ：Left ventricular assist system as a bridge to myocardial recovery. Ann Thorac Surg **68**：734, 1999.
4) Puehler T, Ensminger S, Schoenbrodt M, et al：Mechanical circulatory support devices as destination therapy—Current evidence. Ann Cardiothorac Surg **3**：513, 2014.
5) 一般社団法人　補助人工心臓治療関連学会協議会：植込型補助人工心臓DT実施基準．https://j-vad.jp/dt-lvad/
6) Patel SM, Lipinski J, Al-Kindi SF, et al：Simultaneous venoarterial extracorporeal membrane oxygenation and percutaneous left ventricular decompression therapy with Impella is associated with improved outcomes in refractory cardiogenic shock. ASAIO J **65**：21, 2019.

キーワード　心臓移植実施施設，心臓移植適応検討小委員会

7) Siegenthaler MP, Frazier OH, Beyersdorf F, et al：Mechanical reliability of the Jarvik 2000 Heart. Ann Thorac Surg **81**：1752, 2006.

8) Rogers JG, Aaronson KD, Boyle AJ, et al：Continuous flow left ventricular assist device improves functional capacity and quality of life of advanced heart failure patients. J Am Coll Cardiol **55**：1826, 2010.

9) Morgan JA, Go PH, Xuereb L, et al：Outcomes on continuous flow left ventricular assist devices：A single institutional 9-year experience. Ann Thorac Surg **102**：1266, 2016.

10) Mehra MR, Uriel N, Naka Y, et al：A fully magnetically levitated left ventricular assist device—Final report. N Engl J Med **380**：1618, 2019.

11) Morshuis M, El-Banayosy A, Arusoglu L, et al：European experience of DuraHeart magnetically levitated centrifugal left ventricular assist system. Eur J Cardiothorac Surg **35**：1020, 2009.

12) May-Newman K, Montes R, Campos J, et al：Reducing regional flow stasis and improving intraventricular hemodynamics with a tipless inflow cannula design：An invitro flow visualization study using the EVAHEART LVAD. Artif Organs **43**：834, 2019.

13) Strueber M, Meyer AL, Malehsa D, et al：Successful use of the HeartWare HVAD rotary blood pump for biventricular support. J Thorac Cardiovasc Surg **140**：936, 2010.

14) Stulak JM, Davis ME, Haglund N, et al：Adverse events in contemporary continuous-flow left ventricular assist devices：A multi-institutional comparison shows significant differences. J Thorac Cardiovasc Surg **151**：177, 2016.

15) 日本循環器学会 / 日本心不全学会合同ガイドライン：2021 年 JCS/JHFS ガイドライン フォーカスアップデート版 急性・慢性心不全診療，2021．https://www.j-circ.or.jp/cms/wp-content/uploads/2021/03/JCS2021_Tsutsui.pdf

16) Dang NC, Topkara VK, Mercando M, et al：Right heart failure after left ventricular assist device implantation in patients with chronic congestive heart failure. J Heart Lung Transplant **25**：1, 2006.

17) Carrozzini M, Merianti B, Olivieri GM, et al：Percutaneous RVAD with the Protek Duo for severe right ventricular primary graft dysfunction after heart transplant. J Heart Lung Transplant **40**：580, 2021.

18) Starling RC, Moazami N, Silvestry SC, et al：Unexpected abrupt increase in left ventricular assist device thrombosis. N Engl J Med **370**：33, 2014.

19) Horton SC, Khodaverdian R, Chatelain P, et al：Left ventricular assist device malfunction：An approach to diagnosis by echocardiography. J Am Coll Cardiol **45**：1435, 2005.

20) Amer S, Shah P, Hassan S：Gastrointestinal bleeding with continuous-flow left ventricular assist devices. Clin J Gastroenterol **8**：63, 2015.

21) Torregrossa G, Anyanwu A, Zucchetta F, et al：SynCardia：The total artificial heart. Ann Cardiothorac Surg **3**：612, 2014.

22) Adachi I, Peng DM, Hollander SA, et al：Sixth annual pediatric interagency registry for mechanical circulatory support（pedimacs）report：The society of thoracic surgeons pedimacs annual report. Ann Thorac Surg **115**：1098, 2023.

23) 小野稔：補助人工心臓の現状と小児人工心臓の今後の展望．日小循会誌 **27**：111，2011．

24) 補助人工心臓治療関連学会協議会：小児用補助人工心臓実施基準及び適正使用基準．https://www.jacvas.com/application/1/j-standard/．accessed September 30, 2023.

25) 日本循環器学会 / 日本心臓血管外科学会 / 日本胸部外科学会 / 日本血管外科学会：重症心不全に対する植込型補助人工心臓治療ガイドライン．https://www.j-circ.or.jp/cms/wp-content/uploads/2021/03/JCS2021_Ono_Yamaguchi.pdf．accessed September 30, 2023.

26) Yamamoto Y, Hirano A, Yoshimura Y：Successful management of short-term continuous-flow ventricular assist device for a pediatric patient：Report of a case. J Pediatr Cardiol Cardiac Surg **3**：44, 2019.

27) 補助人工心臓治療関連学会協議会：植込み型補助人工心臓 / 認定一覧 / 小児実施施設．https://j-vad.jp/registry-licensed-facilities-pediatric/．accessed September 30, 2023.

28) 株式会社カルディオ：EXCOR® Pediatric/ 小児用体外設置式補助人工心臓システム．http://cardio.co.jp/product/excor_pediatric/．accessed September 30, 2023.

29) 日本心臓移植研究会：日本の心臓移植レジストリ / 心臓移植の現状 20221231 現在．http://www.jsht.jp/ レジストリ 20221231.pdf．accessed September 30, 2023.

（六鹿雅登，村山弘臣）

第20章

人工心肺をめぐる諸問題とその対策

ポイント

　心臓大血管手術の補助手段としての体外循環・人工心肺技術は，腎不全患者の血液浄化療法と同様に，ほぼ確立された医療技術の域に到達したと言える。人工心肺技術の進歩は，回路など材料の進歩だけではなく，手術法を含めた手術戦略，麻酔技術，体外循環技術の習熟・洗練も大いに関わっている。しかし，人工心肺が非生理的な血液循環環境を作り出すことには変わりはなく，未だ解決されていない問題点が存在する。輸血や生体適合性・炎症反応の話題がその代表である。加えて，高度な医療技術である人工心肺は，医療の質を維持するための安全性についても十分に議論されるべきである。本章では人工心肺の諸問題を挙げるとともに，その対策について記述することで，人工心肺をめぐる今後の展望を考察する。

1　人工心肺に際しての輸血量の節減

　輸血管理が人工心肺管理の最も重要な事項の一つであることは言うまでもなく，輸血が心臓外科手術の成績を左右する因子の一つであることもよく知られている。また，輸血に伴う梅毒・肝炎・ヒト免疫不全ウイルス（HIV）感染，エルシニア菌感染，GVHD（Graft Versus Host Disease：移植片対宿主病）などを予防する意味でも，同種血輸血を減少させる試みがなされてきた[1]。血液を媒介したウイルス感染症の検査法は，感染早期にウイルスを検出できる NAT（Nucleic Acid Amplification Testing：核酸増幅検査）が導入され，検査陰性と判定される「ウインドウ」期間（感染から日が浅くウイルスが十分増殖していない，あるいは抗体ができていないため陰性と判定される期間）が短くなり，輸血の安全性は向上している。しかし，これまで未知であった E 型肝炎ウイルス（HEV），西ナイル熱ウイルス，パルボウイルス B19，プリオンの感染などが新たに問題視されるようになった。

　赤血球輸血に関しては[2]，①免疫低下（TRIM：Transfusion-Related Immune Modulation）に伴う術後感染増加，②製剤の汚染に伴う感染，③保存期間が長い製剤使用による種々の合併症増加，④供血者抗白血球抗体が補体活性化・ヒスタミン放出により肺毛細管透過性亢進を来たす輸血関連急性肺障害（TRALI：Transfusion-Related Acute Lung Injury）なども指摘されている。加えて，少子高

キーワード　輸血

齢化の本邦では，今後供血者の減少が予想され，同種血輸血量を減少させる努力は怠ってはならない。以下に同種血輸血削減策を示す。

(1) 自己血輸血

自己血輸血には，術前・術中の貯血式，術中・術後の回収式がある。

① 術前自己血貯血

待機手術患者で，術前約3週間の間に2～3回に分けて400～1200 mL採血を行い，同種血保存と同様の方法で保存される。従来の自己CPD血（人全血液）のほか，MAP血とFFPの二成分に分け保存することもある。しかし，術前貯血自己血の細菌汚染検出率が6.7%程度との報告があり，感染防止に留意を要する[3]。自己血保存期間は，自己CPD血で3週間，自己MAP血で6週間である。多くの場合は貯血後に遺伝子組み換えヒトエリスロポエチン（rHuEPO）と鉄剤を造血補助剤として使用し，術前貧血の改善に努める[4]。術前自己血貯血の非適応としては，菌血症の恐れのある細菌感染患者，術前の貧血が病態を悪化させる可能性のある重度大動脈弁狭窄症，不安定狭心症，NYHA IV度の心不全症例などがあげられる[5]。小児についても一部実施されてきているが，過度の貧血を避ける傾向にあり，特に乳幼児では成人症例ほど行われない[6]。

② 術中自己血貯血（人工心肺前）

麻酔導入後，体外循環開始までの時点に，血行動態が不安定な重症例あるいは30 kg以下の低体重でなく，ヘモグロビン値＞12 g/dLであれば，自己血を400～800 mL採取し，体外循環終了後に投与する。血小板・凝固因子などを多く含み，体外循環終了後の止血には有用である。そのため，術前貯血分を術中貯血で交換する方法も行われる。これにより大動脈解離でも術中術後の輸血量を削減するという報告もあるが，前向き研究は少なく議論のあるところである[7]。

③ 自己血回収装置

術野の吸引血液を自己血回収装置により赤血球成分を洗浄分離し投与する[8]。ヘパリン加生理食塩水を加えながら吸引された血液はフィルターで濾過後，貯血槽に蓄えられる。その後，遠心分離されたヘパリンと血漿成分を廃棄し，赤血球成分を生理食塩水で洗浄して回収し，必要に応じて患者に投与する。駆動方式には，連続式（Fresenius社CATS）と非連続式（Haemonetics社Cell Saver 5+・Sorin社XTRAなど）がある。

(2) 人工心肺回路充填量の低減化

血液接触面積の低減による炎症応答の制御とともに，人工心肺回路充填量の低減は輸血量の軽減に寄与する。特に低体重の患者では有用である。小口径のチューブ（3/8インチ）の利用とともに，同じ最大流量で充填量が半分になった小型化人工肺，動脈フィルターを組み込んだ一体型の人工肺などにより回路充填量を削減できる。また，開放型静脈貯血槽を排することにより，空気と接触する血液量を減少させ，手術手技に応じて吸引回路，ベント回路を省略または簡素化するミニサーキット（MECC：mini-extracorporeal circulation）も開発されている[9, 10]。

(3) 人工心肺回路の無血充填

新生児・乳児例および重症例を除き，人工心肺充填液に，血液を充填することは避けられてい

キーワード 輸血量の軽減，自己血輸血

る。また，血液充填する際も HF（血液濾過）や HDF（血液濾過透析）などの血液浄化法を用いて電解質などの補正を行った後に人工心肺を開始している。人工心肺時のヘモグロビン値が過度に低くなった時点で輸血を使用する。

⑷　人工心肺回路の自己血充填

　自己血充填は充填液量を削減し輸血量を減らそうという試みで，動脈送血カニューレと送血回路を接続した後，血圧低下に注意しながら逆行性に動脈フィルターや人工肺の充填液を血液と置換する自己血充填法（RAP：retrograde autologous priming）が代表的である[11]。十分な補液とともに，一時的昇圧剤（phenylephrine など）を使用した血圧維持が必要である。その他，静脈脱血カニューレより脱血回路を充填する antegrade autologous priming（AAP）も用いられることがある。

⑸　術中限外濾過

　人工心肺離脱後に送脱血カニューレを利用して残存した血液を血液濃縮器に導き，水分除去後返血する modified ultrafiltration（MUF）が新生児・小児で行われる[12~14]。詳細は第13章に記述されている。

⑹　人工心肺回路残存血の再投与

　体外循環終了後に回路の血液を人工心肺残存血に加え，限外濾過にて濃縮後，患者に再投与する。濾過せずに残存血を投与する場合は，ヘパリンを多く含んでおり術後再出血の危険性があるので，凝固能の確認が必要である[15]。残存血を自己血回収装置にて遠心分離し，濃縮洗浄赤血球成分のみを再投与する方法もある。ただし，長時間体外循環例では，細菌感染の危惧もあり，残存血の使用は慎重に行われる。

⑺　制限的な輸血

　人工心肺による血液希釈および出血による術中貧血は臓器灌流を障害し手術成績を悪化させるが，どこまでの貧血が許容されるかは不明である。これまでの報告からは，ヘマトクリット値20～24％が閾値と考えられ，これ以上での管理が望ましい[16]。先進的な取り組みでは，①出血が続く場合にはヘモグロビン＜10 g/dL で輸血するが，臨床症状が許容されれば，ヘモグロビン＜7 g/dL で赤血球1単位輸血する。②出血量＞200 mL/時を認めた場合，凝固検査 PT-INR（プロトロンビン時間：international normalized ratio of prothrombin time）＞1.4 で新鮮凍結血漿（FFP）10 mL/kg を投与する。③血小板は，血小板数＜5万/μL で，出血量＞200 mL/時で投与する。以上のアルゴリズムで制限的輸血を行っている[17]。

⑻　血漿分画製剤

　長時間の体外循環により低フィブリノゲン血症（＜150 mg/dL）を呈し，高度な出血傾向を来した場合，クリオプレシピテート（第Ⅷ因子が多く含まれる）[17] または乾燥ヒトフィブリノゲン[18]，遺伝子組換え活性型第Ⅶ因子製剤[19]，という血漿分画製剤を用いると止血効果が高まる（本章第4節を参照）。

⑼　術式による輸血量削減の工夫

　輸血リスクは，大動脈手術が最も高く次に冠動脈バイパス手術，最も低いのは弁膜症手術である

キーワード　制限的輸血

第 20 章　人工心肺をめぐる諸問題とその対策　　263

と言われている。また，僧帽弁手術においては正中切開よりも右小開胸による MICS（minimally invasive cardiac surgery）の方が輸血量が少ないという報告がある。

⑩　その他の輸血に関わる諸問題

①　術前の貧血管理

術前の貧血が，心臓外科手術成績や予後に関わることが報告されており，また，術前に貧血を改善させることが輸血のリスクを低減することがわかっている[20]。術前の血清鉄の適正化等，術前に貧血を是正することが推奨される。

②　Xa 阻害薬服用患者の管理

Xa 阻害薬は今や抗凝固療法の中心的役割をはたす薬剤となっており，服用中の患者が人工心肺を用いた手術に臨むこともしばしば経験するようになってきた。Xa 阻害薬の効果で人工心肺後も出血が助長され輸血量を増やす可能性が示唆されている。一方，本邦でも Xa 阻害薬の中和薬としてアンデキサネットアルファ（オンデキサ静注用）が使用できるようになったが，アンデキサネットアルファは強力なヘパリン抵抗性があり，人工心肺開始前や人工心肺時に用いた場合，血栓症など重篤な合併症に至る可能性が示唆されている。学会は注意喚起として慎重な対応を検討することを推奨している。

2　人工心肺における炎症反応と生体適合性

⑴　人工心肺における炎症反応のメカニズム

体外循環に伴う炎症反応は 3 つの主要メカニズムが考えられている。血液が非内皮組織と接触したときの反応（接触活性）と虚血再灌流障害とエンドトキシン血症である。接触活性とは，人工心肺回路内を灌流する血液が人工心肺回路内面と接触して血液異物面反応が惹起されることで，人工心肺の血液接触面積は大きいため，その反応は重大である。血液が血管内皮細胞以外の異物や空気と接触した時，血液凝固系や補体，細胞性免疫が活性化され，全身性炎症反応症候群（systemic inflammatory response syndrome：SIRS）が引き起こされる。血液凝固系は，第 XII 因子から始まる血液凝固接触相が活性化される。これは内因系凝固機能の凝固因子を次々と活性化するカスケード反応を引き起こし，最終的にはフィブリンの形成をきたす（第 9 章図 9-6）。体外循環に際しては抗凝固剤としてヘパリンが使用される。ヘパリンはアンチトロンビン III の作用を増強させ，トロンビンによるフィブリノゲンの活性化を抑制するとともに，内因系凝固機能を抑制するが，体外循環中でもトロンビンの産生は観察され，内因系凝固機能の亢進は認められている[21]。この反応は，血小板も活性化し，血小板凝集を引き起こす。

凝固接触相の活性はさらにキニン系，線溶系，補体系の活性化をも促進する。接触相活性化によりカリクレインが生成すると高分子キニノーゲンからブラディキニンが遊離する[22]。また，カリクレインは線溶を亢進し，白血球の凝集・脱顆粒を促進する。

補体系では，活性型 XII 因子が C1 の C1r 成分を酵素的に活性化し，古典経路が亢進する。補体

キーワード　炎症反応

系の活性化は顆粒球や単球を刺激し，活性化した単球は Toll like receptor（TLR-2, -4）を介して，炎症性サイトカイン（TNF-α, IL-1, IL-6, IL-8, IL-12 など）を分泌し，炎症のストームを引き起こす[23]。サイトカインは血管内皮に作用し，組織因子や接着因子の発現を増加させる。組織因子は外因系凝固機能を活性化させ，接着因子は顆粒球の接着・遊走を刺激し，顆粒球による組織障害を増大させる。このように，凝固・線溶系，補体系，サイトカイン，血管内皮の間で互いに炎症反応を増大させ，血管透過性亢進・組織浮腫・臓器不全を来たす。

一方，虚血再灌流障害は，大動脈遮断による心臓だけではなく，低体温低灌流や循環停止などによる全身臓器の低酸素障害に起因するが，再灌流に伴う活性酸素（reactive oxygen species：ROS）による酸化ストレスも原因となる[24]。虚血による内皮細胞の障害が好中球の活性化を引き起こし，酸化ストレスの要因となり，また活性酸素や酸化ストレスが，心筋，肺，腎臓などの多くの臓器に影響を及ぼし，手術成績を左右する。これまでに様々な手法で抗酸化作用を有する物質を投与し，酸化ストレスを抑制することで，術後の合併症を回避する試みがなされてきた。L-アルギニン，N-アセチル-システインの他，プロポフォールも抗酸化作用を示し，その有効性が論じられている。また，低侵襲体外循環システムも酸化ストレスを減ずるという報告もある。

また，人工心肺に伴う機器や投与薬剤・輸血・心筋保護液等のコンタミネーションだけでなく，腸管循環の低下や腸管の透過性亢進によって血中エンドトキシン濃度が上昇することが知られている[25]。このエンドトキシンは接触活性や虚血再灌流障害と同様に TLR-4 などのレセプターと相互作用し，炎症反応を助長する。

このように人工心肺によって引き起こされる全身性炎症反応症候群などといわれる炎症反応は，術後の心機能障害，肺損傷，腎臓や神経障害，血液凝固異常，肝障害などの合併症に関与するといわれ，炎症を制御することは合併症を防ぐ意味でも重要である。

下記にこれらの炎症反応を低減させる取り組みを示す。

(2) MECC（mini-extracorporeal circulation）

回路・人工肺を容積減少させる他に，空気と血液の接触を回避した閉鎖式の人工心肺回路（mini CPB）などが開発されている[9, 10]。人工心肺回路の血液接触面積を減ずることが，炎症反応を低減したとの報告もあるが，指標が様々であり臨床成績との関連はまだ明らかにはされていない[26, 27]。

(3) 生体適合性回路コーティング（表20-1）

① ヘパリンコーティング（生物由来）

ヘパリンコーティングは，回路表面における血液異物面反応を抑制し，血小板・白血球・補体系の活性を抑制するとともに，抗血栓性の付与のために開発された[28]。コーティング方法により共有結合法とイオン結合法とに大別される（図20-1, 20-2, 表20-2）。共有結合法ではヘパリンが各種スペーサーを介し回路表面に強固に結合しているため，ヘパリン活性の安定性が高く，血中へのヘパリンの溶出が少ない長所があるが，血液滞留部の抗血栓性が低い短所が認められる。一方，回路表面を陽性荷電に保ち，陰性荷電を有するヘパリンを結合するイオン結合法では，ヘパリンコーティングは容易に行えるが，結合は強固ではなく，共有結合と対照的な特徴を示している。すなわ

キーワード　酸化ストレス，ヘパリンコーティング，抗血栓性

表20-1 人工肺とコーティング（2023年10月現在）

A. 共有結合ヘパリンコート

企業名	メドトロニック
商標名	カメーダ
人工肺	Affinity
ヘパリン	低分子修飾ヘパリン
カップリング剤	シアル水素化ホウ素Na
スペーサー	ポリエチレンイミン
使用溶剤	水溶液
回路	コート品あり
承認	承認済み

B. イオン結合ヘパリンコート

企業名	泉工医科工業	ジェイ・エム・エス	ニプロ	平和物産
商標名	NSH	COAFREE	T-NCVC	TNC
人工肺	HP, NHP	オキシア	BIOCUBE	
ヘパリン	局方ヘパリン	局方ヘパリン	局方ヘパリン	局方ヘパリン
ベース剤・バインダー	長鎖ジアルキルアンモニウム	ベンザルコニウム	長鎖アルキルアンモニウム	長鎖アルキルアンモニウム
使用溶剤	有機溶媒	有機溶媒	有機溶媒	有機溶媒
回路	コート品あり	コート品なし	コート品なし	コート品あり
承認	承認済み	承認済み	承認済み	承認済み

C. その他コーティング

企業名	テルモ	泉工医科工業	リヴァノヴァ（旧ソーリン）	ゲティンゲ	メドトロニック	ジェイ・エム・エス
商標名	X Coating®	SEC	PHISIO®	SOFTLINE®	Balance® Biosurface	Legacoat®
人工肺	RX/FX	HPO/HVR	すべての人工肺	QUADROX-i	アフィニティFUSION	オキシア
材料	PMEA	ターナルポリマー	ホスホリルコリン	GPR	親水性ポリマーPEO	ホスホリルコリン
回路	コート品あり	コート品あり	コート品あり	コート品あり	コート品あり	コート品なし
承認	承認済み	承認済み	承認済み	承認済み	承認済み	承認済み

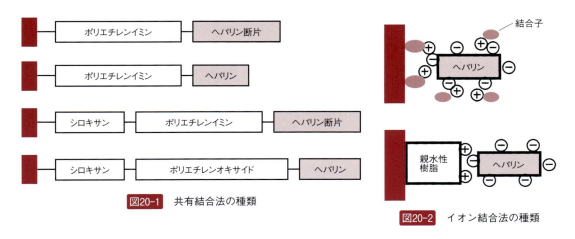

図20-1 共有結合法の種類

図20-2 イオン結合法の種類

ち，血液滞留部の抗血栓性は比較的高く保たれるが，ヘパリン活性の安定性は低く，循環中へのヘパリン溶出が認められる．ヘパリンコーティングには，①凝固系活性化抑制，②血小板保護，活性化抑制，③免疫系活性化抑制（白血球活性化抑制，補体系活性化抑制），④線溶系活性化抑制，⑤感染抑制（表面陰性荷電による細菌付着の抑制）などの機序により，炎症マーカーの減少と出血減少，

キーワード

表20-2 共有結合とイオン結合との比較		
	共有結合	イオン結合
ヘパリン活性の安定性	高い	低い
循環中へのヘパリン溶出	少ない	多い
効果の持続性	長い	短い
ACT	不変	延長
血液滞留部の抗血栓性	低い	高い
製造工程・コスト	複雑・高価	単純・安価

再開胸回避，人工呼吸管理短縮などの臨床効果が示されてきている[29]。

② 高分子ポリマーコーティング（非生物由来）[30, 31]

低コストで生物由来の材料を用いないコーティングとして開発されている。若干の親水性を有しているポリ（2-メトキシメチルアクリレート）（PMEA）でコーティングしたXコーティング®（テルモ社），脂質性モノマーである2-メタクリロイルオキシエチルホスホリルコリン（MPC）でコーティングしたPHISIO®（リヴァノヴァ社）およびLegacoat®（ジェイ・エム・エス社），親水性部分と疎水性部分で構成されているグリセロールポリエチレングリコールリシノール（GPR）をコーティングしたSOFTLINE®（ゲティンゲ社），親水性ポリマーポリエチレンオキシド（PEO）をコーティングしたBalance® Biosurface（メドトロニック社），ポリエチレングリコール・シリコーン・アルキル基からなるターナルポリマー（三元共重合体）Senko E-Ternal Coating（SEC）（泉工医科工業）などがあり，いずれもタンパク質の吸着や変性・血小板の粘着や活性化・補体活性化を抑制し，ヘパリンコーティングと同等以上の血液適合性を発現すると報告されている。

（4）その他の抗血栓性材質[32]

体外循環回路に使用される抗血栓性材質は，材質の構造から以下の3種類に分類される。

① ミクロ不均質構造材質

ミクロ不均質構造は，表面組成が異種のドメインが分散する不均質の構造を示し，構造の差異によりポリマーブレンド，ブロック・グラフトポリマーに大別される。前者ではポリジメチルシロキサンとポリウレタンのブレンドであるカルディオサンが知られており，後者では人工心臓に用いられるセグメント化ポリウレタンが知られている。現在，使用可能な人工心肺回路材質としてはBiomateがあげられる。Biomateは改質ポリエステルを可塑剤に用いるため，可塑性，加工性を保持しつつ，可塑剤の血中溶出を抑制した化学組成になっている。抗血栓性に関してはセグメント化ポリウレタンに匹敵する。ミクロ不均質構造では，表面のミクロドメインに対応した吸着蛋白層が形成され，この組織化された蛋白層により血小板粘着および活性化が抑制される。

② 高親水性表面

高親水性表面は，親水性高分子鎖をグラフト重合した表面構造を特徴としている。血球成分や蛋白質の表面構造への吸着が少なく，かつ脱落し易いため，抗血栓性を有する。現在は主に，生理活性物質固定化のためのスペーサーとして使用されている。

③ 生理活性物質依存表面

生理活性物質依存表面は，生理活性物質を材料表面に化学的に固定したり，表面から徐放させて凝固活性を抑制するシステムである。現在，ヘパリン，ウロキナーゼ，抗トロンビン剤，メシル酸ナファモスタット，プロスタグランジンE_1などが生理活性物質として使用されている。

キーワード 高分子ポリマーコーティング，抗血栓性

第 20 章　人工心肺をめぐる諸問題とその対策　**267**

(5)　限外濾過[12~14]

炎症反応を抑える方法として，以下の限外濾過法がある。

①　充填血液洗浄濾過

充填に用いる保存血中の血管作動性物質除去や高カリウム補正のため，補液にて洗浄濾過する。

②　conventional ultrafiltration（CUF）

体外循環中に静脈槽内の血液を濾過して除水する。

③　dilutional ultrafiltration（DUF）/zero-balance ultrafiltration（Z-BUF）

体外循環中に大量補液を追加し灌流血液を希釈しながら，水分や血管作動性物質を除去する。

④　modified ultrafiltration（MUF）

体外循環離脱直後，回路内残血や補液を追加しながら，短時間で急速に循環血液を洗浄濾過する。

　小児では，MUF による血液濃縮，浮腫軽減，術後出血量減少，術後呼吸・心機能の改善が報告されているが，他の方法および成人では，限外濾過の臨床的意義は示されていない[26, 27]。第 13 章を参照。

(6)　白血球除去フィルター

　血管内皮・肺組織などで炎症反応を増大させる活性化白血球を除去するフィルターについては，適切な設置位置（動脈側・静脈側・吸引ライン・心筋保護ライン）およびタイミング（人工心肺時・再灌流時）などが不明である。白血球除去能が時間とともに減衰すること，フィルターに捕捉された白血球から各種炎症物質が分泌されてしまうことなども関連し，臨床上の意義が明らかではない[26, 27]。

(7)　拍動流

　血中エンドトキシンを減少させ，微小循環・臓器灌流を改善することが示されている[26, 27]。

(8)　自己血回収装置

　投与血液の遠心分離・洗浄は，血液投与に伴う炎症反応を減じるとされる。炎症メディエーターは減少させるが，臨床成績への有用性は示されていない[26, 27]。

(9)　薬剤[26, 27]

①　ステロイド剤

　抗炎症作用を有する薬剤として知られるメチルプレドニゾロンまたはデキサメタゾンが広く使用されてきた。炎症メディエーターは減少させるが，臨床成績への有用性は示されていない。

②　アプロチニン

　1980 年代から抗線溶・抗プラスミン作用による止血効果とともにその抗炎症作用が注目され使用された。しかし腎機能悪化を来すことから，市場から撤退した。

③　アンチトロンビン III（AT III）

　人工心肺により AT III 欠乏となる。フィブリノゲンをフィブリンに変化させるとともに，炎症惹起因子でもあるトロンビンをブロックする AT III は，炎症・凝固活性を抑制するのに役立つと

キーワード　限外濾過

考えられる。

　他に，酸化ストレスを軽減し，抗炎症作用を有すると考えられる薬剤として，アスピリン・ホスホジエステラーゼⅢ（PDE Ⅲ）阻害薬・ケタミン・一酸化窒素・プロポフォール・セボフルレン・スタチン製剤・ACE 阻害剤・H_2 ブロッカー・アミノフィリン・補体阻害剤（pexelizumab）・白血球エラスターゼ阻害剤・インスリンなどがある。

3　抗凝固療法と血液凝固障害

　体外循環において抗凝固療法は不可欠で，回路内あるいは患者体内の血栓形成を抑制するとともに，凝固因子の消耗を抑制し，致死的出血性合併症を防止する目的がある。理想的な抗凝固剤は，急速導入でき，動態が安定していて，体外循環の終了とともに容易にリバースできる薬剤であろう。安価で，その凝固モニタリングの容易さから，動物由来の未分画ヘパリンが最も一般的に用いられる薬剤である。しかし，ヘパリンは単独で抗凝固活性を有しないこと（補助因子が必要なこと）や薬理効果に個人差があることが，その使用条件を複雑にしている[33]。また，ヘパリンは，ヘパリン複合体と血小板第4因子との自己抗体により，ヘパリン起因性血小板減少症（heparin-induced thrombocytopenia：HIT）という，重大な合併症を引き起こすことがあり注意を要する（第15章に詳述）。

　体外循環に伴う抗凝固療法や手術侵襲による大量出血および輸血は，血液凝固障害を引き起こす。血液凝固障害は時に患者の予後を左右する重大な合併症であるが，原因は不明なことが多く，様々な指標を用いて，残存ヘパリン，血液希釈の程度，凝固因子の消費量，低フィブリノゲン血症や血小板数などを正確に把握し，補充療法を行うことが必要である（point of care hemostasis）[34, 35]。

4　フィブリノゲン

　フィブリノゲンは凝固カスケードの最終段階でフィブリンを生成する前駆物質であり，フィブリノゲンが低下する低フィブリノゲン血症は心臓手術で遭遇する出血傾向の原因の一つである。心臓手術で低フィブリノゲン血症が発現する頻度は比較的高く，150 mg/dL 以下の低フィブリノゲン血症の発現率は，冠動脈バイパス術26％，弁膜症手術22％，大動脈手術50％であり，人工心肺を使用しない OPCAB は1％と低いのに対し，弁膜症再手術では35％と報告されている[36]。「大量出血症例に対する血液製剤の適正な使用のガイドライン」は，心臓大血管手術で遭遇する大量出血患者に対し，血漿フィブリノゲン値＜150 mg/dL をトリガーとしてフィブリノゲン製剤を用いることを弱く推奨している[37]。しかし，フィブリノゲン製剤の適応は先天性低フィブリノゲン血症に限定され，心臓大血管手術へのフィブリノゲン製剤の使用は保険適応となっていない。

　1980年代に加熱処理をせずウイルス不活性化を行わなかった血液凝固因子製剤（非加熱製剤）を治療に使用したことにより，多数のC型肝炎（非A非B型肝炎）の感染被害およびHIV感染，エイ

キーワード　抗凝固療法，point of care hemostasis，フィブリノゲン

第 20 章　人工心肺をめぐる諸問題とその対策　**269**

ズ患者を生み出した経緯がある[38]。この歴史的な経緯により，心臓大血管手術へのフィブリノゲン製剤の適応拡大は困難であったが，薬害 HIV 感染患者会の働きかけと学会からの要望により，「産科危機的出血，心臓血管外科手術に伴う後天性低フィブリノゲン血症による出血傾向の改善」が，2021 年 8 月に開催された医療上の必要性の高い未承認薬・適応外薬検討会議で，公知申請に該当すると判断された。しかし，心臓血管外科手術への適応拡大は，日本心臓血管外科学会が行う調査によって医療現場で適正使用可能と判断が得られた後に，供給量の観点も踏まえた上で，別途通知を受けることとなった。

　2021 年に日本心臓血管外科学会が行ったフィブリノゲン製剤使用実態調査では，回答があった 375 施設（回答率 68％）中 98 施設（26％）でフィブリノゲン製剤は使用されていた。対象となる手術は大動脈手術（胸部・胸腹部）（50％），心臓再手術（24％）が多く，術中フィブリノゲン値測定は 77％で行われており，フィブリノゲン製剤使用のトリガーは，< 150 mg/dL；30％，< 100 mg/dL；20％，出血傾向；40％であった[39]。

　日本心臓血管外科学会は，フィブリノゲン製剤の心臓大血管手術への適応拡大にむけて課せられた調査の対応を進めている。適応拡大後は，日本心臓血管外科学会が施設認定を行い，使用全例の調査を行うことが課せられている。厚労省からは，「本剤の追加投与は，フィブリノゲン以外の因子の出血への関与の可能性も考慮して慎重に判断し，本剤を漫然と使用しないこと。」との使用上の注意が示されている。フィブリノゲン製剤の使用に際して，適応拡大後も，用法・容量を厳守し，適応症例に限り，必要量のみの投与を心がけなくてはならない。

5　体外循環と脳

　体外循環に伴う脳合併症の発症率は 1 ～ 3％で，発症すると手術死亡リスクが 20％以上上昇する。脳合併症を回避するための様々なアプローチが術前，術中，術後に考案されて来た。送血・遮断部位となる上行大動脈の評価を，術前 CT や術中 epiaortic echo で十分に行う必要がある。特に冠動脈バイパス手術では，頸動脈病変を術前から評価し，場合によっては頸動脈内膜剥離術（CEA）や頸動脈ステント留置術（CAS）を先行させる必要がある。術中は頭蓋内温度の上昇および脳灌流圧の低下を避け，空気塞栓を含め塞栓症のリスクを軽減するための注意やデバイス（塞栓子を捕捉する Embol-X，CardioGaerd など）の使用を考慮する。術後は体温の上昇や高血糖も避けるべきで，やはり脳梗塞のリスクとなる心房細動を管理することなどが必要である。

　体外循環時間の延長が脳合併症のリスクファクターとなるとの報告もあるので，冠動脈バイパス手術であれば off-pump バイパス手術や大動脈ノンタッチテクニックなど，術式の選択も考慮すべきである。大動脈手術においては「shaggy aorta」といった大動脈全域にわたる潰瘍を伴う脆弱な粥状硬化を示すことがあり，血管内治療でも体外循環を用いた手術でも塞栓症のリスクが高い症例である。残念ながら，この病態に対する確立した手術方法はなく，各施設で様々な工夫が施されている。送血部は大腿動脈や粥状硬化のある上行大動脈からだと，粥腫を頸部分枝に飛散させ，術後

キーワード　脳合併症

脳梗塞を発症させる危険性があるため，腋窩・鎖骨下動脈などできる限り順行性の送血路を選択したり，大動脈は極力愛護的に扱い，時には遮断を行わず循環停止で大動脈を操作したり，選択的脳分離体外循環あるいは逆行性脳灌流を行ったりすることで，脳塞栓症のリスクを極力回避する努力がなされている[40]。このように体外循環に伴う脳合併症を避けるためには，多角的なアプローチが必要である[41]。

さらに，人工心肺を用いる心臓手術では，術前の状態やSIRS，手術侵襲と相まって，血液−脳関門を損傷させることが知られている。そういった状態に伴って，せん妄などの神経学的障害あるいは高次機能障害を引き起こすことがある[42]。これらはメカニズムがはっきりしないこともあって，確立された対策はないのが現状である。様々な神経保護作用のある薬剤を用いたり，炎症をコントロールすることが効果をもたらす可能性がある。

6 右心不全とNO吸入療法

左心不全治療の補助デバイスとして，ECMO，Impella，IABPなどがあるが，右心不全治療の補助デバイスはなく，ツールとしてのNO（一酸化窒素）に限られている。NOは，体血管拡張には作用せず，肺血管のみを選択的に拡張させ[43]，肺高血圧症などに適応がある。

(1) 作用機序

NO吸入療法は，強力な平滑筋拡張物質であるNOを，直接気道的に肺胞に投与する肺血管拡張療法である。吸入されたNOは，対流と拡散により肺胞へと運ばれて速やかに組織に吸収され，血管平滑筋で細胞内のグアニル酸シクラーゼを活性化してcGMP（環状グアノシン一リン酸）を増加させ，血管平滑筋を弛緩させる。平滑筋に関与しなかったNOは，血管内でヘモグロビンと結合して数秒で不活化されるため，体血管拡張には作用せず，肺血管のみを選択的に拡張させる。

(2) 循環動態，酸素化への効果

① 循環動態の改善

NOは，選択的に肺血管を拡張させ，肺動脈圧の低下，肺血管抵抗を減少させることにより，右室機能の負荷を軽減させる。臓器うっ血が軽減し，肺血流量の増加をもたらし，左心前負荷増加，心拍出量増加につながり，酸素運搬能を増加させる。

② 酸素化の改善

肺血管拡張による肺血流の増加から，換気血流比（ventilation-perfusion ratio；V/Q）のバランスを改善させる[44]。またNOは換気のよい肺胞により多く取り込まれ，その肺胞周囲の血管拡張に作用することから，肺内シャントを改善させる[45]。血液酸素化能が向上し，動脈血酸素含有量が増加し，酸素運搬量を増加させる。

(3) 適応

小児や成人の可逆性の肺高血圧症と，それに伴う右心不全をきたす疾患および周術期管理，低酸素血症が挙げられる。

キーワード　NO（一酸化窒素），肺血管拡張，換気血流比

心臓手術において肺高血圧を誘発する可能性がある主要機序として，①陽圧換気および肺血管の機械的圧迫（局所，胸腔，腹腔），②基礎疾患の肺高血圧，③左室機能障害による左室拡張末期圧上昇，④肺の炎症や虚血，⑤プロタミン投与，⑥僧帽弁位人工弁患者不適合（Patient-Prosthesis-Mismatch：PPM）や術後弁機能不全，⑦低酸素症（卵円孔開存），高炭酸ガス血症，肺塞栓，などが挙げられる。肺高血圧から右室後負荷増大を生じ，右室機能障害が引き起こされる。

(4) 実際

臨床の場で使用されるのは，アイノフロー®吸入用 800 ppm（マリンクロットファーマ社）である。成人の場合の用量は，吸入濃度 20 ppm で開始し，効果不十分の場合は 40 ppm まで増量できる。減量する場合は，5 分以上の間隔をおいて 5 ppm までは前投与量の 50％ずつ減量し，それ以降は 1 ppm ずつ減量する。循環動態，肺動脈圧，酸素化が安定していれば減量できる。

7 人工心肺に関連した医療事故

人工心肺装置にはフェイルセーフ（エラーが発生しても安全な状態に導く）やフールプルーフ（操作ミスを未然に防ぐ）の仕組みが導入されており，日本体外循環技術医学会は各種アラームの設置を勧告してきた[46, 47]。しかし，人工心肺は循環と呼吸を代行しているため，一旦，事故が発生すれば脳機能障害など，身体に重大な影響を及ぼすことになる。「第 12 章　人工心肺操作の安全管理とトラブルシューティング」には，術中の操作確認と安全管理，そしてトラブルへの対応が記載されている。本節では，人工心肺を用いた手術中の事故が発生した直後の手術室内での対処，それに続く医療事故調査について述べる。

人工心肺に関連した事故が発生した際には，「即座に救命手段を講じる」「チーム一丸となって悪影響を最小限に留める」「迅速にチーム内で正確なコミュニケーションを行う」ことが不可欠である。体外循環技士が担当範囲内で最大限に対応しても，危機的状態からの脱出，回復は困難である。「何が起きたのか」を執刀医と麻酔科医に伝え，直ちに情報を共有しなければならない。すなわち，発生した事故の内容を言葉にして伝えることから始まる。緊急事態の情報伝達には SBAR（situation-background-assessment-recommendation の頭文字：状況・背景・評価・提案の 4 項目）が推奨されている。しかし，緊急時には当事者は冷静さを欠き，十分な情報提供・報告ができないこともあり，交わすべき語彙を決めておくことを推奨する。

事故の原因や有害事象の影響度によって異なるが，外科医あるいは麻酔科医がリーダーシップを取り，指揮命令系統を統一して対処すべきである。さらに，手術部内外からの応援の要請や各種機器の搬入，輸血対応などの連絡も必要となる。この際，いかに緊急性を伝えるか，何を求めているのかを正確に連絡しないと，普段の術中の連絡と受け取られかねない。特に情報伝達に介在者を経る場合には，意思疎通に限界があることを認識し，緊急時の連絡方法や用いる言葉を予め決めておかねばならない。

人工心肺関連の事故が発生した際は，手術チームだけの対応には限界があり，直ちに医療安全管

キーワード　医療事故，チーム，SBAR，医療安全管理部

理部に連絡する。この迅速な連絡の有無で、その後の対応には大きな差が生じる。特に、使用された器具や薬品の現状保全、確実な記録とその管理（診療記録に限らず、モニターなどのハードディスクの上書き消去の回避など），さらに、患者家族への対応などは医療安全管理部が迅速に行うことで、手術チームは術中の緊急対応に集中できる[48]。すなわち、密室と批判される手術室内の医療事故に対しては、「隠さない」「ごまかさない」姿勢、病院としての透明性を確保して社会的な説明責任を果たす点では、診療科や部門（手術部）だけでは困難であり、事故発生直後から医療安全管理部の参入が望ましい。現行の医師法21条に基づく異状死の届け出の要否が問題となる可能性のある事例では、病院の社会的対応の判断が求められることからも、医療安全管理部の事故発生直後からの関与は不可欠と言える。

さて、医療事故調査では、事故に関与した個人の過失・過誤などの責任を追及することは、医療機関の組織問題の本質的解決にはならないことは明らかである。つまり、「事故に誰が関与したのか」「その責任は誰にあるのか」ではなく「なぜ、医療事故が発生したのか」その要因を検証する委員会であることを関係者は認識しなければならない。医療事故調査委員会の委員には心臓外科医，麻酔科医，臨床工学技士，手術室経験のある看護師など，複数の職種が加わることが望ましい。冒頭に記載したように人工心肺はエラートレランスが弱く、事故の発生要因の専門的な要因分析が欠かせないからである。その検証結果から再発防止策を蓄積することによって、人工心肺を用いる開心術の安全性を高めるように努める。つまり、医療専門職として「医療事故は医療機関の組織的問題である」と位置づけ、関連する原因を解明して再発防止策を提言しなければならない。すなわち、院内の医療事故調査委員会は事故の要因分析の端緒であり、その目的は当該医療機関や病院管理者にとっては再発防止に向けた自律的対処であること、当事者の医療従事者にとっては将来の紛争の回避・解決につながること、さらに医療界にとっては医療の安全と質の向上に資するものでなければならないのである[49]。

セルフチェック

■人工心肺における諸問題とは？
■輸血量削減の方法は？
■人工心肺による炎症反応を抑制する方法は？

文　献

1) Ferraris VA, Ferraris SP, Saha SP, et al: Perioperative blood transfusion and blood conservation in cardiac surgery: The Society of Thoracic Surgeons and The Society of Cardiovascular Anesthesiologists clinical practice guideline. Ann Thorac Surg **83**: S27, 2007.

2) Crescenzi G, Torracca L, Capestro F, et al: Allogenic blood transfusion in cardiac surgery. J Card Surg **27**: 594, 2012.

3) Sugai Y, Sugai K, Fuse A: Current status of bacterial contamination of autologous blood for transfusion. Transfus Apher Sci **24**: 255, 2001.

キーワード　医療事故調査委員会

4）Goodnough LT, Despotis GJ, Parvin CA : Erythropoietin therapy in patients undergoing cardiac operations. Ann Thorac Surg **64** : 1579, 1997.

5）日本自己血輸血学会：貯血式自己血輸血実施基準―予定手術を行う成人を対象とした原則 2014. http://www.jsat.jp/jsat_web/kijun/index.html

6）Jonas RA, Wypij D, Roth SJ, et al : The influence of hemodilution on outcome after hypothermic cardiopulmonary bypass : Results of a randomized trial in infants. J Thorac Cardiovasc Surg **126** : 1765, 2003.

7）Norton EL, Kim KM, Fukuhara S, et al : Autologous blood transfusion in acute type A aortic dissection deceased blood product consumption and improved postoperative outcomes. JTCVS open **12** : 20, 2022.

8）Wang G, Bainbridge D, Martin J, et al : The efficacy of an intraoperative cell saver during cardiac surgery : A meta-analysis of randomized trials. Anesth Analg **109** : 320, 2009.

9）Fromes Y, Gaillard D, Ponzio O, et al : Reduction of the inflammatory response following coronary bypass grafting with total minimal extracorporeal circulation. Eur J Cardiothorac Surg **22** : 527, 2002.

10）Momin A, Sharabiani M, Mulholland J, et al : Miniaturized cardiopulmonary bypass : The Hammersmith technique. J Cardiothorac Surg **8** : 143, 2013.

11）Vandewiele K, Bove T, De Somer FM, et al : The effect of retrograde autologous priming volume on haemodilution and transfusion requirements during cardiac surgery. Interact Cardiovasc Thorac Surg **16** : 778, 2013.

12）Watanabe T, Sakai Y, Mayumi T, et al : Effect of ultrafiltration during cardiopulmonary bypass for pediatric cardiac surgery. Artif Organs **22** : 1052, 1998.

13）Hiramatsu T, Imai Y, Kurosawa H, et al : Effects of dilutional and modified ultrafiltration in plasma endothelin-1 and pulmonary vascular resistance after the Fontan procedure. Ann Thorac Surg **73** : 861, 2002.

14）Ziyaeifard M, Alizadehasl A, Massoumi G : Modified ultrafiltration during cardiopulmonary bypass and postoperative course of pediatric cardiac surgery. Res Cardiovasc Med **3** : e17830, 2014.

15）Shirota K, Watanabe T, Takagi Y, et al : Maintenance of blood heparin concentration rather than activated clotting time better preserves the coagulation system in hypothermic cardiopulmonary bypass. Artif Organs **24** : 49, 2000.

16）Loor G, Koch CG, Sabik JF III, et al : Implications and management of anemia in cardiac surgery : Current state of knowledge. J Thorac Cardiovasc Surg **144** : 538, 2012.

17）Xydas S, Magovern CJ, Slater JP, et al : Implementation of a comprehensive blood conservation program can reduce blood use in a community cardiac surgery program. J Thorac Cardiovasc Surg **143** : 926, 2012.

18）Miceli A, Ranucci M, Glauber M : Fibrinogen concentrate as first-line hemostatic treatment for the management of bleeding in complex cardiac surgery. J Thorac Cardiovasc Surg **151** : 383, 2016.

19）Despotis G, Avidan M, Eby C : Prediction and management of bleeding in cardiac surgery. J Thromb Haemost **7**（Suppl 1）: 111, 2009.

20）Spahn DR, Schoenrath F, Spahn GH, et al : Effect of ultra-short-term treatment of patients with iron deficiency or anaemia undergoing cardiac surgery : A prospective randomised trial. Lancet **393** : 2201, 2019.

21）Danckwardt S, Hentze MW, Kulozik AE : Pathologies at the nexus of blood coagulation and inflammation : Thrombin in hemostasis, cancer, and beyond. J Mol Med（Berl）**91** : 1257, 2013.

22）Usui A, Hiroura M, Kawamura M, et al : Nafamostat mesilate reduces blood-foreign surface reactions similar to biocompatible materials. Ann Thorac Surg **62** : 1404, 1996.

23）Kapitein B, van Seat A, Golab HD, et al : Dose pharmacotherapy influence the inflammatory response during cardiopulmonary bypass in children. J Cardiovasc Pharmacol **64** : 191, 2014.

24）Zakkar M, Guida G, Suleiman MS, et al : Cardiopulmonary bypass and oxidative stress. Oxid Med Cell Longev 2015 : 189863, 2015.

25）Kats S, Schonberger JP, Brands R, et al : Endotoxin release in cardiac surgery with cardiopulmonary bypass : Pathophysiology and possible therapeutic strategies. An update. Eur J Cardiothorac Surg **39** : 451, 2011.

26）Landis RC, Brown JR, Fitzgerald D, et al : Attenuating the systemic inflammatory response to adult cardiopulmonary bypass : A critical review of the evidence base. J Extra Corp Tech **46** : 197, 2014.

27）Durandy Y : Minimizing systemic inflammation during cardiopulmonary bypass in the pediatric population. Artif Organs **38** : 11, 2014.

28) Gott VL, Whiffen JD, Dutton RC : Heparin bonding on colloidal graphite surfaces. Science **142** : 1297, 1963.

29) Mahmood S, Bilal H, Zaman M, et al : Is a fully heparin-bonded cardiopulmonary bypass circuit superior to a standard cardiopulmonary bypass circuit? Interact Cardiovasc Thorac Surg **14** : 406, 2012.

30) 柏公一：人工臓器 最近の進歩 体外循環技術（人工心肺）（解説）．人工臓器 **40**：217，2011.

31) 迫田亨：人工臓器 最近の進歩 人工肺（解説）．人工臓器 **44**：152, 2015.

32) 野尻知里：抗血栓性材料．人工臓器 1993, p211, 中山書店，1993.

33) Sniecimski RM, Levy JH : Anticoagulation management associated with extracorporeal circulation. Best Pract Res Clin Anaesthesiol **29** : 189, 2015.

34) Besser MW, Ortmann E, Klein AA : Haemostatic management of cardiac suregical haemorrhage. Anaesthesia **70** (Suppl 1) : 87, e29, 2015.

35) Davidson S : State of the art—How I manage coagulopathy in cardiac surgery patients. Br J Haematol **164** (6) : 779, 2014.

36) Nishi T, Mutsuga M, Akita T, et al : The incidence and risk factors of hypofibrinogenemia in cardiovascular surgery. Gen Thorac Cardiovasc Surg **68** : 335, 2020.

37) 宮田茂樹，板倉敦夫，上田裕一ほか：大量出血症例に対する血液製剤の適正な使用のガイドライン．Japanese Journal of Transfusion and Cell Therapy **65**(1) : 21, 2019.

38) 大戸斉，秋野公造，牧野真太郎ほか；乾燥人フィブリノゲン製剤の「歴史的経緯」と患者と連携した適応拡大について．日本輸血細胞治療学会誌 **69** : 563, 2023.

39) 碓氷章彦，志水秀行，湊谷謙司ほか；心臓血管外科手術におけるフィブリノゲン製剤の使用実態調査．日心外会誌 **52** : 353, 2023.

40) 日本循環器学会／日本心臓血管外科学会／日本胸部外科学会／日本血管外科学会合同ガイドライン：2020 年改訂版　大動脈瘤・大動脈解離診療ガイドライン．

41) Engelman RM, Engelman DT : Strategies and devices to minimize stroke in adult cardiac surgery. Semin Thorac Cardiovasc Surg **27** : 24, 2015.

42) Scott DA, Evered LA, Silbert BS : Cardiac surgery, the brain and inflammation. J Extra Corp Tech **46** : 15, 2014.

43) Pepke-Zaba J, Higenbottam TW, Dinh-Xuan AT, et al : Inhaled nitric oxide as a cause of selective pulmonary vasodilatation in pulmonary hypertension. Lancet **338** : 1173, 1991.

44) Kinsella JP : Inhaled nitric oxide in the term newborn. Early Hum Dev **84** : 709, 2008.

45) Ichinose F, Roberts JD Jr, Zapol WM : Inhaled nitric oxide : A selective pulmonary vasodilator : Current uses and therapeutic potential. Circulation **109** : 3106, 2004.

46) 百瀬直樹：人工心肺の危機管理．医療危機管理の実際―システムと技術（安達秀雄監修），p57，メディカル・サイエンス・インターナショナル，2002.

47) 日本体外循環技術医学会：日本体外循環技術医学会勧告　人工心肺における安全装置設置基準（第 6 版）．2020 年 11 月 27 日．https://jasect.org/wp/wp-content/uploads/2020/12/cpb_safety_recommendation_2020.pdf

48) 日本医師会：院内調査の進め方　2018 年度研修資料（Ver.1.3）https://www.med.or.jp/dl-med/doctor/anzen_siin/2018workbook.pdf

49) 加藤良夫，後藤克幸編著：医療事故から学ぶ　事故調査の意義と実践．中央法規出版，2005.

（成田裕司，碓氷章彦，爲西顕則，上田裕一）

付録 1　開心術に用いられる主な注射薬（抗生物質を除く）

A　カテコールアミン剤

一　般　名	商　品　名	製　剤　規　画	容量，投与方法	作用，使用目的	使用上の注意
塩酸ドパミン	イノバン イノバン注 0.3%シリンジ カコージン 他	100mg/5mL 管 0.3% 50mL 筒	1～15μg/kg/分 （γ） （微量注入器）	交感神経 $\alpha\beta$ 作用 心収縮力増強 腎血流量，上腸間膜 血流量増加 (t1/2：2分)	生理食塩水，5%ブ ドウ糖液等で希釈し て使用（プレフィル ド製剤あり） シリンジポンプで投 与
塩酸ドブタミン	ドブトレックス ドブポン 0.3%シリンジ	100mg/5mL 管 0.3% 50mL 筒	1～15μg/kg/分 （γ） （微量注入器）	交感神経 β 作用 心収縮力増強 心拍数増加作用，催 不整脈作用が少ない (t1/2：3～4分)	生理食塩水，5%ブ ドウ糖液等で希釈し て使用（プレフィル ド製剤あり） シリンジポンプで投 与
l-塩酸イソプロ テレノール	プロタノール	0.2mg/1mL 管	0.005～0.05μg/ kg/分（γ） （微量注入器）	交感神経 β 作用 心収縮力増強，心拍 数増加 末梢血管拡張，気管 支平滑筋拡張	生理食塩水，5%ブ ドウ糖液等で希釈し て使用 シリンジポンプで投 与
エピネフリン	ボスミン	1mg/1mL 管	0.05～0.5μg/kg/ 分（γ） （微量注入器）	交感神経 $\alpha\beta$ 作用 心収縮力増強，心拍 数増加 末梢血管収縮，気管 支・胃腸平滑筋拡張	生理食塩水，5%ブ ドウ糖液等で希釈し て使用 シリンジポンプで投 与
ノルエピネフリ ン	ノルアドレナリ ン	1mg/1mL 管	0.05～0.5μg/kg/ 分（γ） （微量注入器）	交感神経 α 作用 末梢血管収縮 動脈圧上昇	生理食塩水，5%ブ ドウ糖液等で希釈し て使用 シリンジポンプで投 与

B　PDE（phosphodiesterase）III 阻害剤

一　般　名	商　品　名	製　剤　規　画	容量，投与方法	作用，使用目的	使用上の注意
塩酸オルプリノ ン	コアテック	5mg/5mL 管	10μg/kg を緩徐 に静注，引き 続き 0.1～0.3μ g/kg/分（γ） で維持	急性心不全（他の薬 剤を投与しても効果 不十分な場合）	閉塞性肥大型心筋症 がある場合
ミルリノン	ミルリーラ	10mg/10mL 管	50μg/kg を緩徐 に静注，引き 続き 0.25～0.75 μg/kg/分（γ） で維持	急性心不全（他の薬 剤を投与しても効果 不十分な場合），動 脈グラフトのスパス ム解除あるいは予防 の効果がある	閉塞性肥大型心筋症 がある場合

C　adenylate cyclase 刺激剤（forskolin 誘導体）

一　般　名	商　品　名	製　剤　規　画	容量，投与方法	作用，使用目的	使用上の注意
塩酸コルホルシ ンダロパート	アデール	5・10mg/瓶	0.5～0.75μg/kg/ 分（γ） （微量注入器）	急性心不全（他の薬 剤を投与しても効果 不十分な場合）	1）閉塞性肥大型心 筋症がある場合 2）高度の大動脈弁 狭窄症または僧帽弁 狭窄症

D 血管拡張剤

一 般 名	商 品 名	製 剤 規 画	容量，投与方法	作用，使用目的	使用上の注意
ニトログリセリン	ミリスロール バソレーター ミオコール	5mg/10mL 25mg/50mL 50mg/100mL 管	0.5〜2.0μg/kg/分（γ）	冠動脈拡張作用 末梢血管拡張作用 （静脈も拡張する）	そのまま，あるいは 生理食塩水，5％ブ ドウ糖液等で希釈し て使用 ガラス製，ポリエチ レン製，ポリプロピ レン製容器を用いる シリンジポンプで投 与
硝酸イソソルビド	ニトロール注 50, 100mg	5mg/10mL 50mg/100mL 100mg/200mL 管	0.5〜2.0μg/kg/分（γ）	冠動脈拡張作用 末梢血管拡張作用 （静脈も拡張する）	そのまま，あるいは 生理食塩水，5％ブ ドウ糖液等で希釈し て使用 シリンジポンプで投 与
ニトロプルシドNa	ニトプロ	6mg/2mL 管 30mg/10mL 管	0.5〜2.0μg/kg/分（γ）	血管平滑筋弛緩作用 強い血管拡張作用が あり，半減期が1分 と短いため，血圧調 整性に優れる	5％ブドウ糖液に溶 解，0.06〜0.1％溶液 として使用 シリンジポンプで投 与
メシル酸フェントラミン	レギチーン	10mg/1mL 管	1〜5μg/kg/分（γ）	交感神経 α 遮断作用 末梢動脈拡張	希釈して使用 シリンジポンプで投 与
プロスタグランジン E_1	プロスタンディン 500	500μg/瓶	0.01〜0.2μg/kg/分（γ）	血管平滑筋弛緩作用 血小板凝集抑制作用	シリンジポンプで投 与
塩酸クロルプロマジン	コントミン	25mg/5mL 管	0.1〜0.5μg/kg/分（γ）	交感神経 β 作用 血管拡張，鎮静，催 眠，制吐作用	血行動態の変動を観 察しつつ少量ずつ間 欠的に投与 小児例で使用される ことがあるが，添付 文書上は筋注用であ る
塩酸パパベリン	塩酸パパベリン	40mg/1mL 管	生理食塩水で10〜20倍に希釈した液を冠動脈バイパス術の場合，動脈グラフト内腔へ注入，あるいはガーゼに浸み込ませて使用	動脈グラフトのスパスムの解除あるいはスパスムの予防	
ニコランジル	シグマート	2・12・48mg/瓶	2mg/時で点滴静注	ATP 感受性 K チャネル開口作用と亜硝酸薬の作用を有し，難治性の冠攣縮性狭心症や虚血時の心筋保護薬として使用	生理食塩水，5％ブ ドウ糖液等で希釈し て使用 低血圧等

付録1 277

E 抗不整脈薬

一 般 名	商 品 名	製 剤 規 画	容量, 投与方法	作用, 使用目的	使用上の注意
塩酸リドカイン	キシロカイン	2% 5mL 管	1～2mg/kg を緩徐に静注または人工心肺内に投与 1～2mg/分で点滴静注	急性心筋梗塞および心臓手術に伴う心室性期外収縮の抑制	一般的に 1mg/kg を緩徐に静注。効果がないときは 5 分毎に同量追加投与。1時間内投与限度300mg 効果の持続を期待する場合は点滴投与
塩酸メキシレチン	メキシチール	125mg/5mL	1 管を 5～10 分かけて静注 0.6mg/kg/時で点滴静注	心室性の頻脈性不整脈	心電図の監視, 血圧の頻回測定をしつつ緩徐に静注, または点滴静注
塩酸プロカインアミド	アミサリン	100mg/1mL 管	1 回 200～1000mg 静注 (100mg/分)	上室性・心室性期外収縮, 発作性頻拍, 発作性心房細動の治療	心電図の監視下に使用 0.2～1g を 1 分間に 30～100mg/分 の速度で静注
ジソピラミド	リスモダン P	50mg/5mL 管	1～2管/回を5分以上かけて静注	上室性・心室性期外収縮, 発作性頻拍, 発作性心房細動の治療	5%ブドウ糖液に溶解し, 5 分以上かけて緩徐に静注
ピルシカイニド塩酸塩	サンリズム	50mg/5mL 管	0.75mg/kg 生理食塩液又は 5%ブドウ糖注射液などで希釈し, 10 分間で徐々に静注	緊急治療を要する頻脈性不整脈 (上室性及び心室性)	血圧ならびに心電図監視下に 10 分間で徐々に静注投与
コハク酸シベンゾリン	シベノール	70mg/5mL 管	1.4mg/kg を 2～5 分かけて静注	頻脈性不整脈の停止	心電図の監視下に緩徐に静注
塩酸アプリンジン	アスペノン	100mg/10mL	5%ブドウ糖液で 10 倍希釈し 1.5～2.0mg/kg を 5～10mL/分で点滴静注	頻脈性不整脈	心電図の監視下に緩徐に静注
塩酸アミオダロン	アンカロン	150mg/3mL 管	初期急速投与：125mg(2.5mL) を 5%ブドウ糖液に溶解し, 10 分間で投与 負荷投与：250mg (5mL) を 5%ブドウ糖液に溶解し, 6時間で投与 維持投与：500mg (10mL) を 5%ブドウ糖液に溶解し, 18 時間で投与 以上添付文書を確認し使用	致死的不整脈患者で, 難治性かつ緊急を要する場合にのみ使用	CCU, ICU 等で心電図監視下に使用 間質性肺炎, 肺胞炎, 肺線維症が発現することがあり, 胸部 X 線写真などの検査が必要
硫酸アトロピン	硫酸アトロピン	0.5mg/1mL 管	希釈して緩徐に静注または筋注	洞性徐脈を頻拍にするための使用, 房室伝導時間も短縮する	心電図の監視下に緩徐に静注
塩酸ニフェカラント	シンビット	50mg/瓶	単回静注法：0.3mg/kg を 5 分かけて心電図の連続監視下に静脈内投与 維持静注法：単回静注が有	心筋細胞膜の K^+ 電流 I_k を遮断して心筋活動電位持続時間および有効不応期を選択的に延長して, リエントリー回路を遮断または回路の成立を阻止することで	QT 延長症候群：本剤の作用により QT 時間が延長し, 心室頻拍 (Torsades de Pointes を含む) を誘発する恐れがあり 妊婦または妊娠の可

| | | | 効で，効果の維持を期待する場合には，通常 0.4mg/kg/時を等速度で心電図の連続監視下に静脈内投与 | 不整脈の発生を防止生命に危険のある以下の不整脈で他の抗不整脈薬が無効か，または使用できない場合：心室頻拍，心室細動 | 能性は原則禁忌 |

F　Ca拮抗剤

一　般　名	商　品　名	製　剤　規　画	容量，投与方法	作用，使用目的	使用上の注意
塩酸ジルチアゼム	ヘルベッサー	10mg/管 50mg/管	10mgを1分間で静注 0.5〜5μg/kg/分（γ）で静注	頻脈性不整脈の治療 冠動脈スパスムの予防 異常高血圧の治療	心電図，動脈圧監視下に使用
塩酸ベラパミル	ワソラン	5mg/2mL 管	1管を5分以上かけて静注	頻脈性不整脈の治療	心電図，動脈圧監視下に使用
塩酸ニカルジピン	ペルジピン	10mg/10mL 管	希釈して2〜10μg/kg/分（γ）で静注	異常高血圧の治療	心電図，動脈圧監視下に使用

G　β受容体遮断剤

一　般　名	商　品　名	製　剤　規　画	容量，投与方法	作用，使用目的	使用上の注意
塩酸プロプラノロール	インデラル	2mg/2mL 管	初　回 0.25〜1mgを緩徐に静注。追加は少量ずつにして総量3〜4mg	β−アドレナリン受容体をブロックする。抗不整脈作用，心拍数低下の作用がある	気管支収縮作用と，心機能の抑制作用がある。カテコールアミンの薬効を抑制することに注意
塩酸ランジオロール	オノアクト	50mg/瓶	ランジオロール塩酸塩として，1分間 0.125mg/kg/分の速度で静脈内持続投与した後，0.04mg/kg/分の速度で静脈内持続投与する。投与中は心拍数，血圧を測定し 0.01〜0.04mg/kg/分の用量で適宜調節する	手術時および手術後の頻脈性不整脈，心房細動，心房粗動	ICU, CCU に準じた施設で心電図，血圧など監視下に使用

H　心筋保護液

一　般　名	商　品　名	製　剤　規　画	容量，投与方法	作用，使用目的	使用上の注意
Miotecter	ミオテクター	A液　495mL B液　5mL	10〜20mL/kgを2〜4分かけて冠動脈（大動脈基部）あるいは逆行性冠灌流（冠静脈洞）より4〜7分かけて注入する。以後20〜30分毎に初回量の半分を注入する	低体温体外循環下，大動脈遮断を行う心臓手術における心停止および心筋保護	

I　利尿剤

一　般　名	商　品　名	製　剤　規　画	容量，投与方法	作用，使用目的	使用上の注意
フロセミド	ラシックス ロープストン	20mg/2mL 管	1 回 20mg 静注 または人工心 肺内投与	利尿作用	大量の利尿のために 循環血液量が減少す ることがある 低 K 血症
カンレノ酸カリ ウム	ソルダクトン ベネクトミン	100mg/管 200mg/管	100～200mg を 緩徐に静注	体内の K^+ を保持し， Na^+ の排泄を促進す る抗アルドステロン 剤	
アセタゾラミド Na	ダイアモックス	500mg/瓶	1回250～500mg を緩徐に静注	呼吸性アシドーシス の補正	
D－マンニトー ル	マンニットール マンニトン	20 ％ 300mL， 500mL/瓶	点滴静注また は人工心肺充 填液に追加	人工心肺充填液に添 加 利尿剤として使用 脳浮腫の治療に使用	浸透圧利尿作用あり
カルペリチド	ハンプ	1000μg/瓶	0.1～0.2μg/kg/ 分で点滴静注	急性心不全の治療 α 型 ANP 受容体に 結合し，血管拡張作 用，利尿作用等を発 現	重篤な低血圧，心原 性ショック，右室梗 塞，脱水症状の恐れ あり

J　電解質製剤

一　般　名	商　品　名	製　剤　規　画	容量，投与方法	作用，使用目的	使用上の注意
塩酸カルシウム	塩化カルシウム 塩カル	2% 20mL 管 Ca^{2+} 0.36mEq/ mL	1 回 10～20mL を緩徐に静注， または人工心 肺内投与	低 Ca 血症の治療	心電図，循環動態を 監視しながら緩徐に 静注
グルコン酸カル シウム	カルチコール	8.5 ％ 5 mL， 10mL/ 管 Ca^{2+} 0.39mEq/ mL	1 回 5～10mL を緩徐に静注， または人工心 肺内投与	低 Ca 血症の治療	心電図，循環動態を 監視しながら緩徐に 静注
塩化カリウム	KCl 補正液	20mM/20mL 管 K^+ 1mEq/mL	希釈して点滴 静注で補正， または人工心 肺内投与	低 K 血症の補正 心筋保護液に添加	心電図，循環動態を 監視下，血中 K 濃度 を測定して使用 必ず希釈して点滴静 注で使用 場合により心停止を 起こす
L－アスパラギ ン酸カリウム	アスパラカリウ ム	17.12 ％ 10mL 管 K^+ 1mEq/mL	希釈して点滴 静注で補正， または人工心 肺内投与	低 K 血症の補正 心筋保護液に添加	心電図，循環動態を 監視下，血中 K 濃度 を測定して使用 必ず希釈して点滴静 注で使用 場合により心停止を 起こす
炭酸水素ナトリ ウム	メイロン	8.4% 20mL 管 HCO_3^- 1mEq/ mL	1 回 10～100 mL を静注，ま たは人工心肺 内投与	代謝性アシドーシス の補正 心筋保護液に添加	pH，BE を測定して 使用 呼吸抑制に注意
硫酸マグネシウ ム	コンクライト Mg 硫酸 Mg 補正液	10mM/20mL 管 Mg^{2+} 1mEq/ mL		心筋保護液に添加	

K 輸液剤（主に使用されたもののみ）

一般名	商品名	製剤規画	組成濃度	作用，使用目的	備考
生理食塩液	生理食塩水	500mL/瓶 NaCl 9g/L	Na^+ 154mEq/L Cl^- 154mEq/L pH 5.0〜7.0	細胞外液欠乏時，ナトリウム欠乏時，塩素欠乏時，注射剤の溶解希釈剤	細胞外液と等張の食塩水
リンゲル液	リンゲル液	500mL/瓶 NaCl 8.6g, KCl 0.3g, $CaCl_2/2H_2O$ 0.33g/L	Na^+ 147mEq/L K^+ 4mEq/L Ca^{2+} 5mEq/L Cl^- 156mEq/L pH 5.5〜7.0	循環血液量及び組織間液の減少時における細胞外液の補給・補正，代謝性アシドーシスの補正	Na^+, Cl^- の他に K^+, Ca^{2+} を含み，生理食塩水よりも血漿に近い組成
重炭酸リンゲル液	ビカーボン輸液 ビカネイト輸液	500mL/瓶 NaCl 3.07g, KCl 0.15g, $CaCl_2/2H_2O$ 0.11g/L, $MgCl_2$ 0.051g, $NaHCO_3$ 1.05g, Na citrate 0.245g	Na^+ 135mEq/L K^+ 4mEq/L Ca^{2+} 3mEq/L Mg^{2+} 1mEq/L Cl^- 113mEq/L HCO_3^- 5mEq/L $Citrate^{3-}$ 5mEq/L pH 6.8〜7.8	循環血液量及び組織間液の減少時における細胞外液の補給・補正，代謝性アシドーシスの補正	組成としてヒトの血漿組成により近い重炭酸を配合した液。乳酸及び酢酸リンゲル液よりも代謝性アシドーシスの補正効果に優れる
乳酸リンゲル液	ラクテック注 ラクトリンゲル液 ソルラクト輸液 ハルトマン液	500mL/瓶 NaCl 6g, KCl 0.3g, $CaCl_2/2H_2O$ 0.2g/L, Na lactate 3.1g/L	Na^+ 130mEq/L K^+ 4mEq/L Ca^{2+} 3mEq/L Cl^- 109mEq/L $Lactate^-$ 28mEq/L pH 6.0〜7.5	循環血液量及び組織間液の減少時における細胞外液の補給・補正，代謝性アシドーシスの補正	リンゲル液に含有する塩分を減らし，乳酸ナトリウムを配合することにより等張液とし，生理食塩水より細胞外液組成に近い液
酢酸リンゲル液	ヴィーンF輸液 ソリューゲンF注 ソルアセトF輸液	500mL/瓶 NaCl 6g, KCl 0.3g, $CaCl_2/2H_2O$ 0.2g/L, Na acetate 3.8g/L	Na^+ 130mEq/L K^+ 4mEq/L Ca^{2+} 3mEq/L Cl^- 109mEq/L $Acetate^-$ 28mEq/L pH 6.5〜7.5	循環血液量及び組織間液の減少時における細胞外液の補給・補正，代謝性アシドーシスの補正	乳酸リンゲル液の乳酸に代えて酢酸を配合 酢酸は乳酸より代謝が早く，全身組織で代謝されるため，代謝性アシドーシスの補正目的に開発
低分子デキストラン加乳酸リンゲル液	低分子デキストランL	デキストラン40 100g NaCl 6g, KCl 0.3g, $CaCl_2/2H_2O$ 0.2g/L, Na lactate 3.1g/L	Na^+ 130mEq/L K^+ 4mEq/L Ca^{2+} 3mEq/L Cl^- 109mEq/L $Lactate^-$ 28mEq/L	体外循環灌流液として用い，灌流を容易にして手術中の併発症の危険を減少する 代用血漿として急性出血の治療，特に急性大量出血の際の初期治療として有効 外傷，熱傷，出血などに基づく外科的ショックの予防及び治療 手術時における輸血量の節減	乳酸リンゲル液にデキストラン40を10%含有している
ヒドロキシエチルスターチ	ボルベン輸液 サリンヘス輸液	ヒドロキシエチルデンプン130000 30g, NaCl 4.5g	Na^+ 154mEq/L Cl^- 154mEq/L pH 4.0〜5.5	循環血液量の維持	症状に応じ適宜調節するが，1日50mL/kgを上限とする。
5%ブドウ糖液	大塚糖液5%500mL ブドウ糖5%500mL	500mL/瓶 グルコース50g/L	pH 3.5〜6.5	脱水症，特に水欠乏時の水補給，薬物・毒物中毒，肝疾患，循環虚脱，低血糖時の糖質補給，高カリウム血症，心疾患（GIK療法），その他非経口的に水・エネルギー補給を必要とする場合	

L　ホルモン剤（主な薬剤のみ）

一 般 名	商 品 名	製 剤 規 画	組 成 濃 度	作用, 使用目的	備　　考
コハク酸メチルプレドニゾロンNa	ソル・メドロール　ソル・コーテフ　他	40mg, 125mg, 500mg, 1g/瓶	体外循環充填液へ　名大病院では2〜2.5mg/kg	人工心肺を用いる体外循環下の患者は, ある種のショック様症態にあるため, ショック状態の治療として副腎皮質ホルモンが投与される	
リン酸ベタメゾンNa	リンデロン	100mg/5mL	体外循環充填液へ	上記と同じ	
リン酸デキサメタゾンNa	デカドロン　オルガドロン	100mg/5mL	体外循環充填液へ	上記と同じ	
酢酸プレドニゾロン	プレドニン	10mg, 20mg, 50mg/管　20mg/1mL 管	体外循環充填液へ	上記と同じ	
コハク酸ヒドロコルチゾンNa	ソル・コーテフ　サクシゾン	500mg, 1g/瓶	体外循環充填液へ	上記と同じ	
ヒトインスリン	ヒューマリンR　ノボリンR	100 単位/mL	生理食塩水49.5 m L にヒューマリンR 0.5mLを混ぜ, 1mL/時から開始し, 血糖値を確認しながら増減する	手術ならびに術後の高血糖の治療　GIK 液として心筋保護に使用	血糖値を測定して使用　低血糖に注意　低K血症に注意
グルカゴン	グルカゴン　グルカゴンF　グルカゴンG	1U.S.P. 単 位 ≒1mg/瓶　1S.U.＝1mg/瓶	3〜10mg を 静注　66μg/kg/分(γ)で静注	膵臓で生成されるポリペプチド　陽性変力作用を有するが, アドレナリン作動性受容体を介さないので, β受容体遮断薬による心機能の抑制に治療適応がある	

M　体外循環の抗凝固剤など

一　般　名	商　品　名	製剤規画	組成濃度	作用，使用目的	備　　　考
ヘパリン Na	ヘパリン ノボ・ヘパリン ヘパリン・ナトリウム	5000 単位/5mL管・瓶 10000 単位/10mL 瓶 1mg は 日 局 130 単位以上に相当する	一般的に体外循環前に患者に 3mg/kg を投与する ACT 480秒以上を確認してから，体外循環を開始する	アンチトロンビンⅢを介して作用する強力な抗凝固能をもつ酸性ムコ多糖類	体外循環中，活性凝固時間（ACT）を測定して使用。一般的に ACT 400秒以上にする 生物学的製剤のため，活性が表示通りでないことがありうる
ダルテパリン Na	フラグミン	5000 単位/5mL（低分子ヘパリン）	体外循環開始後 15〜20 単位/kg を回路内に単回投与，開始後 7.5〜10 単位/kg/時で持続投与	血液透析時の灌流血液の凝固防止	
硫酸プロタミン	ノボ・硫酸プロタミン	100mg/10mL 瓶	希釈して 10 分以上かけて緩徐に静注 左心系から注入した方が血行動態の変動が少ないという見解から，左房圧ラインから緩徐に注入する場合もある ヘパリンの等量から 1.3 倍の投与が一般的	ヘパリンおよびヘパリン様物質と結合して，生物学的不活性物質をつくり，ヘパリンの血液凝固阻止作用と拮抗する プロタミンとヘパリンは 1：1 結合するが，半減期はヘパリンより短いため，ヘパリンの 1.3 倍の投与が推奨される プロタミンの過剰な投与は弱い抗凝固性を有するので注意	動脈圧低下，徐脈をきたすことがあり，血行動態の不安定な体外循環離脱直後に使用されるので，十分に慎重な投与が必要 ショック様症状を起こすことがある
メシル酸ナファモスタット	フサン	10mg/瓶 50mg/瓶	5%ブドウ糖液に溶解	非ペプチド系のタンパク分解阻害剤で，血液凝固系に対して阻害作用をもつ	
メシル酸ガベキセート	エフオーワイ バナベート プロビトール アロデート	100mg/瓶 500mg/瓶	5 ％ブドウ糖液，リンゲル液で希釈して使用	非ペプチド系のタンパク分解阻害剤で，血液凝固系に対して阻害作用を有し，アンチトロンビンⅢの存在を必要とせずトロンビンおよび活性型第X因子を阻害すると共に，血小板凝集を抑制する	
ウリナスタチン	ミラクリッド	2.5 万単位/瓶 5 万単位/瓶	リンゲル液などで希釈して使用		
アルガトロバン	ノバスタン スロンノン	10mg/20mL 瓶	体外循環開始時に 0.2mg/kg を回路内に投与し，開始後 10μg/kg/分（γ）で持続投与。ACT 480 秒以上になるように増量	トロンビン活性部位に結合することで抗凝固作用を示す 血液透析時の灌流血液の凝固防止	拮抗薬がない 肝機能障害がある場合には作用が遷延する可能性がある

N　麻酔剤（心臓手術に繁用される主な注射薬のみ）

一　般　名	商　品　名	製剤規画	組成濃度	作用，使用目的	備　　考
塩酸モルヒネ	塩酸モルヒネ	10mg/mL 管	心臓手術では1.5〜10mg/kg点滴静注	強力な鎮痛作用があり，鎮静作用もある。モルヒネは大量投与しても，直接心筋や血管平滑筋の抑制は起こさない。呼吸中枢抑制作用があり，人工呼吸換気が必要	静脈内投与により，血圧が軽度低下する可能性がある。交感神経抑制作用と，静脈拡張作用のためと考えられ，静脈内輸液量を増やす
クエン酸フェンタニル	フェンタニル	0.1mg/2mL 管	バランス麻酔・大量フェンタニル麻酔で用いる	鎮痛作用はモルヒネ75〜125 倍の力価があるが，1 回投与時の作用持続時間はそれより短い。循環動態の変動も少ない	呼吸中枢抑制作用はモルヒネより強く，人工呼吸管理が必要である
レミフェンタニル塩酸塩	アルチバ	静注用 2mg・5mg	導入：0.5μg/kg/分（γ）維持：0.25μg/kg/分（γ）	超短時間作用型体内へ蓄積しにくい	他の全身麻酔薬と併用
ジアゼパム	セルシンホリゾン	10mg/2mL 管	0.5〜1.5mL/kgで静注	ベンゾジアゼピン誘導体，抗不安剤，中枢神経抑制作動，鎮静，睡眠作用	注射用ジアゼパムは刺激性があり，中心静脈から投与
ミダゾラム	ドルミカム	10mg/2mL 管	0.15〜0.3mg/kg を 1 分以上かけて静注	ベンゾジアゼピン誘導体，催眠導入剤	
プロポフォール	1％ディプリバンプロポフォール	200mg/20mL 管500mg/50mL 管	2〜10mg/kg/時で持続点滴静注	麻酔維持剤として投与投与中止後早期に覚醒する（t1/2：2 分）	鎮痛作用がないので，鎮痛剤を併用すること心予備能が低い患者の場合，心収縮能の低下がみられる
デクスメデトミジン塩酸塩	デクスメデトミジン	200μg/瓶200μg/50mL 管	6μg/kg/時の投与速度で 10 分間静脈内へ持続注入し（初期負荷投与）0.2〜0.7μg/kg/時の範囲で持続注入する（維持投与）維持投与から開始することもできる	集中治療における人工呼吸中及び離脱後の鎮静成人の局所麻酔下における非挿管での手術及び処置時の鎮静小児の非挿管での非侵襲的な処置及び検査時の鎮静	鎮静効果に加えて，鎮痛効果と交感神経抑制作用をもつ
レミマゾラムベシル酸塩	アネレム静注	50mg	12mg/kg/時の速度で意識消失が得られるまで持続注入し，1mg/kg/時の速度で持続注入し維持する。覚醒徴候が認められた場合は，最大 0.2mg/kgを静脈内投与してもよい	全身麻酔の導入及び全身麻酔の維持	本剤を使用する場合は，鎮痛剤，筋弛緩剤等と適宜併用すること。投与速度は30mg/kg/時を超えないことが望ましい
臭化ロクロニウム	エスラックス	25mg/瓶50mg/瓶	初回：0.6mg/kg 静注0.1〜0.2mg/kg追加持続：7μg/kg/分（γ）	非脱分極性筋弛緩薬循環器系への影響が少なく，作用発現時間が比較的短い	静脈内投与により，体血管抵抗が減少して軽度の血圧低下がみられる

| スガマデクス Na | ブリディオン | 200mg/2mL 管 500mg/5mL 管 | 浅い筋弛緩状態（筋弛緩モニターにおいて四連（TOF）刺激による2回目の収縮反応（T2）の再出現を確認した後）では1回 2mg/kg を，深い筋弛緩状態（筋弛緩モニターにおいてポスト・テタニック・カウント（PTC）刺激による1～2回の単収縮反応（1-2PTC）の出現を確認した後）では1回 4mg/kg を静脈内投与する | 筋弛緩回復剤 | |

O　血液製剤（主なもののみ）

種　　類	商　品　名	成　　　分	使　用　目　的	使 用 上 の 注 意
ヒト血清アルブミン	アルブミン 献血アルブミン アルブミナー　他	1mL 中，ヒト血清アルブミン 250mg を含む	膠質浸透圧の維持の目的 出血性ショック	
ヒトハプトグロビン	ハプトグロビン	2000 単位/100mL	体外循環で溶血を生じた場合，遊離ヘモグロビンはハプトグロビン-ヘモグロビン複合体を形成し，肝臓において処理される	点滴静注で使用する場合には，緩徐に投与する。体外循環回路にも注入する
ヒトフィブリノゲン	フィブリノゲン	1g/50mL	低フィブリノゲン血症（フィブリノゲン値 150mg/dL 以下）におけるフィブリノゲンの補充	一般的に1回 3g を投与。輸液速度が速すぎると，チアノーゼ，心悸亢進または血管内凝固による塞栓症のおそれがある
ヒトアンチトロンビンⅢ（ATⅢ）	ノンスロン ノイアート　　　他	500IU/10mL 瓶 1500IU/30mL 瓶	低 ATⅢ活性（70 % 未満）	1000～3000IU/日 もしくは 20～60IU/kg/日 を緩徐に静注もしくは点滴静注
アンチトロンビン ガンマ（遺伝子組換え）	アコアラン	600IU/12mL 1800IU/36mL	低 ATⅢ活性（70 % 未満）	基本 36IU/kg/日で投与。72IU/kg/日 を超えないこと
ヒトプロトロンビン複合体	ケイセントラ	500IU/20mL 1000IU/40mL	ビタミンK拮抗薬投与中患者の出血傾向の抑制	血栓塞栓症のリスクがあり，DIC には禁忌
イダルシズマブ（遺伝子組換え）製剤	プリズバインド	2.5g/50mL 瓶	ダビガトラン内服患者の中和剤	1回 5g/50mL を投与

P　止血剤（主な薬剤のみ）

一　般　名	商　品　名	製剤規画	組成濃度	作用，使用目的	備　　考
メナテトレノン	ケイツー	10mg/1mL 管 30mg/3mL 管	10〜30mg を緩徐に静注	天然のビタミンKと同一構造の合成品 低プロトロンビン血症の治療，ワルファリン投与患者の手術時に使用	
トラネキサム酸	トランサミンS	250mg/5mL	500〜2500mg 点滴静注	抗プラスミン作用があり，線溶亢進が原因の出血傾向に用いる	

（内田　亘）

付録2　開心術に用いられる主な輸血，成分輸血

種　　　　　類		特　　　徴	使　用　目　的
人全血液-LR「LR」	ヒト血液に血液保存液（CPD 液）を混和し，白血球の大部分を除去したもの	血小板，凝固因子の活性が低い 有効期限は採血後 21 日後	赤血球と血漿の同時補充
照射赤血球濃厚液-LR「日赤」	血液から血漿および白血球層の大部分を除去した後の赤血球層を赤血球保存用添加液（MAP 液）に混和した液で，移植片対宿主病（GVHD）予防のため 15〜50Gy の放射線を照射したもの	有効期限は採血後 21 日後	赤血球の補充
濃厚血小板-LR「日赤」	遠心により血小板成分を分離し，白血球の大部分を除去したもの	有効期限は採血後 4 日間 頻回の血小板輸血で，抗血小板抗体ができる。HLA 適合の血小板の使用が望ましい	血小板の補充
新鮮凍結血漿-LR「日赤」	遠心により成分採血した血漿を凍結したもの −20℃以下で 1 年保存できる	解凍後 3 時間以内の投与が望ましい 血漿の凝固因子が保存されている	複合性凝固障害時の血漿に含まれる凝固因子の補充 DOAC などの中和として投与される
クリオプレシピテート	新鮮凍結血漿（FFP）を 1〜6℃で緩徐に融解し，遠心分離にて上清部分を取り除いた沈殿分画で，フィブリノゲン，凝固第 VIII 因子，フォン・ヴィレブランド因子（VWF），凝固第 XIII 因子，フィブロネクチン，血小板マイクロパーティクルを多く含有する。院内製剤	解凍後 24 時間（最大 30 時間）で使用 急速なフィブリノゲンの補充が目的で FFP より volume overload の軽減が可能	フィブリノゲンなど凝固因子の補充 （FFP 内の一部の凝固因子は含まれない）

（内田　亘）

付録3　臨床工学技士国家試験問題　第27回～第36回（「体外循環装置」の分野を抜粋）

注）令和3年版 臨床工学技士国家試験出題基準（公益財団法人 医療機器センター）の大項目・中項目に準じた分類とした。
（問題番号の見方：21P47 → 21；第21回，P；午後，47；問題47を表す。）

1. 原理と構成

（1）血液ポンプ

（27P69）遠心ポンプについて正しいのはどれか。
a. ローラポンプよりも血液損傷は強い。
b. 同一回転数でも冷却時には流量が低下する。
c. ポンプ回転中に送血回路をクランプしても回路破裂しない。
d. 気泡が混入しても体に送り込まれることはない。
e. ポンプ停止時に逆流が生じない。
　　　1. a,b　2. a,e　3. b,c　4. c,d　5. d,e　　　　正解　3

（28A72）遠心ポンプの操作で正しいのはどれか。
a. 離脱前の低流量時には回転数による流量制御が困難である。
b. 誤って空気を体内に送り込むことはない。
c. 人工心肺運転中の送血回路の遮断は禁忌である。
d. 冷却時に流量を維持するには回転数をあげる必要がある。
e. 人工心肺停止時には送血回路を鉗子で遮断し血液逆流を防ぐ。
　　　1. a,b,c　2. a,b,e　3. a,d,e　4. b,c,d　5. c,d,e　　　　正解　3

（29P69）遠心ポンプについて正しいのはどれか。
1. 吸引回路用のポンプに適している。
2. 駆出される血液量は回転数に正比例する。
3. 回路閉塞時に回路破裂の危険性が大きい。
4. 同じ回転数でも流量は後負荷によって変化する。
5. 低流量時の回転数調節による流量制御が容易である。
　　　　　　　　　　　　　　　　　　　　　　　正解　4

（30P70）人工心肺送血ポンプとしてローラポンプと比較した遠心ポンプの特性で正しいのはどれか。
a. 回転数による流量制御が容易である。
b. ポンプ停止時の逆流がない。
c. 送血回路閉塞時の回路破裂の危険がない。
d. 過度の陰圧発生がない。
e. 血球損傷が多い。
　　　1. a,b　2. a,e　3. b,c　4. c,d　5. d,e　　　　正解　4

（31A69）人工心肺送血ポンプにおけるローラポンプと遠心ポンプの比較で正しいのはどれか。
a. ローラポンプは回転数による流量制御が容易である。
b. 遠心ポンプは流量計を必要とする。
c. 血液損傷は遠心ポンプに多く見られる。
d. ローラポンプでは回路閉塞時の回路破裂の危険は少ない。
e. 遠心ポンプは長期補助循環に適している。
　　　1. a,b,c　2. a,b,e　3. a,d,e　4. b,c,d　5. c,d,e　　　　正解　2

（32A69）血液ポンプのうち拍動流型はどれか。
a. サック型
b. ダイアフラム型
c. ローラポンプ型
d. 直線流路型
e. コーン型
　　　1. a,b　2. a,e　3. b,c　4. c,d　5. d,e　　　　正解　1

（32P69）人工心肺における遠心ポンプについて正しいのはどれか。
a. 流量計は不要である。
b. 吸引ポンプに用いることができる。
c. ローラポンプに比べて血液損傷が少ない。
d. 回路閉塞時に回路破裂の心配がない。
e. 空気を送り込む心配がない。
　　　1. a,b　2. a,e　3. b,c　4. c,d　5. d,e　　　　正解　4

（33A69）人工心肺送血ポンプで使用するローラポンプと遠心ポンプとの比較で正しいのはどれか。
a. 遠心ポンプの方が血液損傷が起こりやすい。
b. 遠心ポンプでは流量計は不要である。

c. 遠心ポンプは長期補助循環に適している。
d. ローラポンプは回転数による流量制御が容易である。
e. ローラポンプは回路閉塞時の回路破裂の危険が少ない。
　　　1. a,b　2. a,e　3. b,c　4. c,d　5. d,e　　　　正解　4

（34A69）正しいのはどれか。
a. ローラポンプは回転数と流量が比例する。
b. ローラポンプは溶血の原因とならない。
c. 遠心ポンプは流量計を必要としない。
d. 遠心ポンプは容積型ポンプである。
e. 遠心ポンプは回路破裂の危険がない。
　　　1. a,b　2. a,e　3. b,c　4. c,d　5. d,e　　　　正解　2

（35P68）拍動型ポンプはどれか。
a. 大動脈バルーンポンプ
b. 軸流型ポンプ
c. ローラポンプ
d. 遠心ポンプ
e. 空気圧駆動式補助人工心臓
　　　1. a,b　2. a,e　3. b,c　4. c,d　5. d,e　　　　正解　2

（2）人工肺

（27A69）中空糸型膜型人工肺について正しいのはどれか。
1. PaO_2 と独立した $PaCO_2$ の制御が可能である。
2. 多孔質膜では血液と酸素は直接接触しない。
3. シリコーン膜では二酸化炭素よりも酸素の透過性が高い。
4. 外部灌流型では内部灌流型よりも血流に乱流が生じにくい。
5. 血漿蛋白が多孔質膜に吸着すると疎水化されて血漿漏出を生じる。
　　　　　　　　　　　　　　　　　　　　　　　正解　1

（28A69）膜型人工肺について正しいのはどれか。
1. 送入ガス流量を増やすと $PaCO_2$ は低下する。
2. 送入ガス酸素濃度を上げると $PaCO_2$ は低下する。
3. ポリプロピレン中空糸膜は親水性である。
4. 中空糸膜型の内部灌流型では中空糸内部を送入ガスが流れる。
5. 中空糸膜型では外部灌流型の方が内部灌流型よりも圧力損失が高い。
　　　　　　　　　　　　　　　　　　　　　　　正解　1

（29A70）人工肺に用いられるポリプロピレン多孔質膜について正しいのはどれか。
1. 親水性である。
2. 膜厚は $200～400\,\mu m$ である。
3. 微細孔の大きさは $10～30\,\mu m$ である。
4. 物質移動係数はシリコーン均質膜よりも高い。
5. ポリプロピレンの気体透過係数はシリコーンよりも高い。
　　　　　　　　　　　　　　　　　　　　　　　正解　4

（29P68）膜型人工肺について正しいのはどれか。
1. 吹送ガス流量を増やすと PaO_2 は上昇する。
2. 吹送ガス酸素濃度を上げると $PaCO_2$ は低下する。
3. 多孔質膜では血液は酸素と直接接触しない。
4. 均質膜では長時間使用すると血漿漏出が起こる。
5. 外部灌流型は内部灌流型よりも血流に乱流が生じやすい。
　　　　　　　　　　　　　　　　　　　　　　　正解　5

（30A68）膜型人工肺について正しいのはどれか。
1. 均質膜では血液は酸素ガスと直接接触することはない。
2. 気泡型人工肺よりもタンパク変性が生じやすい。
3. 均質膜は多数の微細な孔の開いている構造からなる。
4. 膜の形態はフィルム型とシート型とに大別される。
5. 均質膜では長時間使用すると血漿漏出が起こる。
　　　　　　　　　　　　　　　　　　　　　　　正解　1

（31P69） 膜型人工肺について正しいのはどれか。
  a. 中空糸膜が主に使用される。
  b. 多孔質膜が均質膜より多く使用される。
  c. 外部灌流型が内部灌流型より多く使用される。
  d. 親水性の膜が主に使用される。
  e. ポリエチレン製の膜が主に使用される。
    1. a,b 2. a,b,e 3. a,d,e 4. b,c,d 5. c,d,e   正解　1

（32P70） 外部灌流型膜型肺について誤っているのはどれか。
  1. 中空糸の外側を血液が流れる。
  2. 落差脱血に用いるのに適している。
  3. 内部灌流型膜型肺より圧力損失が小さい。
  4. 内部灌流型膜型肺より多く用いられている。
  5. 血液の流れは層流になる。
    正解　5

（34P69） 膜型人工肺について正しいのはどれか。
  1. シリコーンの気体透過係数はポリプロピレンより大きい。
  2. シリコーンを用いた多孔質膜が用いられている。
  3. 親水性の膜が用いられている。
  4. 内部灌流型が多数を占める。
  5. ウェットラングは微小孔からの血漿漏出により生じる。
    正解　1

（36A70） 膜型人工肺について正しいのはどれか。
  a. 人工肺は血液ポンプの入口側に接続する。
  b. ガス流量を増やすと二酸化炭素除去量は減少する。
  c. 外部灌流型は内部灌流型より血液の圧損失が高い。
  d. 均質膜は貫通孔をもたない。
  e. 血漿漏出によるガス交換能低下時は人工肺を交換する。
    1. a,b 2. a,e 3. b,c 4. c,d 5. d,e   正解　5

（3）　人工心肺

（28A70） 人工心肺装置について誤っている組合せはどれか。
  a. ベント回路 ─────── 心内圧減圧
  b. 冠灌流回路 ─────── 心筋保護液注入
  c. 遠心ポンプ ─────── 心腔内出血回収
  d. 血液濃縮器 ─────── 余剰赤血球除去
  e. 動脈フィルタ ─────── 微小気泡・栓子除去
    1. a,b 2. a,e 3. b,c 4. c,d 5. d,e   正解　4

（28P69） 人工心肺中の限外濾過による血液濃縮器について正しいのはどれか。
  a. 内部灌流型の装置である。
  b. メインの送脱血回路に直列に組み込む。
  c. 疎水性の多孔質中空糸膜を用いる。
  d. 透析液を必要とする。
  e. 排出液の Na，K 濃度は細胞外液型である。
    1. a,b 2. a,e 3. b,c 4. c,d 5. d,e   正解　2

（33A70） 人工心肺装置の目的と構成機器との組合せで正しいのはどれか。
  a. 出血の回収 ──────────── 血液吸引ポンプ
  b. 静脈血の酸素加 ──────────── 人工肺
  c. 肺循環の維持 ──────────── 血液ポンプ
  d. 余剰水分の排出 ──────────── ベントポンプ
  e. 貯血槽内の微小気泡除去 ──────── 動脈フィルタ
    1. a,b 2. a,e 3. b,c 4. c,d 5. d,e   正解　1

（33P69） 血液が多管構造の外部を灌流する装置はどれか。
  1. 血漿分離用フィルタ
  2. 熱交換器
  3. 限外ろ過装置
  4. 血液濃縮器（ヘモコンセントレータ）
  5. 血液透析用ダイアライザ
    正解　2

（33P70） 人工心肺回路の動脈フィルタについて正しいのはどれか。
  a. メッシュサイズは 200～400 μm である。
  b. 親水性のメッシュが使用される。

  c. 血液は上部から流入し，下部から流出していく。
  d. 回路の最後に装着する。
  e. エアトラップと同様の構造である。
    1. a,b 2. a,e 3. b,c 4. c,d 5. d,e   正解　4

（34P72） 人工心肺を用いた体外循環で正しいのはどれか。
  1. 開始時には，まず脱血カニューレ，続いて送血カニューレを挿入する。
  2. 大動脈遮断時には，一時的に送血流量を増加させる。
  3. 大動脈遮断解除時には，一時的に送血流量を増加させる。
  4. 遠心ポンプを用いる場合，復温時には，同一回転数でも流量が増加する。
  5. 人工心肺停止時には，脱血側回路をクランプしてから回転を止める。
    正解　4

（35A70） 人工心肺を用いた体外循環で正しいのはどれか。
  1. 左心補助の装置である。
  2. 回路を構成する装置は ECMO と同じである。
  3. 開放回路型が主流である。
  4. 拍動流ポンプを必要とする。
  5. 使用限界は 3 時間である。
    正解　3

（35P69） 人工心肺を用いた体外循環中に用いる血液濃縮器について正しいのはどれか。
  1. メインの人工心肺回路と別の並列回路を必要とする。
  2. 除水量の第一の規定因子は装置を通過する血液流量である。
  3. 血清カリウム濃度の低下効果は透析装置と同等である。
  4. 遠心力を用いて血球成分と血漿成分を分離する装置である。
  5. 水分のみでなくアルブミンなどの血漿タンパクも除去される。
    正解　1

（36P73） 臨床工学技士が行う人工心肺業務として誤っているのはどれか。
  a. 回路からの薬剤注入を行う。
  b. 留置カニューレから採血を行う。
  c. 回路の充填を行う。
  d. 術野でカニューレを回路に接続する。
  e. 開始前に患者の静脈から採血を行う。
    1. a,b 2. a,e 3. b,c 4. c,d 5. d,e   正解　5

2. 体外循環の病態生理

（1）　体外循環と血液

（27A71） 人工心肺による体外循環中の変化について正しいのはどれか。
  1. 血糖値は低下する。
  2. 血中カリウム値は上昇する。
  3. 血中レニン活性は低下する。
  4. 血中アドレナリン値は上昇する。
  5. 血中インターロイキン－6 値は低下する。
    正解　4

（28A71） ヘモグロビンの酸素解離曲線について正しいのはどれか。
  1. 酸素含量と酸素分圧の関係を表した曲線である。
  2. アシドーシスにより右方移動する。
  3. 低体温により右方移動する。
  4. 低二酸化炭素血症により右方移動する。
  5. 2,3-DPG の低下により右方移動する。
    正解　2

（28P70） 人工心肺による体外循環中に血中濃度が低下するのはどれか。
  a. ナトリウム
  b. カリウム
  c. アドレナリン
  d. グルコース
  e. サイトカイン
    1. a,b 2. a,e 3. b,c 4. c,d 5. d,e   正解　1

（28P71） 体外循環における血液希釈の目的として正しいのはどれか。

a. 血液粘性の増加
b. 酸素運搬能の増加
c. 輸血量の減少
d. 溶血の軽減
e. 膠質浸透圧の上昇
  1. a,b 2. a,e 3. b,c 4. c,d 5. d,e　　　正解　4

(29A71) 人工心肺による体外循環中の変化として正しいのはどれか。
a. 血中カルシウム濃度の低下
b. 血中ナトリウム濃度の上昇
c. インスリン分泌の増加
d. 炎症性サイトカインの放出
e. 血中バソプレシン濃度の上昇
  1. a,b,c 2. a,b,e 3. a,d,e 4. b,c,d 5. c,d,e　　　正解　3

(30A71) ヘモグロビン酸素解離曲線で誤っているのはどれか。
1. 低体温では解離曲線は左方偏位する。
2. 高体温では同じ酸素分圧でも酸素飽和度が低下する。
3. 2,3-DPG の増加は解離曲線を右方偏位させる。
4. 二酸化炭素分圧が増加すると解離曲線は左方偏位する。
5. アシドーシスでは解離曲線は右方偏位する。
　　　正解　4

(30P71) 人工心肺使用時に血中カリウム濃度の上昇につながるのはどれか。
a. 赤血球液充填
b. カルシウム投与
c. インスリン投与
d. フロセミド投与
e. 代謝性アシドーシス
  1. a,b 2. a,e 3. b,c 4. c,d 5. d,e　　　正解　2

(31A70) 人工心肺を用いた体外循環中の血中電解質について正しいのはどれか。
a. インスリン使用時には低カリウムになりやすい。
b. 低体温時には高カリウムになりやすい。
c. アルカローシス時には高カリウムになりやすい。
d. 保存血を使用すると低カルシウムになりやすい。
e. 低ナトリウムになりやすい。
  1. a,b 2. a,b,e 3. a,d,e 4. b,c,d 5. c,d,e　　　正解　3

(31P70) 人工心肺を用いた体外循環中に血中濃度が低下するのはどれか。
1. 血糖
2. レニン
3. アドレナリン
4. サイトカイン
5. カルシウム
　　　正解　5

(31P71) 人工心肺を用いた開心術中の抗凝固対策で正しいのはどれか。
1. 抗血小板薬投与例ではヘパリン投与量を減量する。
2. ワルファリン投与例ではヘパリン投与量を減量する。
3. アンチトロンビンⅢ欠損症ではヘパリン投与量を減量する。
4. ACT が 600 秒以上に延長した場合にはプロタミンを投与する。
5. ヘパリンコーティング回路を用いる場合も ACT は 400 秒以上を保つ。
　　　正解　5

(32A70) カリウムについて正しいのはどれか。
a. 人工心肺中は高カリウム血症になる。
b. インスリンはカリウムを細胞内に移動させる。
c. 低カリウム血症では不整脈が出やすくなる。
d. 心筋保護時の心停止には低カリウム液を用いる。
e. 溶血すると低カリウム血症になる。
  1. a,b 2. a,e 3. b,c 4. c,d 5. d,e　　　正解　3

(32A71) ヘモグロビンの酸素解離曲線について正しいのはどれか。
1. 酸素含量と酸素分圧の関係を表した曲線である。
2. アシドーシスにより右方移動する。
3. 低体温により右方移動する。

4. 低二酸化炭素血症により右方移動する。
5. 2,3-DPG の低下により右方移動する。
　　　正解　2

(32P71) 人工心肺中の血液への影響について正しいのはどれか。
a. 送血ポンプは溶血の原因になる。
b. T 細胞や NK 細胞の活性が低下する。
c. 顆粒球は人工心肺開始直後から一過性に増加する。
d. 血小板は 70〜80% 減少する。
e. 溶血によりハプトグロビンが増加する。
  1. a,b 2. a,e 3. b,c 4. c,d 5. d,e　　　正解　1

(32P72) 人工心肺中の血液希釈について正しいのはどれか。
a. 充填量の大きい人工心肺ほど希釈率は高くなる。
b. 小児では成人に比して希釈率は低くなる。
c. 希釈限界はヘマトクリット 10% である。
d. 希釈率が高いほど酸素運搬能は高まる。
e. 希釈率が高いほど末梢循環抵抗が減少する。
  1. a,b 2. a,e 3. b,c 4. c,d 5. d,e　　　正解　2

(33A71) 人工心肺による体外循環時に血中カリウム値の上昇を来すのはどれか。
a. 溶血
b. 代謝性アルカローシス
c. インスリン投与
d. 低体温
e. 心筋保護液注入
  1. a,b 2. a,e 3. b,c 4. c,d 5. d,e　　　正解　2

(33A72) 混合静脈血酸素飽和度（S$\bar{\text{v}}$O$_2$）について正しいのはどれか。
a. パルスオキシメータで測定できる。
b. 過度の血液希釈によって低下する。
c. 人工心肺中の血液加温時には低下する。
d. 50% では嫌気性代謝が進行する。
e. 80% は低心拍出量状態を意味する。
  1. a,b,c 2. a,b,e 3. a,d,e 4. b,c,d 5. c,d,e　　　正解　4

(33A73) 動脈血の pH 7.69，PCO$_2$ 28 mmHg，［HCO$_3^-$］33 mEq/L の病態を示すのはどれか。
1. 呼吸性アルカローシス
2. 呼吸性アシドーシス
3. 代謝性アシドーシス
4. 呼吸性アルカローシスと代謝性アルカローシスの混合障害
5. 呼吸性アシドーシスと代謝性アシドーシスの混合障害
　　　正解　4

(33P71) 人工心肺による体外循環時の内分泌系・免疫系の変動について正しいのはどれか。
a. レニン-アンジオテンシン-アルドステロン系は活性化される。
b. アドレナリン分泌は低下する。
c. バソプレシン分泌は低下する。
d. インスリン分泌は亢進する。
e. 炎症性サイトカインの血中濃度は上昇する。
  1. a,b 2. a,e 3. b,c 4. c,d 5. d,e　　　正解　2

(34A72) 人工心肺を用いた体外循環中に血中カリウム濃度の上昇につながるのはどれか。
a. 赤血球液充填
b. カルシウム投与
c. インスリン投与
d. フロセミド投与
e. 代謝性アシドーシス
  1. a,b 2. a,e 3. b,c 4. c,d 5. d,e　　　正解　2

(34P70) 人工心肺を用いた体外循環中の電解質，内分泌系の変動で正しいのはどれか。
a. 血中ナトリウム濃度は低下する。
b. 血中カリウム濃度は低下する。
c. 赤血球液の使用で血中カルシウム濃度は上昇する。
d. インスリンの過剰分泌により低血糖になりやすい。
e. バソプレシンは増加する。
  1. a,b,c 2. a,b,e 3. a,d,e 4. b,c,d 5. c,d,e　　　正解　2

（34P73）人工心肺を用いた体外循環中の血液凝固系管理で正しいのはどれか。
1. ACT（活性化凝固時間）を200秒以下に維持する。
2. 全回路ヘパリンコーティング人工心肺では充填時のヘパリン量を半減できる。
3. プロタミン投与によって血圧は上昇する。
4. プロタミンには軽度の抗凝血作用があるのでヘパリン中和時の過量投与は避ける。
5. プロタミン投与後も術野出血が続く場合は吸引ポンプを回し回収を続ける。
正解　4

（35A71）ヘパリン起因性血小板減少症（HIT）について正しいのはどれか。
1. トロンビンが増加する。
2. 出血性合併症を起こしやすい。
3. 血小板第X因子が関与する。
4. ヘパリンコーティング回路の使用により回避できる。
5. ヘパリン投与直後に発症することが多い。
正解　1

（35A73）人工心肺を用いた体外循環中の血液凝固系管理について正しいのはどれか。
1. ワルファリン内服患者ではカニュレーション開始前のヘパリン投与は不要である。
2. 完全体外循環中にACTが600秒以上になった場合には少量のプロタミンを投与する。
3. 人工心肺離脱後のプロタミン投与時には心機能は良好であっても血圧低下に注意する。
4. 人工心肺離脱後の送血カニューレの抜去はプロタミン投与後に行う。
5. 人工心肺離脱後はプロタミン投与後も吸引ポンプで出血を回収し使用血液量の節減に努める。
正解　3または4

（35P70）体外循環における血液希釈の利点はどれか。
1. 溶血の軽減
2. 血液粘性の増加
3. 酸素運搬能の増加
4. 膠質浸透圧の上昇
5. 代謝性アルカローシスの軽減
正解　1

（35P71）人工心肺を用いた体外循環における患者側へのヘパリンの初期投与量はどれか。
1. 5000単位
2. 1.0〜1.5 mg/kg
3. 5.0〜6.0 mg/kg
4. 200〜300単位/kg
5. 400〜500単位/kg
正解　4

（36A71）人工心肺を用いた体外循環に伴う生体の変化について正しいのはどれか。
a. 補体系が活性化する。
b. 血小板数が減少する。
c. リンパ球数が減少する。
d. 血中抗利尿ホルモンが減少する。
e. 血中ブラジキニンが減少する。
1. a,b,c　2. a,b,e　3. a,d,e　4. b,c,d　5. c,d,e
正解　1

（36A72）人工心肺を用いた体外循環について誤っているのはどれか。
1. 体重あたりの適正灌流量は小児では成人に比べて多い。
2. 血液希釈により末梢血管抵抗は低下する。
3. 低体温により血中酸素溶解度は低下する。
4. 低体温によりヘモグロビンの酸素結合力が高くなる。
5. 低体温により血液粘稠度は上昇する。
正解　3

（36A73）人工心肺を用いた体外循環について正しいのはどれか。
1. ヘパリンは送血管および脱血管の挿入が完了した後に投与する。
2. ACT（活性化凝固時間）は150〜250秒に維持する。

3. 目標とする至適灌流量が得られた状態を完全体外循環という。
4. 血液希釈限界はヘモグロビン10 g/dLである。
5. 復温灌流中には送脱血温の温度較差を10℃以内とする。
正解　5

（36P69）ヘパリン起因性血小板減少症（HIT）について誤っているのはどれか。
a. 血栓症を起こす。
b. アルガトロバンを使用する。
c. 血小板第4因子が関与する。
d. 血小板輸血を行う。
e. ヘパリンコーティング回路を使用する。
1. a,b　2. a,e　3. b,c　4. c,d　5. d,e
正解　5

(2)　循環動態

（27P71）人工心肺による体外循環中の操作で心筋酸素消費量を増加させるのはどれか。
1. IABPの併用
2. 細動心の除細動
3. アドレナリンの投与
4. 左心腔内血液の吸引（ベンティング）
5. 部分体外循環から完全体外循環への移行
正解　3

（29A72）大動脈遮断解除後，心筋温37℃，完全体外循環，左心ベント下の心筋酸素消費が最も高い状態はどれか。
1. 心静止
2. 心室細動
3. 心室ペーシング，心拍動60回/分
4. 心室ペーシング，心拍動80回/分
5. 心房ペーシング，心拍動80回/分
正解　2

（30A70）低体温体外循環の影響で正しいのはどれか。
a. 末梢血管抵抗低下
b. 酸素消費量低下
c. カテコラミン活性低下
d. 血液凝固能亢進
e. 血液粘稠度低下
1. a,b　2. a,e　3. b,c　4. c,d　5. d,e
正解　3

3. 体外循環技術

(1)　人工心肺充填液

（27A70）人工心肺による体外循環時に使用される薬剤について誤っている組合せはどれか。
a. マンニトール ―――――― 浸透圧の調節
b. 乳酸加リンゲル ―――――― 膠質浸透圧の保持
c. 炭酸水素ナトリウム ―――― アルカローシスの補正
d. ハプトグロビン製剤 ――― 高度溶血への対応
e. 塩化カルシウム ――――― 心収縮力の増強
1. a,b　2. a,e　3. b,c　4. c,d　5. d,e
正解　3

（36P68）人工心肺による体外循環時に使用する薬剤と使用目的との組合せで誤っているのはどれか。
1. マンニトール ―――――― 浸透圧の調整
2. アドレナリン ―――――― 心収縮力の増強
3. ハプトグロビン製剤 ――― 出血の予防
4. 乳酸加リンゲル液 ―――― 細胞外液の補正
5. アルブミン製剤 ――――― 膠質浸透圧の調整
正解　3

(2)　適正灌流

（27A72）人工心肺の適正灌流について誤っているのはどれか。
a. 平均動脈圧を60〜80 mmHgに維持する。
b. 側副血行路の多い右左短絡疾患では灌流量を少なめにする。

c. 低体温体外循環では常温体外循環よりも灌流量を多くする。
d. 混合静脈血酸素飽和度（S$\bar{v}$O$_2$）70％以上を目標に灌流量を調節する。
e. 体重あたりの灌流量は成人に比べて小児の方が多い。
　　　1. a,b　2. a,e　3. b,c　4. c,d　5. d,e　　　　正解　3

（28P72）人工心肺による体外循環中の操作について誤っているのはどれか。
a. 平均動脈圧を 60～80 mmHg に維持する。
b. 混合静脈血酸素飽和度を 70％以上に維持する。
c. ACT（activated clotting time）を 200～300 秒に維持する。
d. 復温時の送血温と脱血温の差を 10℃以上に維持する。
e. プロタミンはヘパリン初期投与量の 3～5 倍を投与する。
　　　1. a,b,c　2. a,b,e　3. a,d,e　4. b,c,d　5. c,d,e　　　正解　5

（29A73）人工心肺による体外循環において送血流量を上げるべきなのはどれか。
1. 脱血不良時
2. 大動脈遮断時
3. 大動脈遮断解除時
4. 復温時
5. 大動脈解離発生時
　　　　　　　　　　　　　　　　　　　　　　正解　4

（29P71）人工心肺離脱に向けて行うべきもので誤っているのはどれか。
1. 復温
2. 換気再開
3. プロタミン投与
4. 電解質補正
5. 心腔内空気抜き
　　　　　　　　　　　　　　　　　　　　　　正解　3

（29P72）成人の人工心肺操作条件で適切でないのはどれか。
1. ヘマトクリット値：25％
2. 混合静脈血酸素飽和度：75％
3. 送血流量：2.4 L/min/m^2
4. 平均動脈圧：70 mmHg
5. 中心静脈圧：20 mmHg
　　　　　　　　　　　　　　　　　　　　　　正解　5

（30P72）乳幼児の人工心肺を用いた体外循環で成人と比較して正しいのはどれか。
a. 無輸血体外循環が容易である。
b. 体重 1 kg 当たりの適正灌流量が少ない。
c. 目標灌流圧が低い。
d. 体液バランスの不均衡が生じやすい。
e. 急速な冷却が望ましい。
　　　1. a,b　2. a,e　3. b,c　4. c,d　5. d,e　　　　正解　4

（31A71）乳児の人工心肺を用いた体外循環で成人と比較して正しいのはどれか。
a. 無血充填時の希釈率が高くなる。
b. 体表面積当たりの至適灌流量が多い。
c. 至適灌流圧が高い。
d. 無輸血体外循環が容易である。
e. 水分バランスの管理が容易である。
　　　1. a,b　2. a,e　3. b,c　4. c,d　5. d,e　　　　正解　1

（31P72）慢性腎不全による維持透析患者における人工心肺管理で正しいのはどれか。
1. 無輸血体外循環が容易である。
2. 血清カリウム値は高めになるよう補正する。
3. 灌流圧は高めになる場合が多い。
4. 利尿薬を大量に用い自尿の確保に努める。
5. 術中透析施行中はその流量分だけ灌流量を増やす。
　　　　　　　　　　　　　　　　　　　　　　正解　3

（32A72）乳児の人工心肺について正しいのはどれか。
1. チアノーゼ性心疾患では非チアノーゼ性より灌流量を多く設定する。
2. 体表面積当たりの灌流量は成人例より少なく設定する。
3. 遠心ポンプの使用率は成人例より高い。

4. 無輸血手術は成人例より容易である。
5. 目標灌流圧は成人例より高く設定する。
　　　　　　　　　　　　　　　　　　　　　　正解　1

（34A70）人工心肺において，成人の至適灌流量［mL/分/kg］はどれか。
1. 10～20
2. 30～40
3. 60～80
4. 120～140
5. 160～200
　　　　　　　　　　　　　　　　　　　　　　正解　3

（34A71）低体温体外循環に伴う生体の変化で誤っているのはどれか。
1. 出血傾向を来しやすい。
2. 動脈圧が低下する。
3. 心房細動になりやすい。
4. 脳血流を維持する autoregulation が働く。
5. 高カリウム血症になりやすい。
　　　　　　　　　　　　　　　　　　　　　　正解　5

（35A72）人工心肺を用いた成人体外循環における完全体外循環中の至適灌流量，至適灌流圧について正しいのはどれか。
1. 正常生体血液循環量の 3.0 L/min/m^2 と同量を維持する必要がある。
2. 常温体外循環では灌流量を高めに設定する必要がある。
3. 腎機能低下例では灌流量を低めに設定する必要がある。
4. 体表面積当たりの至適灌流量は乳幼児より大きくなる。
5. 灌流圧は平均大動脈圧で 100 mmHg を下回らないことが重要である。
　　　　　　　　　　　　　　　　　　　　　　正解　2

（36P71）成人の人工心肺を用いた体外循環の操作条件で適切でないのはどれか。
1. S$\bar{v}$O$_2$ ――――――――― 75％
2. 灌流量 ――――――――― 70 mL/分/kg
3. 灌流圧（平均大動脈圧）――――― 60 mmHg
4. 中心静脈圧 ――――――― 20 mmHg
5. ヘマトクリット ――――― 20％
　　　　　　　　　　　　　　　　　　　　　　正解　4

（3）モニタリング

（27P70）人工心肺による体外循環中の混合静脈血酸素飽和度（S$\bar{v}$O$_2$）について誤っているのはどれか。
1. 肺動脈カテーテルで測定できる。
2. 過度の血液希釈によって低下する。
3. 50％は酸素供給不足を意味する。
4. 80％は低心拍出量状態を意味する。
5. 人工心肺中の冷却時には上昇する。
　　　　　　　　　　　　　　　　　　　　　　正解　4

（27P72）人工心肺による体外循環で灌流圧低下を引き起こすのはどれか。
a. 大動脈遮断解除
b. 血漿増量剤投与
c. 冷却開始
d. 血管収縮剤投与
e. 大動脈解離
　　　1. a,b　2. a,e　3. b,c　4. c,d　5. d,e　　　　正解　2

（4）心筋保護

（31P73）人工心肺を用いた開心術中の心筋保護について正しいのはどれか。
a. 細胞内液型心筋保護液のナトリウム濃度は細胞外液型より低い。
b. 高カルシウム液で心停止を得る。
c. 心筋保護液に血液を混じる場合には超低温がよい。
d. 僧帽弁手術では選択的冠灌流が必要である。
e. 逆行性冠灌流の場合には冠静脈洞から注入する。
　　　1. a,b　2. a,e　3. b,c　4. c,d　5. d,e　　　　正解　2

(32P73) 心筋保護について正しいのはどれか。
a. 送血回路から側枝を出し送血ポンプの圧力で注入する。
b. 細胞内液型心筋保護液中の Na 濃度は細胞外液型より低い。
c. 逆行性心筋保護では右室の心筋保護液灌流が不十分となりやすい。
d. 血液併用心筋保護液では晶質液性心筋保護液より注入温度を低くする。
e. 初回注入量の目安は 80 mL/kg である。
　　　1. a,b　2. a,e　3. b,c　4. c,d　5. d,e　　　正解　3

(36A74) 開心術における心筋保護について正しいのはどれか。
1. 心筋保護液において血液添加は不可欠である。
2. 逆行性心筋保護液注入圧は 30 mmHg 以上とする。
3. 心臓の常温虚血時間の安全限界は 5 分未満である。
4. 低温によって心筋酸素消費量は低下する。
5. 高度大動脈弁閉鎖不全症例では大動脈基部から心筋保護液を注入する。
　　　　　　　　　　　　　　　　　　　　　　　正解　4

(36P70) 開心術における心筋保護について正しいのはどれか。
a. 人工心肺の送血回路から側枝を出して心筋保護液を注入する。
b. 細胞内液型心筋保護液中の Na⁺濃度は細胞外液型より低い。
c. 逆行性心筋保護では右室の心筋保護液灌流が不十分となりやすい。
d. 血液併用心筋保護液では晶質液性心筋保護液より注入温度を低くする。
e. 心筋保護液の初回注入量の目安は 80 mL/kg である。
　　　1. a,b　2. a,e　3. b,c　4. c,d　5. d,e　　　正解　3

4. 補助循環法

(1) 循環補助

(27A73) IABP について正しいのはどれか。
a. 左室の後負荷を増大させる効果がある。
b. 正常な心臓と同程度の心拍出量を得る。
c. 人工心肺中に使用することで拍動流が得られる。
d. 冠血流量を増加させる効果がある。
e. 合併症として動脈主要分枝の血行障害がある。
　　　1. a,b,c　2. a,b,e　3. a,d,e　4. b,c,d　5. c,d,e　　　正解　5

(27P73) 補助人工心臓について誤っているのはどれか。
1. 左室脱血は左房脱血よりも高流量を得やすい。
2. 体外設置型の拍動流型補助人工心臓は空気駆動方式のものが多い。
3. 体内埋込み型では主に連続流型が用いられる。
4. 欧米では末期重症心不全患者の最終治療として用いられている。
5. 患者の右心機能が低下すると左心補助人工心臓の補助流量は増加する。
　　　　　　　　　　　　　　　　　　　　　　　正解　5

(28A73) PCPS について正しいのはどれか。
a. 全身麻酔を必要とする。
b. 左心系の後負荷を軽減する。
c. 肺塞栓症によるショック時に用いられる。
d. 心停止に対する心肺蘇生に用いられる。
e. V–A バイパス方式と V–V バイパス方式がある。
　　　1. a,b　2. a,e　3. b,c　4. c,d　5. d,e　　　正解　4

(29A74) 補助循環について正しいのはどれか。
1. PCPS は V–V バイパス方式である。
2. PCPS によって左心系の後負荷は軽減する。
3. 体外設置型拍動流型補助人工心臓では電気駆動方式が多い。
4. 体内植込み型補助人工心臓では拍動流型よりも連続流型が多い。
5. 左心補助人工心臓では左室脱血よりも左房脱血の方が高流量を得やすい。
　　　　　　　　　　　　　　　　　　　　　　　正解　4

(30A69) IABP について正しいのはどれか。
a. 拡張期に下行大動脈でバルーンを拡張させる。
b. 冠動脈血流量を増加させる。
c. 左室の後負荷を軽減する。
d. 大動脈弁狭窄症には禁忌である。
e. 収縮期血圧を上昇させる。
　　　1. a,b,c　2. a,b,e　3. a,d,e　4. b,c,d　5. c,d,e　　　正解　1

(30A73) PCPS 施行時に左手の酸素飽和度が低下した。原因として考えられないのはどれか。
1. 脱血不良による流量減少
2. ACT が 400 秒以上
3. 生体肺の機能不全
4. 吹送酸素濃度の低下
5. 人工肺の血漿漏出
　　　　　　　　　　　　　　　　　　　　　　　正解　2

(30P73) IABP による合併症で誤っているのはどれか。
1. 腸管虚血
2. 大動脈解離
3. 血小板数の減少
4. 細菌感染
5. 急性心筋梗塞
　　　　　　　　　　　　　　　　　　　　　　　正解　5

(31A72) 補助循環について正しいのはどれか。
1. IABP ではバルーンを弓部大動脈に留置する。
2. PCPS は全身麻酔を必要とする。
3. PCPS は左心系の後負荷を軽減する。
4. 補助人工心臓は右心補助に用いられることが多い。
5. 補助人工心臓は左房脱血よりも左室脱血タイプが多い。
　　　　　　　　　　　　　　　　　　　　　　　正解　5

(31P74) IABP の適応について正しいのはどれか。
a. 冠動脈ステント再狭窄予防
b. 人工心肺離脱困難
c. 開心術後低心拍出量症候群
d. 急性心筋梗塞後心室中隔穿孔を合併した心原性ショック
e. 冠動脈バイパス術後のグラフト閉塞予防
　　　1. a,b,c　2. a,b,e　3. a,d,e　4. b,c,d　5. c,d,e　　　正解　4

(32P74) IABP について正しいのはどれか。
a. 上行大動脈にバルーンを留置する。
b. 収縮期血圧を上昇させる。
c. 中等度以上の大動脈弁閉鎖不全症には禁忌である。
d. 冠動脈灌流圧を増加させる。
e. 左室後負荷を軽減させる。
　　　1. a,b,c　2. a,b,e　3. a,d,e　4. b,c,d　5. c,d,e　　　正解　5

(33P72) 経皮的心肺補助装置（PCPS）について誤っているのはどれか。
a. 急性心筋梗塞後の心破裂によるショックは適応である。
b. ショック状態の急性肺動脈血栓塞栓症は適応である。
c. 急性くも膜下出血によるショックは適応である。
d. 送血管は腕頭動脈に挿入する。
e. 脱血管は大腿静脈に挿入する。
　　　1. a,b　2. a,e　3. b,c　4. c,d　5. d,e　　　正解　4

(33P73) IABP の適応について正しいのはどれか。
a. 冠動脈ステントにおける遅発性血栓性閉塞の予防
b. 冠動脈バイパス術後のグラフト閉塞の予防
c. 切迫心筋梗塞
d. 人工心肺離脱困難
e. 心原性ショック
　　　1. a,b,c　2. a,b,e　3. a,d,e　4. b,c,d　5. c,d,e　　　正解　5

(2) 呼吸補助

(30A72) 呼吸補助ができるのはどれか。
a. IABP
b. 左心バイパス
c. PCPS
d. ECMO
e. 補助人工心臓
　　　1. a,b　2. a,e　3. b,c　4. c,d　5. d,e　　　正解　4

(34A73) ECMO について正しいのはどれか。
a. 動脈-静脈 ECMO 方式が主流である。
b. 心機能の低下が高度の場合には静脈-静脈バイパスを採用する。
c. 静脈-動脈 ECMO では高流量になるほど左心室の後負荷は減少する。
d. 静脈-静脈 ECMO では送血と脱血の間の再循環が生じうる。
e. PCPS と静脈-動脈 ECMO は同じ回路構成である。
　　1. a,b　2. a,e　3. b,c　4. c,d　5. d,e　　　　正解　5

(35P73) ECMO について正しいのはどれか。
a. ACT を 400 秒以上に保つ。
b. V-V バイパスのみである。
c. 新生児にも使用される。
d. 全身麻酔を必要としない。
e. ローラポンプを用いることが多い。
　　1. a,b　2. a,e　3. b,c　4. c,d　5. d,e　　　　正解　4

(36P72) V-A ECMO（PCPS）について正しいのはどれか。
a. 抗凝固療法にはヘパリンを使用する。
b. 左心室前負荷を増加させる。
c. ウェットラングとはガス交換膜からの血漿リーク発生である。
d. IABP との併用は禁忌である。
e. 高度大動脈弁閉鎖不全を有する患者への使用は禁忌である。
　　1. a,b　2. a,e　3. b,c　4. c,d　5. d,e　　　　正解　2

5. 安全管理

(1) 体外循環のトラブル対策

(27A74) 人工心肺について正しいのはどれか。
1. 落差脱血では少なくとも 1 m 以上の落差を確保する。
2. 吸引からの戻りが多い場合は脱血量よりも送血流量を増やす。
3. 脱血不良時には脱血カニューレの挿入をできるだけ深くする。
4. 脱血不良時には利尿剤を投与して尿量を増やす。
5. 大動脈解離を認めたら送血流量を上げる。
　　　　　　　　　　　　　　　　　　　　　　　正解　2

(29P73) 貯血槽の血液レベルが急激に低下した。対応として正しいのはどれか。
a. 脱血回路の確認
b. 貯血槽に乳酸加リンゲル液を急速補液
c. 一時的な送血流量低減
d. 左房ベント挿入
e. 血管収縮剤投与
　　1. a,b,c　2. a,b,e　3. a,d,e　4. b,c,d　5. c,d,e　　正解　1

(32A73) 体表面積 0.5 m² の乳児の人工心肺を用いた開心術で，吸引からの血液の戻りが全くない完全体外循環中（膀胱温 30℃），静脈リザーバに 400 mL が貯血されていた。何らかの原因で静脈回路からの脱血が完全に途絶えた時，静脈リザーバが空になるまでの時間［秒］に最も近いのはどれか。
1. 5
2. 10
3. 20
4. 30
5. 40
　　　　　　　　　　　　　　　　　　　　　　　正解　3

(33P74) 成人男性の人工心肺完全体外循環中のトラブルやその対応について正しいのはどれか。
1. 貯血槽が完全に空にならなくても空気の誤送が生じ得る。
2. 動脈解離発生時には送血流量を増やし続行する。
3. 脱血不良時には脱血カニューレをより深く挿入する。

4. 人工肺内血栓形成時にはヘパリンの追加投与を行う。
5. 脱血回路に持続的に微小気泡が引けてくる場合は直ちに送血を停止する。
　　　　　　　　　　　　　　　　　　　　　　　正解　1

(34P74) 人工心肺を用いた体外循環中の安全管理で正しいのはどれか。
1. レベルセンサには磁気センサが用いられている。
2. レベルセンサはエアトラップ（バブルトラップ）に取り付ける。
3. フィルタのサイズは動脈フィルタの方がバブルトラップより目が細かい。
4. 閉鎖回路では気泡流入の可能性はない。
5. エアブロックとは送血回路が空気で満たされ送血が止まることをいう。
　　　　　　　　　　　　　　　　　　　　　　　正解　3

(35A74) 人工心肺を用いた体外循環においてインシデントレポートを提出すべきなのはどれか。
a. ヘパリン投与後に ACT を測定しなかった。
b. ヘマトクリット値が低下したため赤血球輸血を行った。
c. 血圧が低下したため流量を増加させた。
d. 体外循環離脱困難であり IABP を挿入した。
e. 大動脈遮断後ヘパリンを投与していないことに気づき，ヘパリンを投与した。
　　1. a,b　2. a,e　3. b,c　4. c,d　5. d,e　　　　正解　2

(35P72) 人工心肺を用いた体外循環中の事象と対処法について誤っているのはどれか。
1. 溶血が顕著な場合にはポンプチューブの圧閉度を調整する。
2. 代謝性アルカローシス時には炭酸水素ナトリウムを投与する。
3. ヘマトクリット値の低下時には水分バランスをチェックする。
4. ACT が延長しないときにはヘパリンを追加する。
5. 脱血不良時には脱血カニューレの挿入部位をチェックする。
　　　　　　　　　　　　　　　　　　　　　　　正解　2

(2) 体外循環の合併症

(28A74) 人工心肺による体外循環中の溶血の直接的原因とならないのはどれか。
1. 大量吸引の持続
2. 脱血不良
3. 異型輸血
4. 血液希釈
5. 過度の加温
　　　　　　　　　　　　　　　　　　　　　　　正解　4

(31A73) 人工心肺を用いた体外循環中に生じる大動脈解離について正しいのはどれか。
a. 大腿動脈送血では解離は生じない。
b. 灌流圧を下げた状態で人工心肺を継続する。
c. 上行大動脈は緊満する。
d. 上行大動脈の色調の変化がみられる。
e. 脱血不良となる。
　　1. a,b　2. a,e　3. b,c　4. c,d　5. d,e　　　　正解　5

(34P71) 人工心肺を用いた体外循環中の溶血について正しいのはどれか。
1. 膜型肺より気泡型肺の方が溶血は少ない。
2. 遠心ポンプよりローラポンプの方が溶血は少ない。
3. 高度溶血例ではヘパリンを追加する。
4. 細い送血カニューレを用いると溶血は少なくなる。
5. 血中カリウム濃度が上昇した場合，高度溶血を疑う。
　　　　　　　　　　　　　　　　　　　　　　　正解　5

過去 5 年分の国家試験問題及び正答肢は，
　公益財団法人医療機器センター　http://www.jaame.or.jp/
　　臨床工学技士国家試験　→　過去の試験問題等　のページに掲載

（児玉　泰）

付録4 臨床工学技士が取得できる資格

1. 体外循環技術認定士

　体外循環技術認定士は「医師の指示のもとで行う人工心肺等の体外循環装置を操作するための技術を有する能力」を認定された人に与えられる，臨床工学技士の「上位の専門資格」であり，日本人工臓器学会，日本胸部外科学会，日本心臓血管外科学会，日本体外循環技術医学会の4学会により認定される。2022年現在，全国で2,189名の体外循環技術認定士が登録されている。

　体外循環技術認定士の取得にあたっては，受験資格として以下の基準を満たす必要があり，筆記と口頭試験の合格者に資格証明書が発行される。

1. 日本体外循環技術医学会と日本人工臓器学会の正会員であること。
2. 心臓血管外科専門医認定機構が認定する施設または関連施設において，臨床工学技士は3年以上の経験年数を満たす者であること。
3. 日本体外循環技術医学会体外循環教育セミナーを全過程履修し，所定の単位を取得した者。
4. 「日本人工臓器学会教育セミナー」を1回以上受講した者。
5. 4. とは別に認定委員会が定めた日本胸部外科学会，日本心臓血管外科学会，日本人工臓器学会教育セミナーで10ポイント以上取得した者。
6. 30症例以上の「体外循環記録原本」の写しと「体外循環業務施行証明書」を添付すること。
7. 医療法に定める病院に常勤していること。

　認定は5年間有効であり，認定士を維持するためには5年毎に更新条件を満たしていることの確認手続きが必要となる。

　人工心肺装置を操作する体外循環技術認定士は，心臓手術の安全性を高めると期待され，日本心臓血管外科専門医の認定機構では，専門医の研修施設の要件に体外循環技術認定士が加えられている。

2. 人工心臓管理技術認定士

　人工心臓管理技術認定士は「医師の指示のもとで行う（補助）人工心臓症例の管理に関する技能・知識を有する能力」を認定された人に与えられる資格であり，日本人工臓器学会，日本胸部外科学会，日本心臓血管外科学会，日本体外循環技術医学会，日本臨床補助人工心臓研究会の4学会1研究会共催（4学会1研究会合同認定委員会）により認定される。

　人工心臓管理技術認定士の取得にあたっては，受験資格として以下の基準を満たす必要があり，筆記と口頭試験の合格者に資格証明書が発行される。

1. 日本臨床補助人工心臓研究会会員（施設会員を含む），または構成4学会のいずれかの学会員であること。
2. 心臓血管外科専門医認定機構が認定する認定修練施設（関連施設を含む）または日本循環器学会指定研究施設において，臨床工学技士は3年以上の経験年数を満たす者であること。
3. 本邦で製造販売承認されている全ての（補助）人工心臓システムについて，各製造販売企業が開催するデバイス管理研修セミナー（またはそれに相当するセミナー）を受講し，研修修了資格を有すること。
4. 日本臨床補助人工心臓研究会または日本胸部外科学会・日本心臓血管外科学会・日本人工臓器学会・日本体外循環技術医学会の人工心臓・補助循環に関連したセッション，日本人工臓器学会教育セミナー（当該年度も含む），日本体外循環技術医学会教育セミナー，人工心臓と補助循環懇話会（AHAC

の会），DT 研究会に 5 年間で 5 回以上参加した者。但し，日本臨床補助人工心臓研究会または DT 研究会または人工心臓と補助循環懇話会（AHAC の会）に 1 回以上参加した者。

5. 5 症例以上の「（補助）人工心臓治療症例記録」を添付すること。

6. 医療法に定める病院に常勤していること。

認定は 5 年間有効であり，認定士を維持するためには 5 年毎に更新条件を満たしていることの確認手続きが必要となる。

人工心臓管理技術認定士は補助人工心臓治療関連学会協議会認定の埋込型補助人工心臓実施・管理施設となるために 1 名以上が条件となる。

体外循環技術認定士，人工心臓管理技術認定士制度の最新情報については，日本体外循環技術医学会（https://jasect.org/category/education-certification/ninteishi）や日本人工臓器学会（https://www.jsao.org/gijutsu-ninteishi/）のホームページを参照されたい。

（山城知明）

付録5　手術関連略語一覧

略語	英語	日本語
AAA	abdominal aortic aneurysm	腹部大動脈瘤
AAE	annuloaortic ectasia	大動脈弁輪拡張症
ACT	activated clotting time	活性化凝固時間
ALCAPA	anomalous left coronary artery from pulmonary artery	左冠動脈肺動脈起始症
AR	aortic regurgitation	大動脈弁閉鎖不全症
AS	aortic stenosis	大動脈弁狭窄症
ASD	atrial septal defect	心房中隔欠損症
ASO	arteriosclerosis obliterans	閉塞性動脈硬化症
AVP	aortic valve plasty	大動脈弁形成術
AVR	aortic valve replacement	大動脈弁置換術
AVSD	atrioventricular septal defect	房室中隔欠損症
BAS	balloon atrial septostomy	バルーン心房中隔裂開術
BAV	balloon aortic valvuloplasty	バルーン大動脈弁形成術
BDG	bidirectional Glenn	両方向性グレン手術
BiVAD	biventricular assist device	両室補助人工心臓
B-T shunt	Blalock-Taussig shunt	鎖骨下動脈-肺動脈シャント
BTT	bridge to transplantation	心臓移植へのブリッジ
CABG	coronary artery bypass grafting	冠動脈バイパス術
CMC	closed mitral commissurotomy	非直視下交連切開術
CoA	coarctation of aorta	大動脈縮窄
DAA	dissection of aortic aneurysm	大動脈解離
DORV	double outlet right ventricle	両大血管右室起始症
DT	destination therapy	長期在宅補助人工心臓治療
ECMO	extra-corporeal membrane oxygenation	体外式呼吸補助循環
GEA	gastroepiploic artery	胃大網動脈
HCM	hypertrophic cardiomyopathy	肥大型心筋症
HIT	heparin-induced thrombocytopenia	ヘパリン起因性血小板減少症
HLHS	hypoplastic left heart syndrome	左心低形成症候群
IAA	interrupted aortic arch	大動脈弓離断
IABP	intra-aortic balloon pumping	大動脈内バルーンパンピング
IE	infective endocarditis	感染性心内膜炎
IHSS	idiopathic hypertrophic subaortic stenosis	特発性肥大型大動脈弁下狭窄症
LITA	left internal thoracic artery	左内胸動脈
LOS	low output syndrome	低心拍出量症候群
LVAD	left ventricular assist device	左心補助人工心臓
LVOTO	left ventricular outflow tract obstruction	左室流出路狭窄
MAPCA	major aortopulmonary collateral arteries	主要体肺側副動脈
MICS	minimally invasive cardiac surgery	低侵襲心臓手術
MR	mitral regurgitation	僧帽弁閉鎖不全症
MS	mitral stenosis	僧帽弁狭窄症
MVP	mitral valve plasty	僧帽弁形成術
MVR	mitral valve replacement	僧帽弁置換術
OMC	open mitral commissurotomy	直視下交連切開術
OPCAB	off-pump coronary artery bypass grafting	人工心肺非使用冠動脈バイパス術
PA	pulmonary atresia	肺動脈閉鎖症
PAB	pulmonary artery banding	肺動脈絞扼術
PAPVR	partial anomalous pulmonary venous return	部分肺静脈還流異常症
PCPS	percutaneous cardio-pulmonary support	経皮的心肺補助法
PDA	patent ductus arteriosus	動脈管開存

PEA	pulmonary endarterectomy	肺動脈内膜摘除術
PS	pulmonary stenosis	肺動脈狭窄
PTMC	percutaneous transvenous mitral commissurotomy	経皮的交連切開術
RA	radial artery	橈骨動脈
RCP	retrograde cerebral perfusion	逆行性脳灌流
RITA	right internal thoracic artery	右内胸動脈
SAM	systolic anterior motion	（僧帽弁の）収縮期前方運動
SCP	selective cerebral perfusion	選択的脳灌流
SV	single ventricle	単心室
SVG	saphenous vein graft	大伏在静脈グラフト
TA	tricuspid atresia	三尖弁閉鎖症
TAA	thoracic aortic aneurysm	胸部大動脈瘤
TAAA	thoracoabdominal aortic aneurysm	胸腹部大動脈瘤
TAP	tricuspid annuloplasty	三尖弁輪形成術
TAPVR	total anomalous pulmonary venous return	総肺静脈還流異常症
TAVR	transcatheter aortic valve replacement	経カテーテル大動脈弁置換術
TCPC	total cavopulmonary connection	完全大静脈肺動脈接合術
TEVAR	thoracic endovascular aortic repair	胸部大動脈ステントグラフト内挿術
TGA	transposition of great arteries	大血管転位症
TOF	tetralogy of Fallot	ファロー四徴症
TR	tricuspid regurgitation	三尖弁閉鎖不全症
TVR	tricuspid valve replacement	三尖弁置換術
VSD	ventricular septal defect	心室中隔欠損症

（寺澤幸枝）

付録6 心臓大血管の解剖

1. 胸部：心臓と主要血管

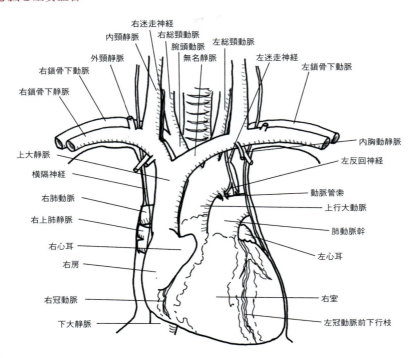

2. 心臓右側面：解放した右心房

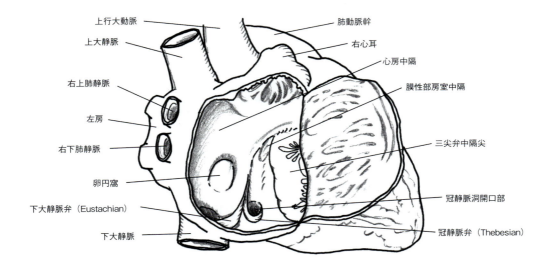

3. 心臓左側面：左心室後外側壁で切開した図

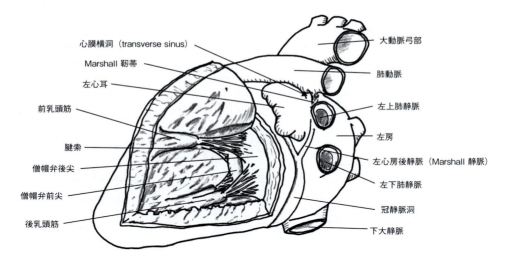

4. 胸腹部の動静脈

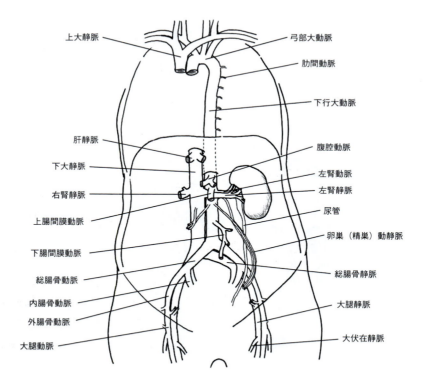

文献
1) Frank H. Netter : Atlas of Human Anatomy, fifth edition. p206, 214-215, 257-258, Saunders, 2010.

（寺澤幸枝）

索　引

英数字

4Ts スコア　209
ACHD（adult congenital heart disease）　212
ACT　42, 72, 97, 138, 141
Adamkiewicz 動脈　181
ANP　103
ASD　213
autoregulation　78
blood cardioplegia　115
BTR（bridge to recovery）　247
BTT（bridge to transplantation）　248
B リンパ球　108
CABG　199, 203
cerebral autoregulation　93
CH50　106
counter-pulsation　219
COVID 感染症　236
crystaloid cardioplegia　115
CVP　140
DEHP（di(2-ethylhexyl) phthalate）　33
diastolic augmentation　219
DT（destination therapy）　248
DO_2i（酸素運搬量係数）　138
DUF（dilutional ultrafiltration）　177, 267
ECLA　232
ECMO　228
ECMO 回路　230
ECPELLA　245, 248
epiaortic echo　73, 184
Fallot 四徴症　214
F-F バイパス　193
FM（フィブリンモノマー）　98
FPA　98
free T3　105
free T4　105
full fill-full empty　253
G-CSF　96
GDP　138
Gibbon　1
GIK 液　117
HF　175, 176
HIT　42, 160, 209, 245
HITTS　209
IABP　18, 219
IL-1　107
IL-2　107
IL-6　107
Impella　239, 248
initial drop　102, 139, 175

initial warm blood induction　122
INTERMACS　229, 251
LVAD　249
malperfusion　183
MAP　140
MEP　74
microplegia　118
MICS　197
MitraClip　204
MUF（modified ultrafiltration）　38, 174, 178, 267
Na^+/Ca^{2+} 交換機構　128
Na^+/H^+ 交換機構　128
NIRS　207
NK 細胞　109
NO　215, 270
off-pump CABG　201
on-off テスト　254
OPCAB　201
open distal anastomosis　182
open proximal anastomosis　189
PCI　205
PCO_2　69
PCPS　8, 203, 228
PEA　214
pH　69
pH スタット法　86
PIC　98
PO_2　69
point of care hemostasis　268
postperfusion lung syndrome　93
PT-INR　253
PVAD（percutaneous left ventricular assist device）　239
PVC（poly vinyl chloride）チューブ　32
RCP　88, 157, 185
rSO2　61, 73
RVAD　252
SBAR　271
SCP　89, 185, 187
SEP（sensory evoked potential）　74
serine protease inhibitor　96
St. Thomas 2 号液　117
stony spiral incision　193
systolic unloading　219
TAH（total artificial heart）　256
TAT　98
TAVR　202, 209
tepid cardioplegia　115
terminal warm blood cardioplegia　118, 122
TEVAR　205

TNF-a　108
TOTM（tris(2-ethylhexyl) trimellitate）　33
TSH　105
T リンパ球　109
VA-ECMO　228, 231
VAD（ventricular assist device）　247
VAVD　45, 69, 198
VV-ECMO　229, 232
wearable type　249

ア 行

アシドーシス　171
圧閉度　12
圧力測定　41
圧力損失　27, 44, 47
圧力トランスデューサ　41
圧力補助　247
アドレナリン　102
アルガトロバン　210, 245
アルカローシス　85, 155
アルファ・スタット法　86
アンジオテンシン　103
アンジオテンシンⅡ　94
安全装置　38
アンチトロンビンⅢ活性　161
位置波形　243
一酸化窒素　215, 270
医療安全管理部　271
医療事故　271
医療事故調査委員会　272
陰圧補助脱血　45, 155
陰圧モニター　68
陰圧レギュレーター　47
インスリン　103
インターロイキン　106
インフレーション　220
インペラー型　13
植込型補助人工心臓　248
ウェットラング　26
ウォータートラップ　158
右心不全　255
右心補助人工心臓　252
右房脱血　60
運動型　10
エアーブロック　155
エポプロステノール（PGI2）　210, 215
エリスロポエチン　95
炎症反応　263
遠心ポンプ　7, 13, 169
温度較差　172

カ 行

外因系　97
回転円板型人工肺　3, 21
回転数制御　18
外部灌流型　26
回路接続チューブ　32
回路内圧　48
カオリン　42
化学的心停止　116
拡張　219
下肢虚血　199, 207, 231, 244
過伸展　142
ガスルーメン　222
可塑剤　33
下大静脈欠損　167
活性化凝固時間　→ ACT
活性酸素消去系　128
カテコールアミン　102, 171
カニューレ　228
カニューレサイズ　170
カニュレーション　57
下半身　167, 168
カリクレイン-キニン系　176
カルシウム　101, 171
換気血流比　270
冠静脈洞　167
完全充満完全駆出状態　253
完全体外循環　50, 139
感染予防　254
冠動脈血流量　219
灌流指数　75
灌流量　77, 171
寒冷凝集素　160
気管支血流　52
希釈率　168
基礎代謝量　165
気泡型人工肺　2, 5, 22
気泡センサー　38
逆流防止弁　158
逆行性心筋保護　62, 120
逆行性脳灌流　88, 157, 185
キャビテーション　12
吸引試験　158
吸引補助脱血　169
凝固異常　195
胸骨正中切開　56
局所酸素飽和度　61
局所冷却　122
虚血再灌流傷害　123
均質膜　23
空気抜き　52, 64
駆動ガス　223
駆動装置　223
経皮的左室補助装置　239
血液ガス　71, 141
血液希釈　78, 94
血液吸引　53
血液充填　175
血液浄化　38
血液損傷　48, 53, 95

血液粘稠度　36, 80
血液併用心筋保護法　115
血液濾過　38, 170, 175, 176
血管壁損傷　48
血漿蛋白　174
血漿漏出　24
血小板減少　209
血栓症　209
血栓塞栓症（HITTS）　209
限外濾過　38, 170, 173, 267
嫌気的糖代謝　128
コイル型　25
交感神経　129
抗凝固剤　41
抗凝固療法　255, 268
抗血栓性　264, 266
後負荷依存　16
高分子ポリマーコーティング　266
コーティング　28, 264
コーン型　13
小型化　249
呼吸性アルカローシス　100
古典経路　99
コルチゾール　104
混合静脈血酸素飽和度　71, 76, 173

サ 行

サージカルモード　246
再灌流　123
再膨張性肺水腫　199, 208
細胞内シフト　100
鎖骨下動脈送血　59
左室心筋の過伸展防止　51
左室心筋の仕事量軽減　51
左室心尖部脱血　253
左室フィリング　243
左上大静脈遺残　167
左心系ベント　50, 171
左心バイパス　193
左房脱血　253
酸塩基平衡　85, 99
酸化ストレス　264
酸素運搬量係数　138
酸素解離曲線　84
酸素供給装置　156
酸素需要　75
酸素消費量　80, 84
酸素代謝　84
三葉弁　257
磁気浮上型　17
糸球体濾過値　94
軸流型　17, 249
軸流ポンプ　17
自己血輸血　261
至適灌流量　137
斜流型　17
斜流ポンプ　17
収縮　219
重症呼吸不全　233

充填液　137
充填量　28, 165
粥腫　183
術後低心拍出量症候群　245
術中エコー　73
循環血液量　165
循環停止　156
順行性心筋保護　62, 119
上下大静脈脱血　60
上行大動脈送血　57
晶質液性心筋保護法　115
小児用補助人工心臓　256
静脈貯血槽　34
静脈貯血槽レベル　68
シリコーン　25
腎機能障害　77
心筋保護液注入システム　124
心筋保護の空気除去　208
心腔内血吸引貯血槽　34
腎血流量　94
人工心肺回路　32, 133
人工心肺側モニター　67
人工心肺操作　61
人工心肺の離脱　65
人工心肺離脱困難　246
真性瘤　182
新生児　233
新生児・乳児期心筋保護　128
心臓移植実施施設　258
心臓移植適応検討小委員会　258
心停止　63
心電図同期　18
心内還流血　52
心膜切開　56
スウィープガス　26
吹送ガス　26
スクリーン型人工肺　1, 21
制限的輸血　262
生体側モニター　69
積層型　25
赤血球凝集　36
セライト　42
ゼロ点校正　42
全身表面冷却法　4
選択的冠灌流（心筋保護）　62, 119
選択的脳灌流　89, 185, 187
選択的脳灌流冷却法　4
全置換型人工心臓　256
セントラルカニュレーション法　184
臓器移植法改正　256
臓器循環　77, 92
送血圧　68
送血温　67, 83
送血回路　47
送血カニューレ　47
送血路　57
側副血行路　166

タ 行

体温　70

索 引 301

体外循環の分類　83
体外設置型補助人工心臓　248
代謝性アシドーシス　100
代替経路　99
大腿静脈脱血　60
大腿動脈送血　59, 183
大動脈解離　154, 182
大動脈基部ベント　179
大動脈遮断　140
大動脈遮断解除　64, 143
大動脈弁開放時間　254
タイムアウト　56
大量輸血　195
多孔質膜　24
多孔質膜型人工肺　6
脱血　43
脱血温　67, 83
脱血カニューレ　43
脱血チューブ　43
脱血路　60
ダブルチェック　148
単純低体温法　82
短絡　166
チアノーゼ　166
チーム　195, 271
チェックリスト　148
チャタリング　44
中空糸型　25
中心静脈圧　70, 140
注入圧　121
注入温度　122
注入回路　124
注入間隔　121
注入量　121
超音波流量計　39
長期補助患者　248
超低体温循環停止　87, 172, 185
貯血槽　32, 34
貯血槽内圧　47
低圧持続吸引　178
低陰圧吸引　170
低温　116
ディスポーザブル　5
低体温　79, 84, 86
低体温体外循環　139
低体温法　4, 83
定量ポンプ　12
適正圧閉度　1, 135
適正灌流量　137
デフレーション　220
電解質　72, 141
電磁流量計　39
動圧軸受　251
動脈圧　70

動脈管開存　166
動脈フィルター　35
トランジットタイム　39
トリガー　223
トレンデレンブルグ体位　157

ナ　行

内因系　97
内頸静脈脱血　206
内部灌流型　25
名古屋大学 2 型の人工心肺回路　3
尿量　71, 142
熱交換器　35
脳合併症　269
脳血流　78, 93
脳循環のモニター　73
ノルアドレナリン　102

ハ　行

パージ液　244
パージシステム　244
パージライン　162
ハードシェル静脈貯血槽　34
排気ポート　47
肺血管拡張　270
ハイブリッド手術　204
拍動型　18, 248
拍動流ポンプ　18
バッテリー　159
ハプトグロビン　95
バルーン　219
バルーンカテーテル　222
ハンドクランク　160
微温心筋保護法　115
非対称膜　24
表面冷却　82
フィブリノゲン　268
フィルター内蔵型人工肺　34
付加的保護　116
復温　143
副交感神経　129
複合膜　24
部分体外循環　50, 193
プライミングボリューム　28
フラッタリング　44
ブラディキニン　98, 175, 176
プレコネクト回路　133
プロタミン　96, 145, 160
平均動脈圧　140
β トロンボグロビン　96
壁在血栓　183
ヘパリン　42, 96, 160

ヘパリンコーティング　16, 264
ヘマトクリット　72, 141
ヘモグロビン　141, 173
ベンティング　50, 61
ベント　50
ベントカニューレ　50
ベントの役割　50
補助人工心臓　247
補助人工心臓治療関連学会協議会　239
補助流量　231
ポリプロピレン　24
ポリメチルペンテン　25
ポンプ脱血　169
ポンプチューブ　32

マ　行

膜型人工肺　5, 23
マグネットカップリング　16
膜面積　28
マニュアル　148
未熟心筋　128
無停電電源　160
無輸血　173, 174
メシル酸ナファモスタット　42, 211
モータ波形　243
目標指向型体外循環管理　138

ヤ　行

遊離脂肪酸　104
遊離ヘモグロビン　95
輸血　260
輸血量の軽減　261
陽圧防止弁　47, 158
溶血　12, 53, 95, 142, 169, 245
容積型　10

ラ　行

落差脱血　45, 169
リサーキュレーション　235
流量補助　247
冷却　36
冷却灌流　139
レイノルズ数　33
レベルセンサー　38, 155
連続心拍出量　71
連続流型　248
ローラーポンプ　7, 12, 169, 170
ロボット支援下心臓手術　206

執筆者・執筆分担一覧 （五十音順）

秋 田 利 明　名古屋大学医学部附属病院心臓外科特任教授（10，12章）

阿 部 稔 雄　名古屋大学名誉教授（1，6，7，9，16章）

阿 部 知 伸　群馬大学大学院医学系研究科循環器外科学教授（6章）

荒 木 善 盛　豊田厚生病院心臓外科代表部長（14章）

伊 藤 敏 明　日本赤十字社愛知医療センター名古屋第一病院心臓血管外科第一部長（15章1，16章）

伊 藤 英 樹　名古屋大学医学部附属病院心臓外科病院講師（14章）

上 田 裕 一　地方独立行政法人奈良県立病院機構理事長（14章，20章7）

碓 氷 章 彦　奥付参照（編者，まえがき，9章，20章4）

内 田 　 亘　トヨタ記念病院心臓外科部長（付録1・2）

大 島 英 揮　豊田東リハビリテーション病院病院長（5章）

大 坪 克 浩　臨床工学技士，一宮市立市民病院臨床工学室技師長（3章）

加 藤 　 亙　日本赤十字社愛知医療センター名古屋第二病院心臓血管外科・第一心臓外科部長（5章）

黒 川 大 樹　臨床工学技士，小牧市民病院臨床工学科（15章8）

児 玉 　 泰　臨床工学技士，中部大学生命健康科学部臨床工学科准教授（付録3）

後 藤 和 大　臨床工学技士，名古屋大学医学部附属病院臨床工学技術部（10，11，12，14章）

小 山 富 生　臨床工学技士，元名古屋大学医学部附属病院臨床工学技術部統括技士長（4章）

齋 藤 俊 英　一宮市立市民病院診療局長兼心臓血管外科部長（3章）

齋 藤 康 孝　臨床工学技士，中京病院SMIセンター（13章）

櫻 井 寛 久　中京病院心臓血管外科部長（15章9）

櫻 井 　 一　名古屋大学医学部附属病院心臓外科病院教授（13章）

佐 藤 圭 輔　臨床工学技士，中京病院SMIセンター（13章）

澤 崎 　 優　一宮西病院心臓血管外科部長（15章8）

高 木 　 靖　藤田医科大学医学部心臓血管外科講座講座教授（15章2・5）

高 味 良 行　藤田医科大学医学部心臓血管外科講座臨床教授（2章）

田 嶋 一 喜　名古屋掖済会病院心臓血管外科顧問（9，15章7）

田 島 行 雄　臨床工学技士，群馬大学医学部附属病院臨床工学部技士長（6章）

爲 西 顕 則　市立四日市病院心臓血管外科部長（20章6）

寺 澤 幸 枝　名古屋大学医学部附属病院心臓外科病院講師（15章10，付録5・6）

德 田 順 之　名古屋大学医学部附属病院心臓外科病院准教授（15章3・4，17章）

成 田 裕 司　名古屋大学大学院医学系研究科心臓外科学准教授（20章）

前 川 厚 生　藤田医科大学医学部心臓血管外科講座准教授（15章6）

前 田 正 信　あいち小児保健医療総合センター顧問（13章）

松 山 克 彦　愛知医科大学医学部心臓外科教授（8章）

水 谷 真 一　岡崎市民病院心臓血管外科統括部長（6，7章）

六 鹿 雅 登　奥付参照（編者，まえがき，19章）

村 山 弘 臣　あいち小児保健医療総合センター小児心臓病センター長（19章5）

山 鹿 　 彰　臨床工学技士，日本赤十字社愛知医療センター名古屋第一病院臨床工学科（16章）

山 城 知 明　臨床工学技士，藤田医科大学病院臨床工学部（付録4）

吉 川 雅 治　今伊勢よしかわクリニック院長（16章）

吉 住 　 朋　名古屋大学医学部附属病院心臓外科病院講師（18章）

脇 田 亜由美　臨床工学技士，一宮市立市民病院臨床工学室（14章）

渡 邊 　 孝　藤田医科大学大学院保健学研究科客員教授（13章）

《編者紹介》

碓氷章彦
うすいあきひこ

1981 年 名古屋大学医学部卒業
1987 年 Toronto General Hospital Clinical Fellow
名古屋大学医学部助手・助教授・教授などを経て
2022 年 名古屋大学名誉教授
藤田医科大学岡崎医療センター 心臓血管外科教授（現在に至る）

日本外科学会名誉会員，日本胸部外科学会名誉会員，日本心臓血管外科学会特別会員
Member of American Association for Thoracic Surgery,
Member of Society of Thoracic Surgeons,
Senior member of European Association for Cardio-Thoracic Surgery

六鹿雅登
むつがまさと

1996 年 名古屋大学医学部卒業
2009 年 名古屋大学大学院医学研究科博士学位取得
2009 年 カナダアルバータ大学小児心臓外科，心臓移植（肺），補助人工心臓 Clinical Fellow
名古屋大学医学部特任助教・講師・准教授などを経て
2022 年 名古屋大学大学院医学系研究科心臓外科学教授（現在に至る）
名古屋大学医学部附属病院重症心不全センターセンター長，同小児循環器センターセンター長

日本心臓血管外科学会評議員，日本胸部外科学会評議員，日本人工臓器学会評議員，
補助人工心臓協議会評議員，ロボット心臓手術関連学会協議会評議員，
日本冠動脈外科学会評議員
Member of European Association for Cardio-Thoracic Surgery,
Member of Asian Society for Cardiovascular and Thoracic Surgeons,
Member of Society of Thoracic Surgeons,
Member of International Society for Heart & Lung Transplantation

---

最新 人工心肺
—理論と実際—

1999 年 2 月 10 日　初　版第 1 刷発行
2024 年 9 月 30 日　第 6 版第 1 刷発行

定価はカバーに
表示しています

編　者　碓　氷　章　彦
　　　　六　鹿　雅　登

発行者　西　澤　泰　彦

発行所　一般財団法人 名古屋大学出版会
〒 464-0814　名古屋市千種区不老町 1 名古屋大学構内
電話（052）781-5027 / FAX（052）781-0697

ⓒ Akihiko Usui, et al., 2024
印刷・製本 亜細亜印刷㈱
乱丁・落丁はお取替えいたします。

Printed in Japan
ISBN978-4-8158-1171-6

JCOPY 〈出版者著作権管理機構 委託出版物〉
本書の全部または一部を無断で複製（コピーを含む）することは，著作権
法上での例外を除き，禁じられています。本書からの複製を希望される場
合は，そのつど事前に出版者著作権管理機構（Tel：03-5244-5088，FAX：
03-5244-5089，e-mail：info@jcopy.or.jp）の許諾を受けてください。

長屋昌宏著
新生児 ECMO
―臨床の手引き―

A5判・200頁・本体 4,600 円

高度な呼吸循環障害に陥った新生児の肺や心機能を補助する ECMO について，第一人者が豊富な臨床経験に基づいてわかりやすく解説する。ECMO の開始から離脱までの実技，維持管理の実際はもちろん，基礎知識や今後の課題をも網羅した，医師・臨床工学技士・看護従事者必携の書。

一杉正仁／西山慶編
交通外傷
―メカニズムから診療まで―

B5判・268頁・本体 6,800 円

わが国の交通事故での死者数は過去最低を更新しているが，負傷者数は年間 50 万人前後と，相当数にのぼる。本書は，受傷のメカニズムと医学，事故の統計や法規，安全対策などを系統的に解説。医師・看護師，保険調査員，法曹や警察官，自動車技術者など，交通事故に関わるすべての人に。

西澤邦秀編
詳解テキスト 医療放射線法令［第 4 版］

B5判・222頁・本体 4,500 円

医療放射線法令の全体像を理解するために，医療法施行規則第4章の内容を，関連通知も含めて体系的に整理。図表や写真を豊富に用いて視覚的・直感的に把握できる本書は，診療放射線技師をめざす学生だけでなく，医療放射線実務のための参考書としても必携。直近の施行規則改正を踏まえた，待望の最新版。

島本佳寿広編
新版 基礎からの臨床医学
―放射線診療に携わる人のために―

B5判・284頁・本体 3,700 円

臨床現場で必要な事項について，初歩から最先端の話題まで取り上げ，わかりやすく述べた好評テキストの最新版。最新の臨床画像を多数掲載し，医療被曝の章や復習問題を加えるなど，さらなる充実を図った。診療放射線技師はじめコ・メディカルの基礎教育はもちろん，国家試験対策に最適。

ジェニー・ストロング他編　熊澤孝朗監訳
痛み学
―臨床のためのテキスト―

B5判変型・578頁・本体 6,600 円

痛みに取り組むための国際的テキストの邦訳新版。医療の現場では避けて通れない痛みのメカニズム・評価・マネジメント，痛みと心理・生活スタイル等を包括的に解説し，エビデンスに基づいた効果的な介入・治療を促す。作業療法士・理学療法士ほか，痛みの治療・研究に携わる人に。

イボンヌ・ダーシィ著　波多野敬／熊谷幸治郎監訳
高齢者の痛みケア

A5判・220頁・本体 2,700 円

高齢者の痛みをどうケアするか。痛みのとらえ方や鎮痛薬の用い方，痛みを緩和するための補完的方法等について述べた，医療や介護の場でただちに使える実践的な一冊。医師や看護従事者，リハビリスタッフ，介護・福祉関係者，患者家族，医療系学生など，高齢者の痛みにかかわるすべての人に。

鈴木富雄／阿部恵子編
よくわかる医療面接と模擬患者

A5判・192頁・本体 1,800 円

医療面接の基本知識と，医療面接の実習の場で患者役を演じる"模擬患者"になるための方法や具体的な実習の進め方を，第一線の執筆陣が最新の情報を盛り込みながら，やさしく解説する。医学・歯学・薬学・助産・看護分野のシナリオ集も掲載した，今日から練習に使える一冊！

G. D. ラクストン他著　麻生一枝／南條郁子訳
生命科学の実験デザイン［第 4 版］

A5判・318頁・本体 3,600 円

バイオ・生態学・農学・医薬系など，生命を研究対象とするすべての実験分野に共通の考え方と方法を，具体的な事例とともにわかりやすく解説。初心者からエキスパートまで全実験家必読。「できる科学者の論文は，実験のデザインが美しい。本書はその秘訣集」――福岡伸一氏大推薦！